序文

この度、大学病院脳神経外科医としての長い臨床生活を終わるにあたり、若い脳神経外科の先生に何か一つお役に立てるものを残しておきたいと考えていましたところ、これまでに私たちの研究会でご講演を頂きました先生方のご講演内容を一冊の本にまとめれば、立派な脳神経外科手術の指導書が出来上がると考え、多くの先生にご協力を頂き、ここに出版の運びとなりました。

たまたま、ご講演の内容が中枢神経系における良性腫瘍の手術手技を中心としたお話ばかりでしたので、本のタイトルを『良性脳・脊髄腫瘍の基本的な手術手技－必須病理所見を添えて－』と致しました。

この本のコンセプトは『卒業後、7～10年のまさに中堅の脳神経外科医にならんとする医師が皮膚切開から閉頭まで、この1冊の手術書の経時的写真を参考に手術を進めれば、無事に手術を終えることができる』ということに致しました。

内容につきましては、東京大学脳神経外科の斉藤延人教授には「蝶形骨縁内側部髄膜腫の基本的手術手技」、大阪市立大学脳神経外科の大畑建治教授には「錐体斜台部髄膜腫：経錐体法の基本手技」、順天堂大学浦安病院脳神経外科の伊藤昌徳教授には「脊髄硬膜内髄外腫瘍（脊髄神経鞘腫）の手術」というタイトルで、それぞれ執筆をお願い致しました。また、私どものスタッフで「Parasagittal meningioma」、「頭蓋咽頭腫に対するinterhemispheric trans-lamina terminalis approach」と「良性頭頸部腫瘍に対する摘出術前塞栓術の基本手技」について担当させて頂きました。

さらに、脳神経外科医にとっては必ずや知っていなければならない脳腫瘍の病理について、今回、代表的な中枢神経系の良性腫瘍である「髄膜腫・シュワン細胞腫・頭蓋咽頭腫の必須病理所見」というタイトルで東京女子医科大学脳神経外科の久保長生教授に執筆をお願い致しました。どの項目の内容も非常に理解しやすく、また、ふんだんに画像写真を使用していますので、実際の手術の現場で大変役立つものと信じております。

最後に、本書に執筆をお願い致しました先生は、現在も現役で、大変お忙しい日々を送っていらっしゃる教授方です。ご無理を承知でお願いし、ご寄稿頂きましたことに厚く御礼申し上げるとともに、本書の企画から出版に至るまでご尽力いただきました株式会社メディカルパブリッシャーの皆様には、心より感謝致します。

2009年3月

清木 義勝

CONTENTS

第Ⅰ章 良性頭頸部腫瘍に対する摘出術前塞栓術の基本手技

後藤 昌三

1. 術前塞栓術の適応 ——————————— 6
2. 塞栓物質 ——————————————— 6
3. 塞栓術の時期 ————————————— 7
4. Eudragit-Eでの塞栓術の手技と留意点 ——— 7
5. 症例 ————————————————— 10

第Ⅱ章 蝶形骨縁内側部髄膜腫の基本的手術手技

斉藤 延人

1. 術前画像の検討 ———————————— 20
2. 開頭方法の選択 ———————————— 22
3. 硬膜切開から腫瘍の露出まで —————— 26
4. 付着部の処理 ————————————— 27
5. 内減圧 ———————————————— 29
6. 周囲の血管や脳からの剥離 ——————— 30
7. 視神経管の開放 ———————————— 32
8. 神経や血管の残し方 —————————— 35

第Ⅲ章 錐体斜台部髄膜腫：経錐体法の基本手技

大畑 建治

1. 錐体斜台部髄膜腫の定義 ———————— 40
2. 治療指針 ——————————————— 40
3. 症例の呈示 —————————————— 40
4. 術前準備 ——————————————— 40
5. 手術 ————————————————— 42
6. 術後管理 ——————————————— 55

第Ⅳ章　Parasagittal meningioma

清木　義勝

1. Parasagittal meningioma の術前準備 ― 60
2. 手術手技 ― 64
3. 頭皮切開から皮弁作製 ― 64
4. 開頭から硬膜処理 ― 66
5. 硬膜切開と腫瘍被膜との剝離 ― 73
6. 腫瘍摘出の手技 ― 77
7. 腫瘍摘出後の最終確認 ― 90

第Ⅴ章　頭蓋咽頭腫に対する interhemispheric trans-lamina terminalis approach

周郷　延雄

1. 術前画像評価 ― 94
2. 開頭前準備 ― 95
3. 開頭 ― 96
4. 顕微鏡下での大脳縦裂の剝離 ― 101
5. 腫瘍摘出 ― 107
6. 閉頭 ― 109

第Ⅵ章　脊髄硬膜内髄外腫瘍（脊髄神経鞘腫）の手術

伊藤　昌徳

1. 神経鞘腫の病理 ― 113
2. 脊髄神経鞘腫の手術の基本 ― 114
3. 第2頸髄神経鞘腫 ― 116
4. 第4/5頸髄神経鞘腫 ― 126
5. 腰椎部Eden type Ⅳ砂時計腫 ― 132
6. 腰椎馬尾神経神経鞘腫 ― 140

第Ⅶ章　髄膜腫・シュワン細胞腫・頭蓋咽頭腫の必須病理所見

久保　長生

1. 腫瘍分類 ― 148
2. 髄膜腫 ― 153
3. 髄膜腫の組織学的分類の変遷 ― 155
4. 病理組織学的所見 ― 155
5. 低異型度髄膜腫：WHO grade Ⅰ ― 157
6. 中間異型度髄膜腫：WHO grade Ⅱ ― 163
7. 高異型度髄膜腫：WHO grade Ⅲ ― 165
8. その他 ― 168

執筆者一覧（掲載順）

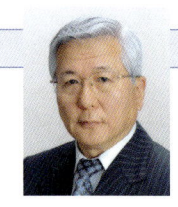

後藤 昌三（東邦大学医学部 脳神経外科学 第一講座 准教授）
- 1988年　東邦大学医学部卒業
- 1997年　東邦大学医学部脳神経外科学第一講座助手
- 1998年　米国Johns Hopkins大学（集中治療・麻酔科学）留学
- 2004年　東邦大学医学部脳神経外科学第一講座講師
- 2008年　東邦大学医学部脳神経外科学第一講座准教授

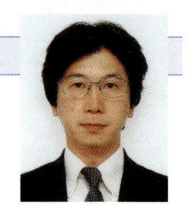

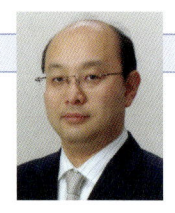

斉藤 延人（東京大学大学院医学系研究科 脳神経外科学 教授）
- 1987年　東京大学医学部医学科卒業
- 1989年　米国国立衛生研究所（NIH）留学
- 1994年　東京大学医学部脳神経外科助手
- 2000年　群馬大学医学部脳神経外科講師
- 2002年　群馬大学医学部脳神経外科教授
- 2006年　東京大学医学部脳神経外科教授

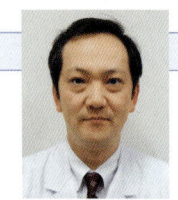

大畑 建治（大阪市立大学大学院医学研究科 脳神経外科学 教授）
- 1980年　大阪市立大学医学部卒業
- 1987年　大阪市立大学医学部脳神経外科学講座助手
- 1988年　米国Virginia医科大学リサーチアソシエート（脳神経外科研究部門）
- 1992年　大阪市立大学医学部脳神経外科学講座講師
- 1999年　大阪市立大学医学部脳神経外科学教室助教授
- 2006年　大阪市立大学大学院医学研究科脳神経外科主任教授（現職）
- 2008年　東京医科大学医学部脳神経外科兼任教授

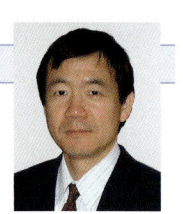

清木 義勝（東邦大学医学部 脳神経外科学 第一講座 教授）
- 1971年　東邦大学医学部卒業
- 1986年　東邦大学医学部脳神経外科学第一講座講師
- 1992年　東邦大学医学部脳神経外科学第一講座助教授
- 1994年　米国Mayo clinicに留学
- 1995年　帰国
- 2003年　東邦大学医学部脳神経外科学第一講座教授

周郷 延雄（東邦大学医学部 脳神経外科学 第一講座 准教授）
- 1988年　東邦大学医学部卒業
- 1998年　東邦大学医学部脳神経外科学第一講座講師
- 1999年　米国Johns Hopkins大学へ留学のため海外出張
- 2005年　東邦大学医学部脳神経外科学第一講座助教授
- 2007年　東邦大学医学部脳神経外科学第一講座准教授

伊藤 昌徳（順天堂大学医学部附属浦安病院 脳神経外科 教授）
- 1972年　順天堂大学医学部卒業
- 1980年　米国国立衛生研究所（NIH）客員研究員
- 1983年　順天堂大学医学部脳神経外科講師
- 1991年　順天堂大学医学部脳神経外科助教授
- 2005年　順天堂大学医学部脳神経外科教授（浦安病院）

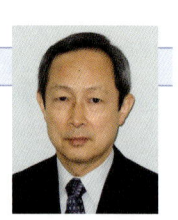

久保 長生（東京女子医科大学医学部 脳神経外科学 教授）
- 1970年　千葉大学医学部卒業
- 1979年　西ドイツHeinrich-Heine University, (Düseldorf)大学神経病理学研究室助手
- 1981年　東京女子医科大学医学部脳神経外科講師
- 1987年　東京女子医科大学医学部脳神経外科助教授
- 2002年　東京女子医科大学大学院医学研究科脳神経外科分野大学院教授
- 2005年　東京女子医科大学医学部脳神経外科教授
- 2005年　東京女子医科大学クリニカルパス推進室教授

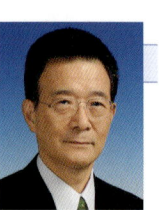

第Ⅰ章

良性頭頸部腫瘍に対する摘出術前塞栓術の基本手技

第Ⅰ章
良性頭頸部腫瘍に対する摘出術前塞栓術の基本手技

後藤 昌三

はじめに

易出血性腫瘍の摘出術において術中の出血は手術の進行を妨げることも多い。術前の栄養血管への塞栓術は、術中の出血量の減少や腫瘍壊死による腫瘍硬度を減弱させることで摘出術の手術操作をより容易にし、手術の安全性を高めることを目的としている。

1. 術前塞栓術の適応

髄膜腫、血管芽腫、グロームス腫瘍、若年性血管線維腫、神経鞘腫など、hypervasculalityな腫瘍の摘出術において術中出血の危険性が高い場合に術前塞栓術の適応になる。主に外頸動脈系の栄養血管が塞栓術の対象になるが、特殊な場合は内頸動脈系や椎骨動脈系の栄養血管も対象となる。

2. 塞栓物質

・固形塞栓物質
　金属コイル：Guglielmi detachable coil（GDC）、fibered platinum coil（FPC）など
　particle　　：polyvinyl alcohol（PVA）など
・液体塞栓物質
　n-butyl-2-cianoacrylate（NBCA）、Onyx、Eudragit-E[1]、HEMA-MMA[2] など

　われわれの施設では固形塞栓物質ではGDCなど金属コイルを、液体塞栓物質では析出型液体塞栓物質であるEudragit-E、HEMA-MMAを主に使用している。腫瘍内塞栓を目指すためには液体塞栓物質の使用を第一選択にしているが、誘発試験陽性の場合などには金属コイルを使用する。析出型液体塞栓物質はポリマーが溶媒に溶けた状態の溶液で使用するが、血液中で溶媒が拡散することによりポリマーが析出し固体化する（図1A、B）。また、視認性を得るために少量の造影剤を溶解してある。溶質の濃度を変えることにより液体の粘稠度も変わり、対象血管がhigh flowまたはlow flowかで使い分ける。析出型液体塞栓物質の特徴として、固体化したポリマーはmicrocatheterの先端や組織との接着性は少なく、繰り返し同じmicrocatheterから間欠的に注入可能で、NBCAと比較して取り扱いが容易であり、安全性も高いと考えられる。また、固形化した塞栓物資は強固な硬さではないため、摘出術時にマイクロ尖刀で容易に切断可能である。しかし、腫瘍内に塞栓物質の量が多いと腫瘍側の牽引がしにくくなるなどの問題点もある。

　Eudragit-Eは、50% ethanolを溶媒とした析出型の液体塞栓物質であり、溶質の

第Ⅰ章 良性頭頸部腫瘍に対する摘出術前塞栓術の基本手技

濃度により9％、10％、12％、13％の4種類の溶液を2mLのアンプルで事前に作製したものを使用している。組織の炎症性変化も軽度ながら認められ、術後発熱とCRPの上昇が一過性にみられる場合も少なくない。

HEMA-MMAは、hydroxyethyl methacrylate（HEMA）とmethylmethacrylate（MMA）との共重合体である2-hydroxyethyl methacrylate-methylmethacrylate copolymerを造影剤のiopamidolと少量のethanolで溶解して作製されている。溶媒としてのethanolの濃度は10％と低濃度であるため、溶媒による血管毒性や神経毒性がほとんどなく生体に対する安全性が極めて高く、病理学的にも局所の炎症反応が生じにくく、術後の発熱や炎症反応の上昇もほとんどみられない。

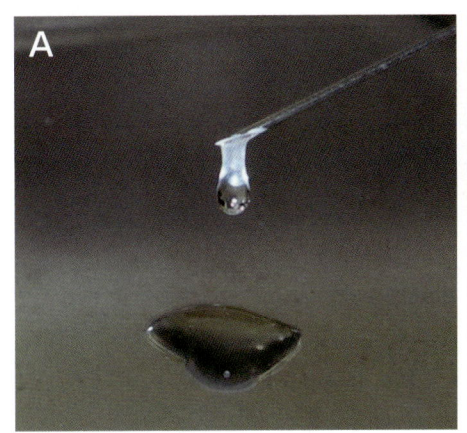

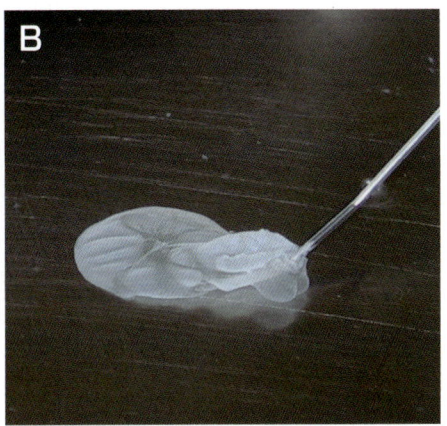

図1

3. 塞栓術の時期

使用する塞栓物質によっても異なる。金属コイルを用いた塞栓では、塞栓した栄養血管自体の再開通は起こりにくいものの、feeder occlusionとなるために摘出術までの間隔が長いと、腫瘍周囲の側副血行の発達により腫瘍血流低下効果が減弱するだけでなく、手術操作がかえって困難になる場合もあり早期に摘出術を行う。液体塞栓物質を用いた塞栓では、腫瘍内塞栓はより永久的効果があり、摘出術までの期間をさほど限定する必要はないが、1〜2週間ほどをめどに行っている。また、巨大な腫瘍による周囲の正常脳への圧迫が強い場合には腫瘍内塞栓による腫瘍壊死を図り、結果として腫瘍体積の縮小をまってから摘出術に望むことも考慮されるべき方法と考えている。

4. Eudragit-Eでの塞栓術の手技と留意点

塞栓術で準備するもの
- guiding catheter ：5Fまたは6Fを使用。
- microcatheter ：over the wire type（Excelsior SL-10など）、flow directed type（Magicなど）。
- guidewire ：各種microcatheterに適合するもの。
- 誘発試験用の薬剤：xylocaine 20mg/1mL, thiopental 30mg/0.6mLをそれぞれ

	1mLシリンジに用意。
・saline	：microcatheterとハブ内のxylocaineのwashout用に1mLシリンジで用意。
・distilled water	：microcatheterとハブ内のthiopentalのwashout用に1mLシリンジで用意。
・Eudragit-E	：1mLシリンジで用意。
・50% ethanol	：microcatheter内でEudragit-Eが析出しないようにEudragit-Eを注入する前に50% ethanolでmicrocatheter内を満たしておくために使用する。1mLシリンジで用意。

　局所麻酔下で大腿動脈経由に5Fまたは6Fシースを挿入したら、heparin 3,000～4,000単位を急速静注し、1時間ごとに1,000単位ずつ追加する。5Fまたは6F guide catheterを外頸動脈の基部に留置する。手技が比較的短時間に終了させることができると考えられる場合は、Yコネクターにheparin加生理食塩水入りの10mLのシリンジを付けて時々guiding catheter内をフラッシュする場合も多いが、手技が長くなる場合および内頸動脈系や椎骨動脈系の塞栓術の時はguiding catheterにheparin加生理食塩水の持続還流システムを装着して行う。

　Digital subtraction angiography（DSA）のroad mapping下にmicrocatheterを栄養血管に挿入し、できるだけ腫瘍近傍まで誘導することを目指す。造影剤を2mLのシリンジにてmicrocatheterより注入して造影を行うが、正常血管の表出の有無、腫瘍の造影される速度、AV shuntの有無などを観察する。次に誘発試験を行う。正確に神経症状の把握ができる状態であることが必要であるため、塞栓術中の鎮静は行わないか最小限にしておく。

　外頸動脈系ではxylocaineのみで十分であるが、頭蓋内血管など慎重を要する場合はthiopentalとのdouble provocative testを行っている。Xylocaineの管内でのwashoutにはsalineを用い、thiopentalのwashoutにはdistilled waterを用いる。誘発試験で陽性の場合は神経症状の回復を待って、液体塞栓物質は使用せずにコイルでfeeder occlusionさせるにとどめる。誘発試験によって陰性でかつ重要な正常血管が表出されない場合には、液体塞栓物資の注入も可能である。

　腫瘍が造影される速度やmicrocatheter先端の位置（腫瘍の内部まで到達できているのか、やや離れた位置までしか到達できていないか）などによりEudragit-Eの濃度を選択するが、多くは10%のものを使用している。明らかなAV shuntがない限り、良性腫瘍の場合に塞栓物質が静脈側まで迷入する可能性は少ないと考えている。

　Microcatheterの管内を50% ethanolで満たした後、Eudragit-EをDSA下にゆっくりと間欠的に注入し、時々guiding catheterからの造影でして塞栓の状態を確認しながら行う。血流が遅延してくるとEudragit-Eのcastがmicrocatheter先端にまで徐々に詰まってくるのがわかるが、1～2分待つと溶媒の拡散に伴い塞栓物質の体積が減少することにより、再び血流が再開してくるので追加して注入する。この操作を2～3回繰り返し、最後にmicrocatheterの位置まで完全に塞栓したらmicrocatheterを抜去する。Guiding catheterから造影して塞栓状態を確認する。塞栓した栄養血管の近位側から細い別の栄養血管が確認される場合は、新しい

microcatheterをさらに一度挿入し直して同様の操作で塞栓する。

Microcatheterが挿入可能なすべての栄養血管を塞栓したら塞栓の手技は終了し、確認の造影と神経学的なチェックを行った後、guiding catheterを抜去する。硫酸プロタミンでheparinをリバース後、シースを抜去し圧迫止血を行う。術後、頭部CTで出血の有無などチェックする。また、術後に一過性の発熱やCRPの上昇を認めるが、ステロイド剤の投与で軽減される。

これまでの経験では金属コイルや析出型液体塞栓物質を使用した塞栓術で、術後に腫瘍内出血や脳浮腫の増悪や神経症状の悪化など重篤な合併症は経験していないが、術後の状態の変化を常に把握し迅速に対応できるようにしておく必要がある。

さらに、外頸動脈系の栄養血管から塞栓術を行う場合、dangerous anastomosis（頭蓋外血管と頭蓋内血管との潜在的な血管吻合）の存在や脳神経の栄養に関与していることを十分に留意しておく必要がある。術前塞栓術はあくまで摘出術のための前処置であり、塞栓術による合併症は避けなければならず、決して無理は禁物である。そのためには使用する塞栓物質の特性を十分に理解して安全性を考慮した上で使い分ける必要がある。

5. 症例

(1) 大脳鎌髄膜腫

　症例1は、39歳女性。頭痛で発症したleft falx meningioma（図2A）。脳血管撮影で栄養血管はLt-posterior cerebral artery、bilateral-occipital artery、Rt-superficial temporal arteryからのmeningeal branchで認めた。

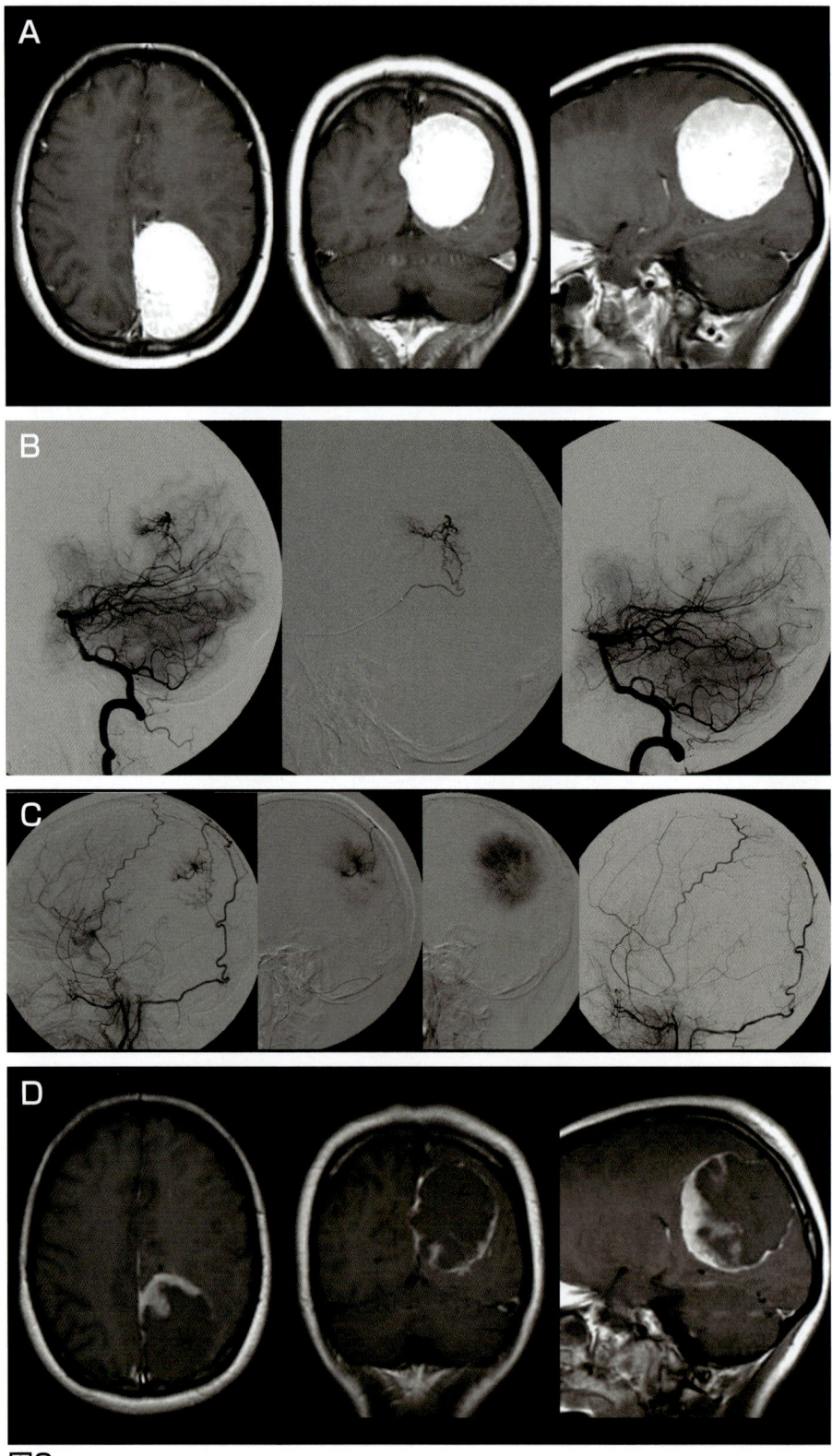

図2

Microcateter (Excelsior SL-10) をLt-posterior cerebral arteryからのmeningeal branchに挿入。Xylocaine 20mgにて誘発試験の陰性を確認後、9% Eudragit-E 0.2mLにて塞栓した(図2B)。次にLt-occipital arteryからのmeningeal branchに、flow directed typeのmicrocatheter (1.2F Baltacci)を0.008inchのguidewire (Mirage)を用いて挿入留置。9% Eudragit-E 0.4mLにて塞栓した。これによりRt-occipital arteryやRt-superficial temporal arteryからのfeedingも消失した(図2C)。Lt-posterior cerebral arteryからの極わずかなfeedingが残存するものの、血管撮影上腫瘍陰影は著明に減少した。

塞栓術後の造影MRIで腫瘍被膜側での造影効果が残るものの、著明に減少した(図2D)。6日後、腫瘍摘出術を行い少量の出血で輸血の必要がなく全摘された。

(2) テント部髄膜腫

症例2は、35歳女性。頭痛と嘔吐で発症し、進行する急激な意識障害で来院。頭部造影CTで左小脳テント部のmassを認めた(図3A)。5F guide catheterを外頸動脈に留置し、microcatheterをLt-middle meningeal arteryのposterior branchに挿入。栄養血管をすべてカバーする部位(posterior branchが分岐して3cmの位置)で、xylocaine 20mgにて誘発試験で陰性を確認後、microcatheterの先端を再びできるだけ腫瘍内まで挿入し、9% Eudragit-E 0.5mLにて腫瘍内塞栓を行った後、posterior branchの手前の方から分岐するもう一本の栄養血管の部位までmicrocatheterの先端を引き戻して9% Eudragit-E 0.3mLで塞栓した。これにより外頸動脈系からのfeedingは消失した(図3C)。

塞栓術後の造影MRIで腫瘍の造影効果は著明に減少した(図3B)。塞栓術後、引き続いて摘出術を行い、少量の出血量で輸血の必要なく全摘された。

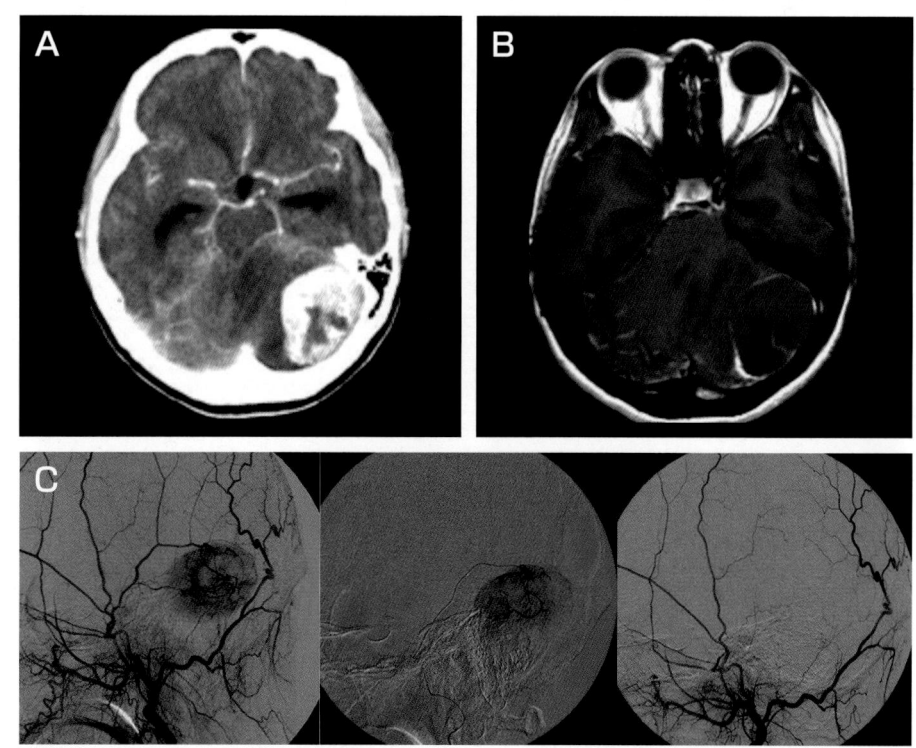

図3

(3) 大脳鎌テント髄膜腫

症例3は、70歳女性。Falcotentrial meningiomaの再発例。脳血管撮影でLt-tentorial A、Lt-posterior cerebral arteryからのbranchの流入を認めた（図4A）。

術前塞栓術としてLt-tentorial Aの塞栓を行った。5Fのguiding catheterからmicrocatheter（Excelsior SL-10）をtentorial Aに挿入したが屈曲が強く（図4B）、そのままでは挿入が困難であったため、別の4Fのguiding catheterからballoon catheter（Sentry）をtentorial Aが分岐した後の内頸動脈に置き、microcatheterをtentorial Aに挿入する時の支えにした。屈曲が強く1cmほど挿入したところで、それ以上の挿入は困難であった（図4C）ため、GDC10 ultra soft 2mm×2cmを1本挿入してtentorial Aの造影性は消失した（図4D）。

4日後、腫瘍摘出術を施行して少量の出血のみで全摘された。

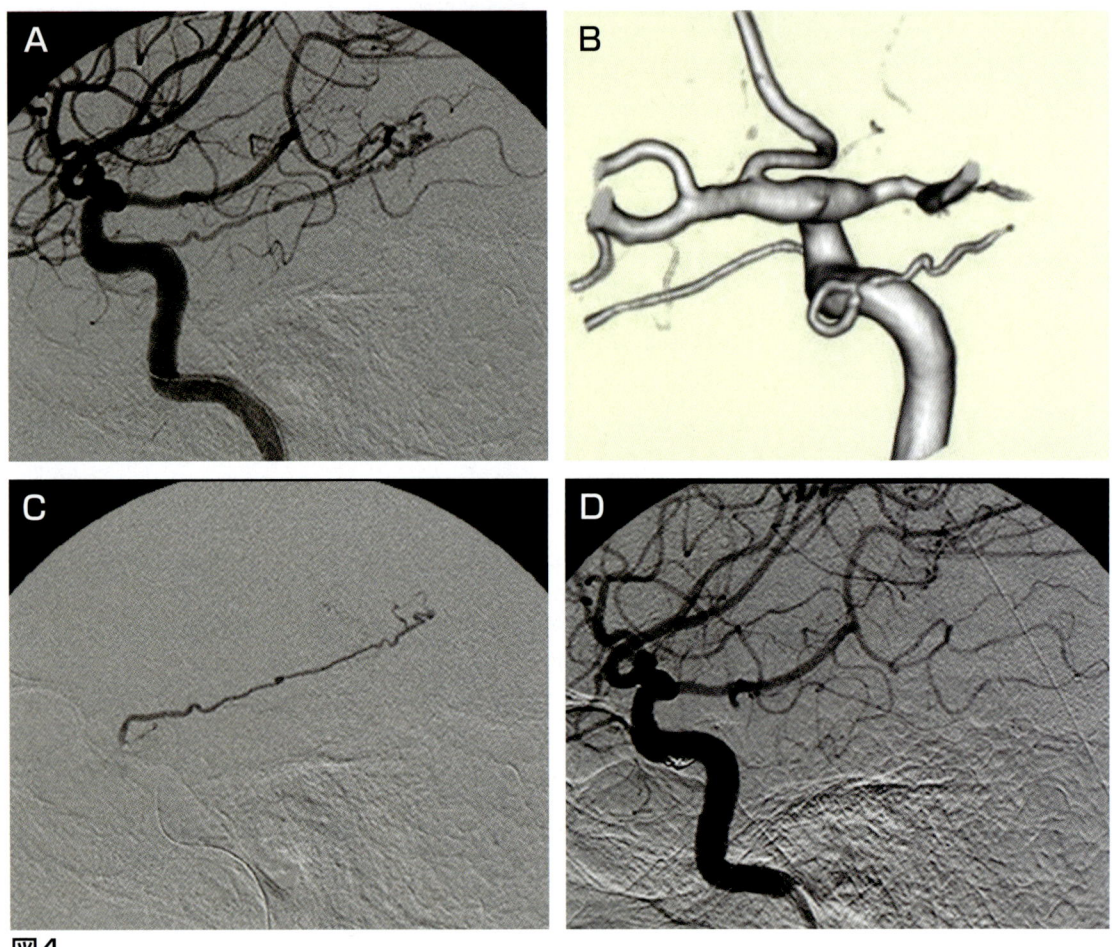

図4

(4) 多発性髄膜腫（left sphenoid ridge、right occipital falx）

　症例4は、60歳女性。頭痛で発症。血管性に富む多発性の腫瘍を認めた。

　Left sphenoid ridgeの腫瘍に対して、microcatheterをLt-middle meningeal arteryのfrontal branchに挿入した。誘発試験（xylocaine 20mg）にて陰性を確認後、12% Eudragit-E 0.2mLにて塞栓した（図5A）。次に、right occipital falxの腫瘍に対してはmicrocatheterをRt-occipital arteryから分枝するposterior meningeal arteryの基部に挿入。誘発試験（xylocaine 20mg）にて陽性（めまい出現）であったため、FPC（5mm）3本にて塞栓した（図5B）。

　6日後、摘出術を施行し全摘された。病理学的検索でangiomatous meningiomaと診断された。

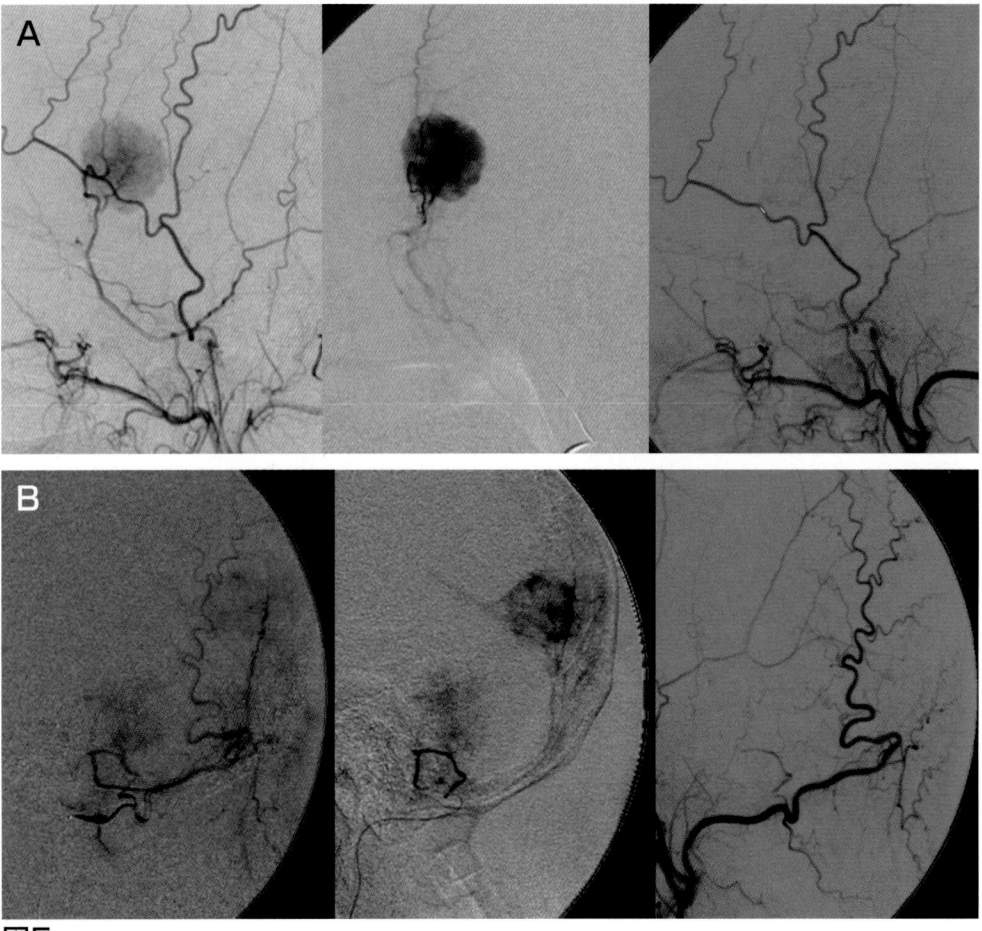

図5

(5) 小脳血管芽腫

　症例5は、71歳女性。頭痛で発症。頭部CTで右小脳出血を認め（**図6A**）、脳血管撮影でsuperior cerebellar arteryを栄養血管とする血管芽腫と診断した。栄養血管の1本には動脈瘤を認め（**図6B、C**）、それが出血源と診断し、全身麻酔下で緊急に動脈瘤の瘤内塞栓術（GDC使用）を行った。

　急性期の脳腫脹が改善した後、二期的に局所麻酔下で血管芽腫に対する栄養血管の塞栓術を行った（**図6D**）。

　Superior cerebellar arteryからの栄養血管にflow directed typeのmicrocatheter（1.2F Baltacci）を0.007inchのguidewire（Sorceler）を用いて挿入し、誘発試験（thiopental 25mg）にて陰性を確認後、9% Eudragit-E 0.4mLを注入し腫瘍の8割程度が塞栓された（**図6E**）。

　翌日、摘出術を行い出血はほとんどみられなかった。病理学的検索でhemangioblastomaと診断された。

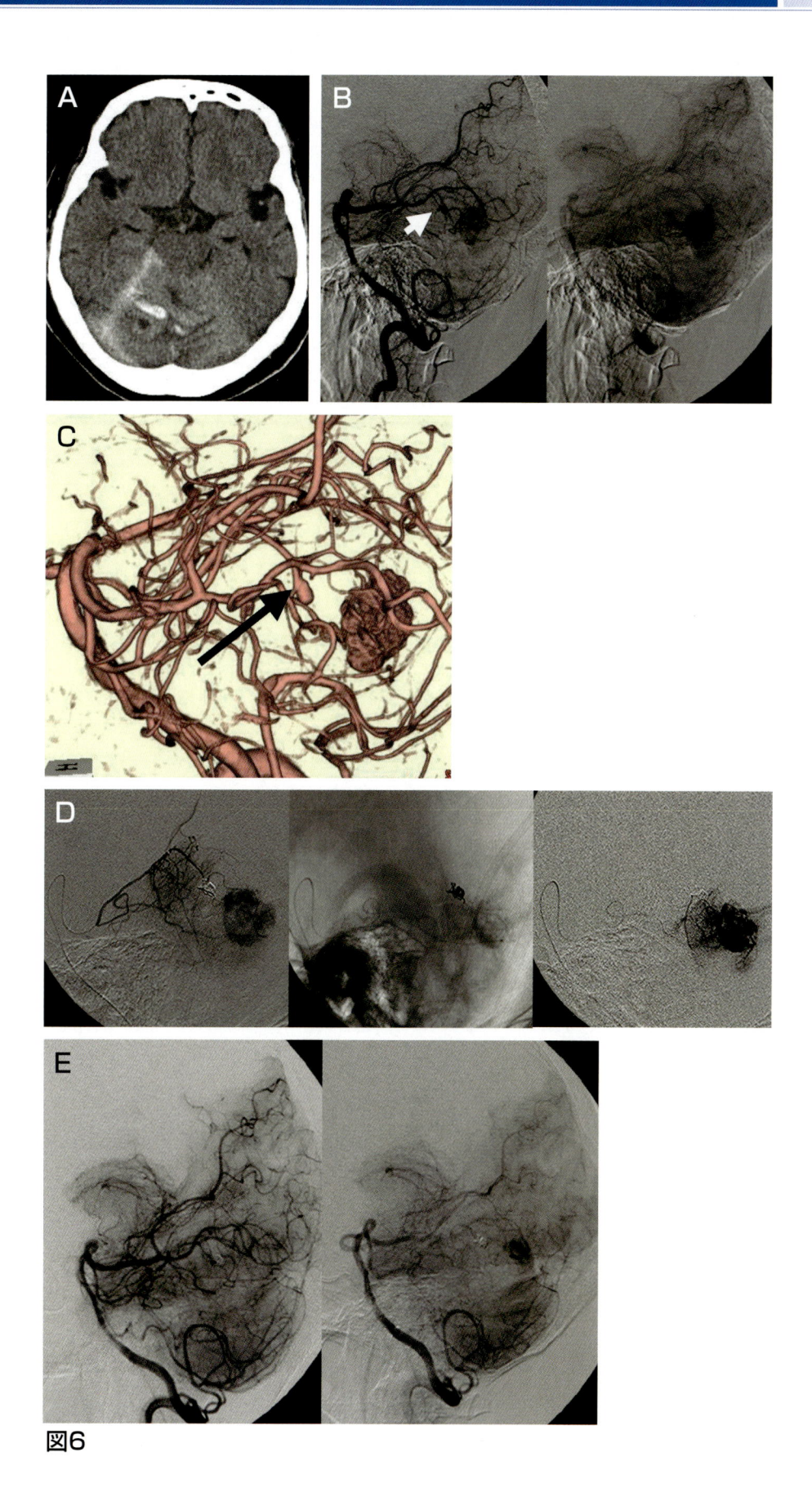

図6

（6）若年性血管線維腫

症例6は、17歳男性。繰り返す鼻出血と鼻閉で発症した。

MRIで左鼻咽頭に著明に造影されるmassを認め（図7A）、脳血管撮影ではinternal maxillary arteryの分枝のsphenopalatine arteryより流入し、著明な腫瘍濃染像を認めた（図7B）。Sphenopalatine arteryからのselective angiographyでは、注入圧をかけて造影（pressure injection）することにより、別の栄養血管であるaccessory meningeal arteryを介してmiddle meningeal arteryへ逆流する（矢印）という流入動脈血管間anastomosisの存在を認めた（図7C）。誘発試験にて陰性を確認後、DSA下に高濃度のHEMA-MMAを加圧しないでゆっくりと少量ずつ注入し、guiding catheterからの造影により腫瘍の塞栓状況を確認しながら計1.0mL注入した。塞栓術後、腫瘍濃染像は著明に減少し（図7D）、また、内頚動脈や対側の外頚動脈からの新たなvascular channelの出現もみられなかった。

手術は経上顎洞的に行い、術中出血量は250mLと少量で腫瘍は容易に全摘出された。病理学的検索でangiofiblomaと診断された。

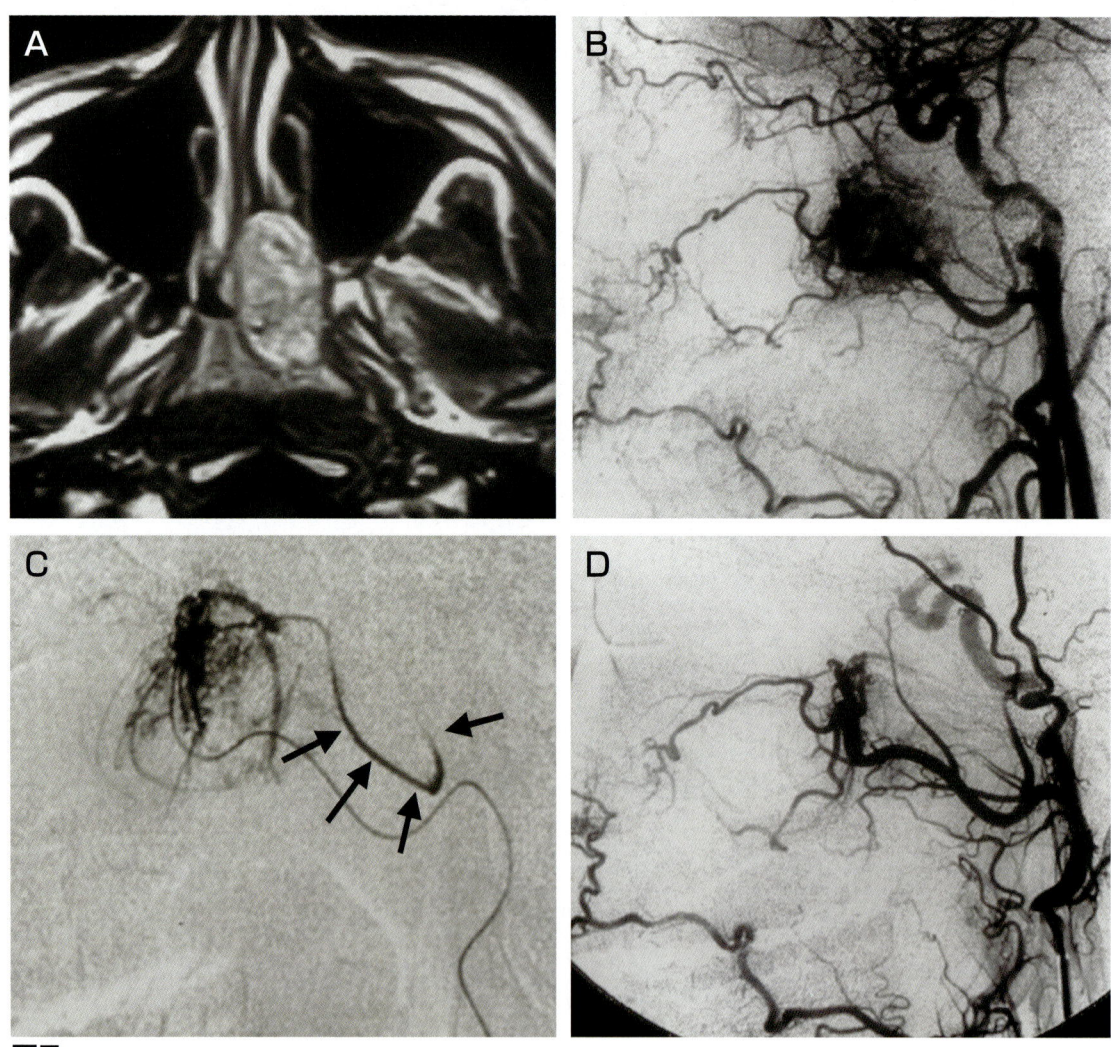

図7

(7) 上咽頭部神経鞘腫

　症例7は、79歳男性。左上咽頭腫瘍に対して摘出術前塞栓術を行った。
　MRIで左上咽頭に著明に造影されるmassを認め（図8A）、脳血管撮影ではascending pharyngeal arteryより流入し著明な腫瘍濃染像を認めた（図8B）。Ascending pharyngeal arteryからの栄養血管にmicrocatheterを挿入し、注入圧をかけて造影（pressure injection）することにより内頸動脈系などへのdangerous anastomosisの表出がないことを確認し（図8C）、また、誘発試験（xylocaine 20mg）で陰性を確認後、9% Eudragit-E 0.5mLにて腫瘍内塞栓を行い、腫瘍濃染像は著明に減少した（図8D）。
　翌日耳鼻科で摘出術を行い、約100mLの出血量で全摘された。病理学的検索でschwannomaと診断された。

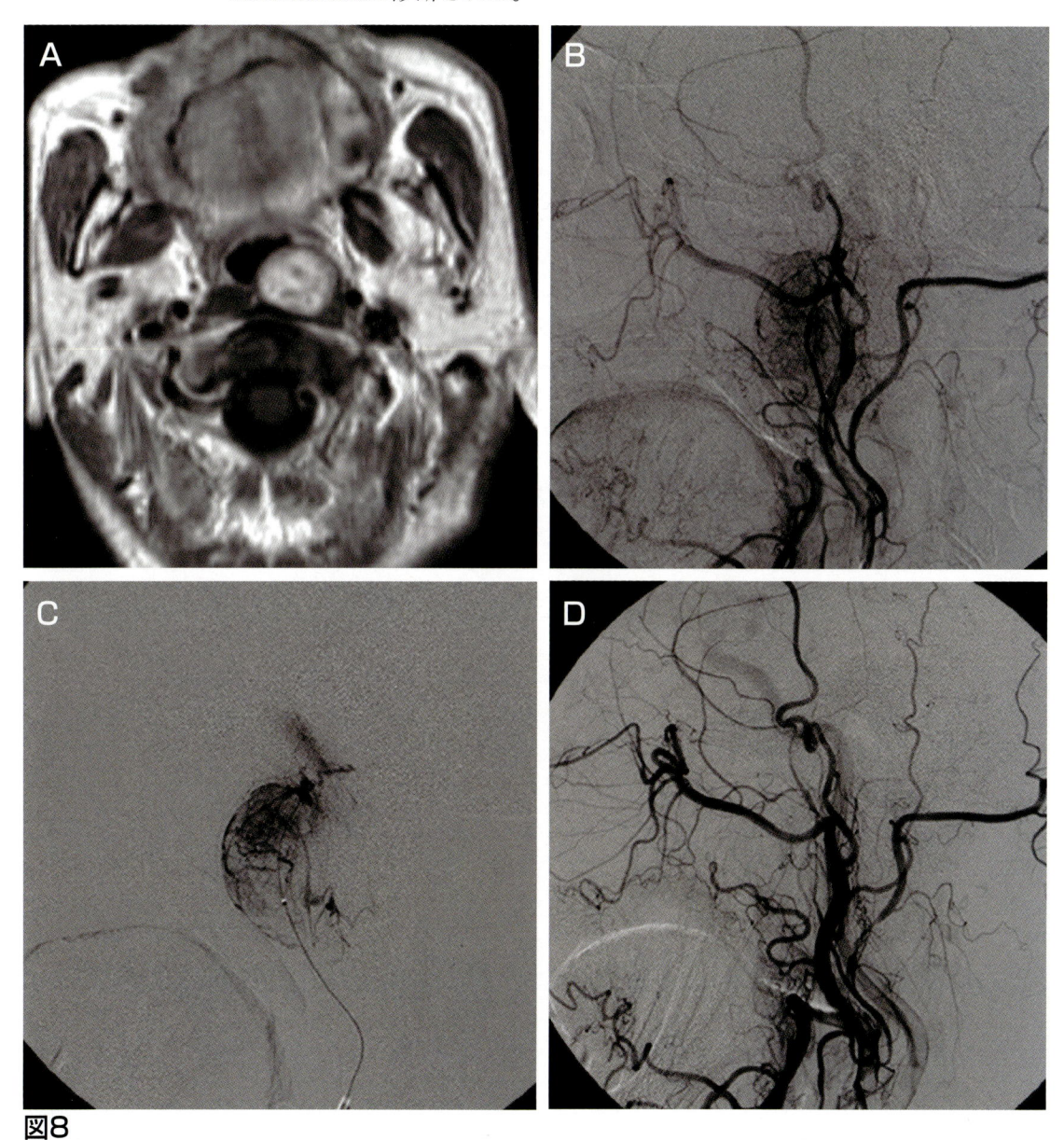

図8

【参考文献】
1) Yamashita K, Taki W, Iwata H, Kikuchi H : A cationic polymer, Eudragit-E, as a new liquid embolic material for arteriovenous malformations. Neuroradiology 38 suppl 1 : S151-156, 1996.
2) Kazekawa K, Iwata H, Shimozuru T, Sampei K, Morikawa N, Matsuda S, Ikeda Y : Nontoxic embolic liquids for treatment of arteriovenous malformations. J Biomed Master Res. 38 : 79-86, 1997.

第Ⅱ章
蝶形骨縁内側部髄膜腫の基本的手術手技

第Ⅱ章
蝶形骨縁内側部髄膜腫の基本的手術手技

斉藤 延人

はじめに

蝶形骨縁内側部の髄膜腫では、視神経、内頸動脈、中大脳動脈近位部、前大脳動脈A1部、前脈絡叢動脈、後交通動脈などが腫瘍に巻き込まれていたり、腫瘍で圧排されていたりする。手術の際には、これらの構造を温存しつつ腫瘍を摘出しなければならない。手順を追って出血をコントロールしながら手術を進めなければ、出血量が多くなるばかりでなく、周囲の組織との鑑別が難しくなり、良好な手術結果を期待することが難しくなる。本稿では筆者が行っているこの部位の髄膜腫の摘出方法を解説する。手術の方法にはさまざまな考え方があり、ここで紹介するのはその一例にすぎないのかもしれないが、そのバックグラウンドにある考え方を感じていただければ幸いである。

1. 術前画像の検討

術前にはMRI、3D-CT、脳血管撮影などの画像検査を一通り行い、腫瘍と周辺構造との位置関係を把握しておく。特にCISSやFIESTAなどのheavy T2 imageや造影のthin sliceの画像は腫瘍と周辺構造の詳細な情報を与えてくれるので有用である。神経や血管が腫瘍に巻き込まれている場合には、手術の際にこれらを温存するための工夫が必要であり、蝶形骨縁内側部髄膜腫の場合、視神経、内頸動脈、中大脳動脈、前大脳動脈A1部、前脈絡叢動脈、後交通動脈などが問題となってくる。まず術前の画像検査で、これらの構造が腫瘍内のどのあたりにあるのかを推定しておくことが重要である。また、腫瘍の付着部の中心がどこにあるかにも注目しておく。通常この中心部分を切離すると一気に出血が軽減するので、後の操作で神経や血管の温存がしやすくなる。

最も重要なポイントとして腫瘍の硬さをある程度推測しておくと手術のストラテジーを立てやすい。CTで腫瘍の石灰化が強く、血管が腫瘍の周囲に圧排されている所見がある場合には、腫瘍はある程度の硬さをもつことが予測される。この場合には、まず腫瘍のdetachを進めると出血のコントロールがしやすくなるが、その際に腫瘍内部に血管や神経が巻き込まれている可能性は少ないので遠慮なくdetachを行える。一方、T2強調MRIで腫瘍のhigh intensityが強く、腫瘍の中に血管が貫通していて、血管撮影でvascularityが高い場合には、腫瘍は吸引管で吸える程度に軟らかいことが多い。下垂体腫瘍の手術を想像していただければわかりやすいと思うが、この場合にはdetach先行による出血のコントロールが難しく、腫瘍の摘出を始めたら取り終わるまで出血が止まらないことが多い。また、腫瘍の中に正常の血管や神経があるので、これらに注意を払わなくてはならない。一方で腫瘍が軟らかいため、これを吸引しつつ摘出を進めることが容易であるため、いきなり内減圧に取りかかるようなかたちで摘出を進めることが多い。

(1) 脳浮腫が強く硬めの症例

図1の症例の場合、T2強調画像で腫瘍周囲の脳の浮腫像が強く、周辺の脳軟膜を破って腫瘍が浸潤していると予測される(図1A)。腫瘍を脳から剥離する際に軟膜の損傷は避けられないことを事前に知っておくべきである。一方、腫瘍はT2強調画像であまりhigh intensityではなく(図1A)、動脈は腫瘍の中を貫通しておらず、周辺に圧排されている(図1B〜E矢印)。したがってこの腫瘍は、ある程度の硬さを持つ腫瘍であることが予測される。蝶形骨縁内側部の骨肥厚が強く、この部分が付着部であると考えられるが、術野でこれをdetachしていく際に、腫瘍内部には中大脳動脈などはなく、躊躇なく切離を進めることができる。

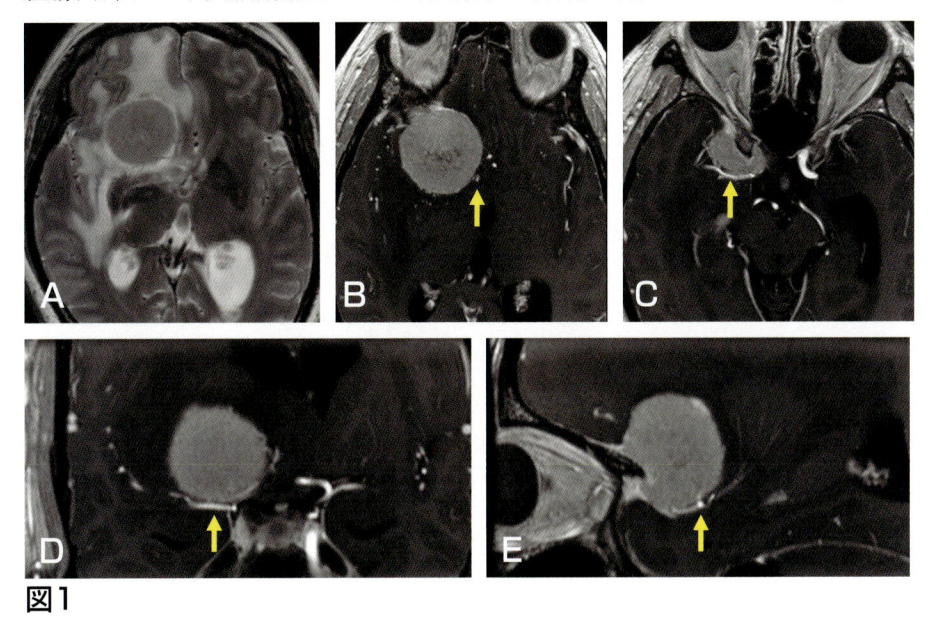

図1

(2) 石灰化の強い症例

Aは単純CT、Bはそのbone window imageである(図2)。CTで石灰化を認めても通常は砂粒上の石灰化であることが多いが、腫瘍は硬いことが多い。この症例では非常に硬い石灰化であった。

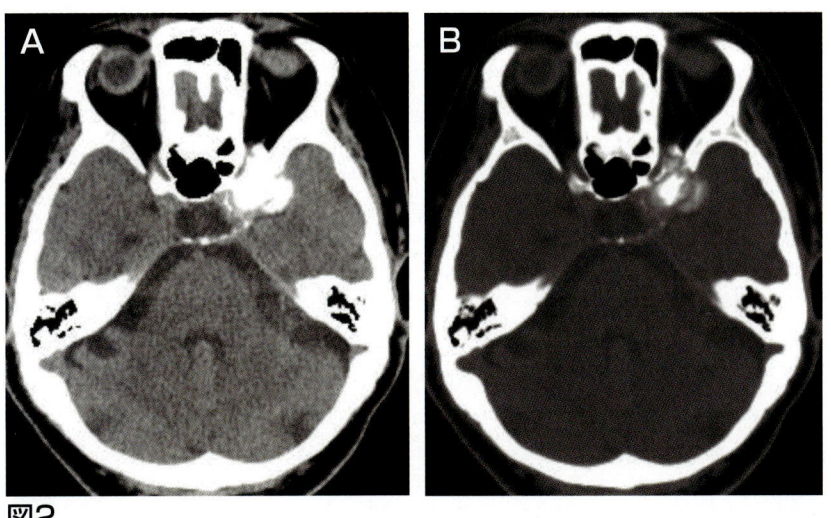

図2

2. 開頭方法の選択

　前頭側頭開頭をどのようにするかに関してはいくつかの方法があり、皮弁と側頭筋を一塊としたone layerでの前頭側頭開頭、側頭筋と皮弁を分離するtwo layerでの前頭側頭開頭、orbitozygomatic craniotomyなどがある。Dolencのorbitozygomatic approachがこの部位の髄膜腫に対し比較的広く使われているアプローチと思われるが、筆者は小型の蝶形骨縁内側部髄膜腫の場合には、two layerでの前頭側頭開頭で、硬膜内からanterior clinoidectomyとoptic canalの開放を行うようにしている。一方で大型の腫瘍の場合には、腫瘍が大脳基底核部分に食い込んでいる部分を直視する目的でorbitozygomatic approachを行うこともある。すなわち頭蓋底をのぞき込むためには必ずしも頭蓋底を削除する必要はなく、一方で腫瘍が脳に食い込んでいる部分をのぞき込むためには、頭蓋底を削っておく必要がある場合がある。この場合でも視野を最も遮るのは眼窩の外側縁の骨であるため、この部分のみを切除するという方法もある。さらに大型腫瘍の場合、摘出後のスペースが広く、また腫瘍の減圧が進むと脳が復元してくるので、conventionalな開頭法でも意外に脳底部をのぞき込むのに苦労はしなくて済むことがある。どのような開頭法にするかはケースバイケースで検討しているが、必ずしもorbitozygomatic approachは必要ない場合が多い。

（1）前頭側頭開頭（two layer）

　Orbitozygomatic approachについての説明は他の書に譲り、ここでは側頭筋と皮弁を分離するtwo layerでの前頭側頭開頭を説明する。図3は右側の開頭の症例である。

　頭部は約30～45度rotateして三点固定をする。腫瘍が蝶形骨縁の側頭葉面に伸びている場合には、もう少し回旋させた方がよい。シルビウス裂が術者から見てまっすぐになるように首を少し傾けておくと、顕微鏡下でのシルビウス裂の開放がやりやすくなる。特に左側の手術では手術顕微鏡の傾きが制限されることがあるために、このポイントに気をつけておくことが重要である(図3A)。頭皮切開をおき、皮弁を剥離して眉弓の外側縁に近くなると顔面神経の前額枝を残すために側頭筋の筋膜を切開し、その下の脂肪層に入る(図3B)。側頭筋はpterion側ではよく剥離しておくが、耳介側では必ずしも皮膚切開線の全長に渡り切開しなくともよく、切開を最小とするために2～3cmの切開にとどめている(図3C青矢印)。また閉創時の側頭筋の縫いしろを残すため、linear temporalisの部分で一部側頭筋の付着部を残しておく。側頭筋を側頭葉側に引っ張り固定して、burr holeを穿つ(図3D)。骨弁を外して蝶形骨縁の骨削除をする(図3E)。このときに側頭骨をよく削除してから、蝶形骨縁を削除するようにすると、リューエルでの削除が容易となる。上眼窩裂の外側縁まで削除をしておく。硬膜を切開して顕微鏡下の操作に入る(図3F)。

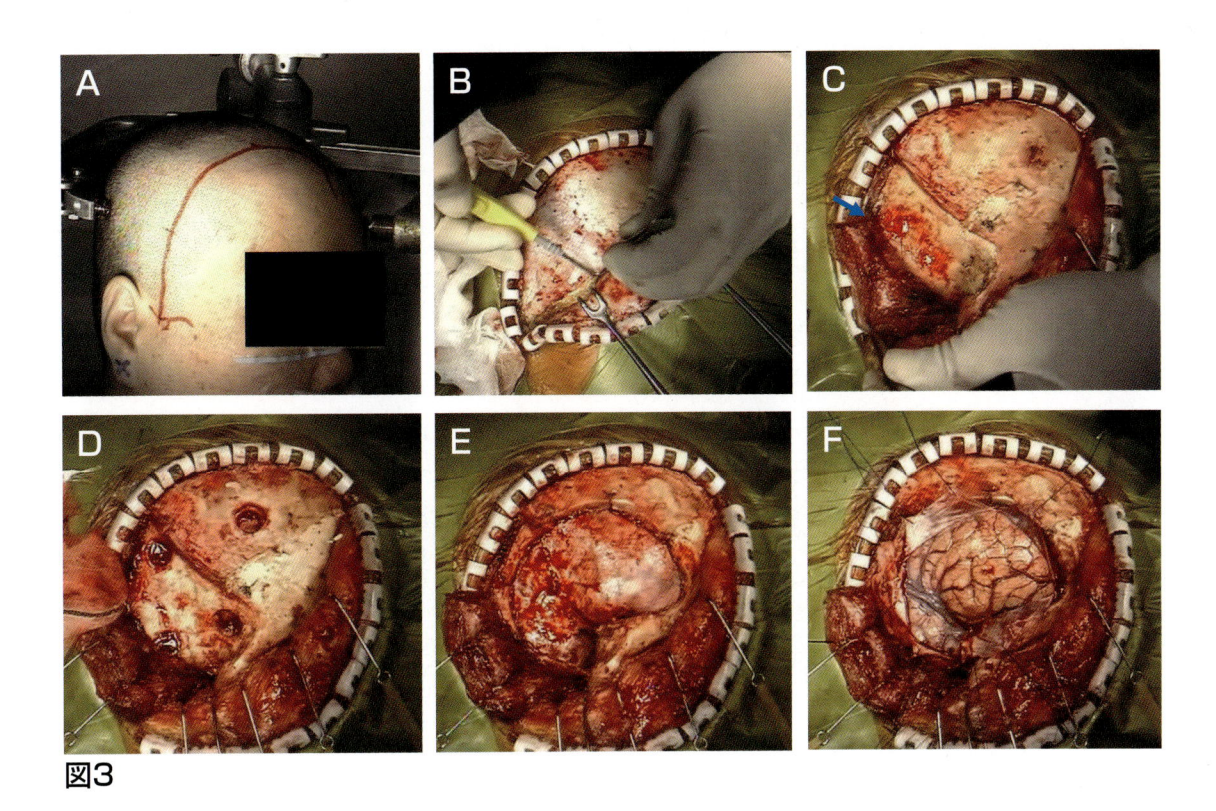

第Ⅱ章　蝶形骨縁内側部髄膜腫の基本的手術手技

図3

(2) 症例1

24～34ページまでに手術の実際を解説する症例1の画像所見を呈示する。

症例1は54歳の女性。約3ヵ月前からの左眼の視力低下と左上1/4盲で発症した。術前の造影MRIでは、蝶形骨縁内側型の髄膜腫が疑われた(図4)。

本症例の場合、内頸動脈、中大脳動脈の中枢側が腫瘍に巻き込まれていることがMRIで確認された(図4A、B、F)。また、視神経(図4B矢印)やA1(図4C)は内側に圧排されていることが予測された。腫瘍内の柵状の造影は前床突起から放射状に広がっており、この前床突起部が腫瘍血管の中心部であると考えられた。

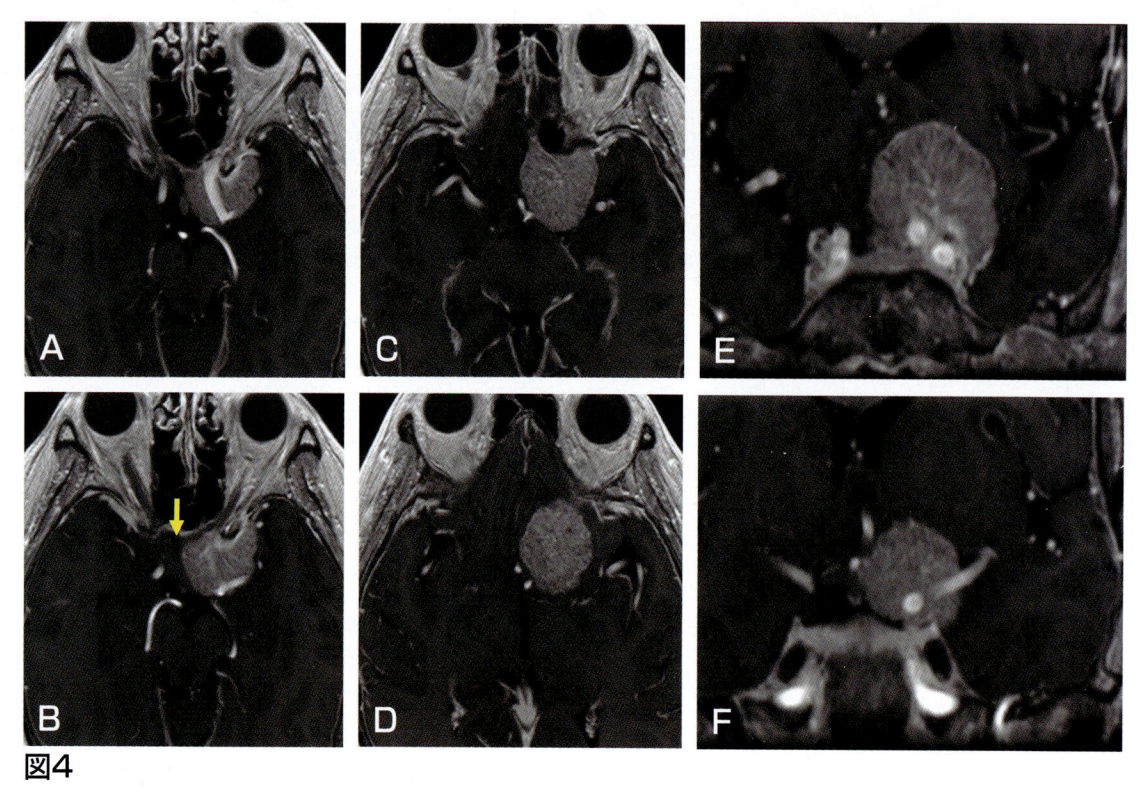

図4

第Ⅱ章　蝶形骨縁内側部髄膜腫の基本的手術手技

　単純CTではblisteringが目立ち、蝶形骨縁から前床突起の削除に際し、篩骨洞に開放しないように注意する必要があると思われた（**図5A、D矢印**）。また石灰化と思われるhigh densityが目立ったが（**図5B矢印**）、T2強調画像では腫瘍はhigh intensityであり（**図5C矢印**）、血管が貫通していることと合わせて考えると、軟らかめの腫瘍であることが予想された。一方、周囲の脳浮腫はみられず、周辺の軟膜は破っていないと予測され、これを温存するべきと思われた。内頸動脈撮影では腫瘍濃染がみられたが、外頸動脈系からの血流はほとんどなく、前床突起近傍の中心部分を処置することで出血は早期にコントロールできることが予測された。

　この症例では、左からのアプローチで摘出術が行われた。

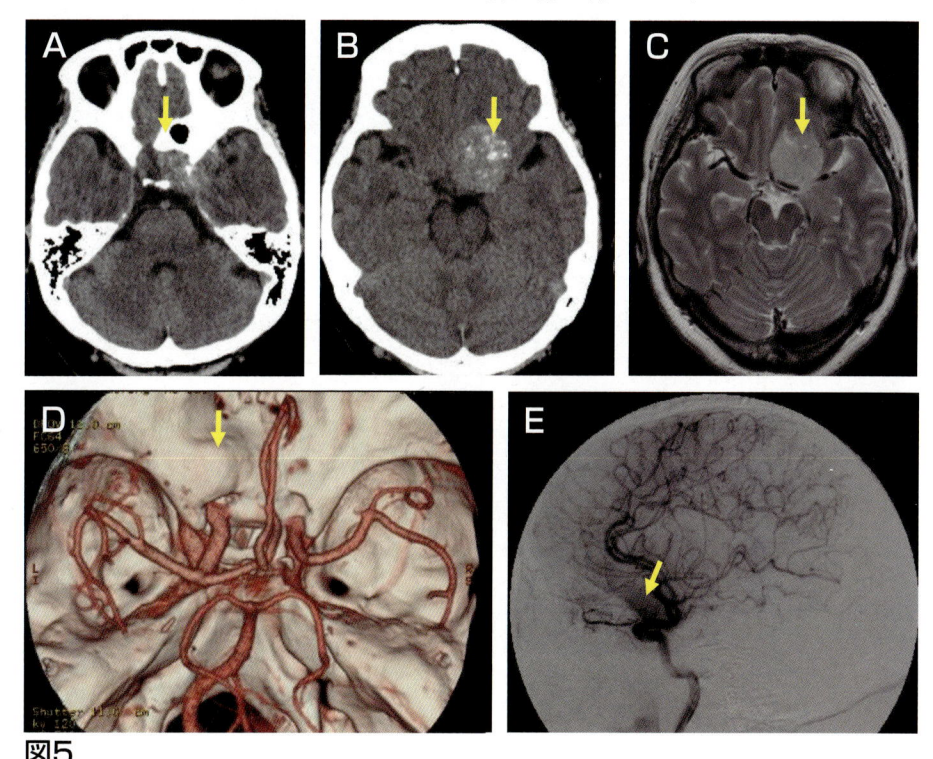

図5

3. 硬膜切開から腫瘍の露出まで

(1) シルビウス裂の開放

　左前頭側頭開頭を行った後、硬膜を切開し、手術顕微鏡を準備後、まずシルビウス裂を開放する（図6）。このステップでの手技は、通常の動脈瘤の手術と同じである。髄液が排出されてくると、前頭葉のretractionが可能となる。

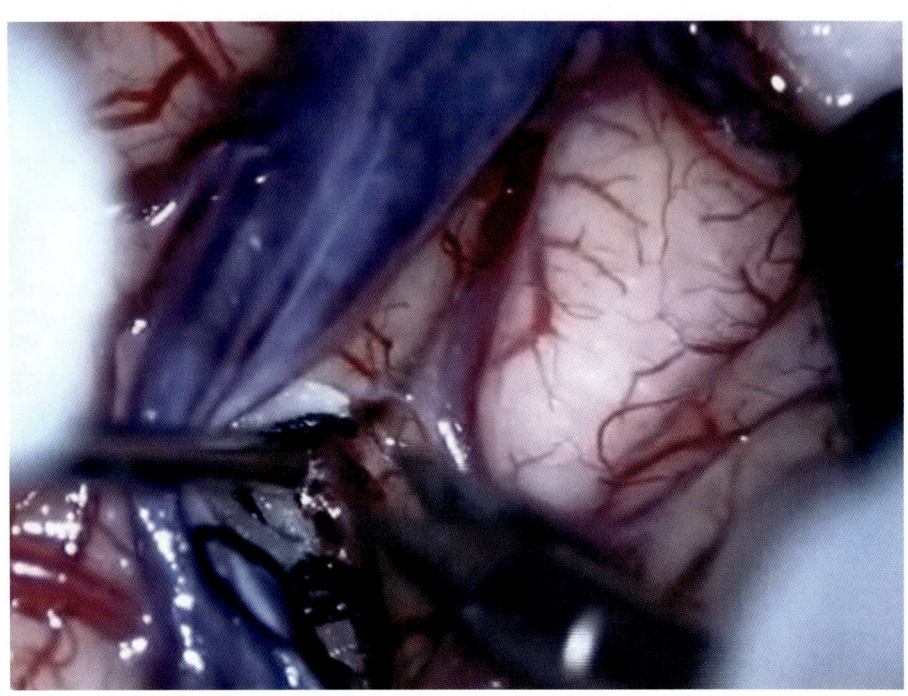

図6

（2）クモ膜を残す

　蝶形骨縁内側部髄膜腫の場合、シルビウス裂の開放が深部まで進むと腫瘍の表面を覆うクモ膜が見えてくる（**図7矢印**）。この腫瘍に接している部分のクモ膜はなるべく切開しないようにして、次のステップではこのクモ膜を破らないように腫瘍から剥離していく。クモ膜を極力残して剥離面とすることで、クモ膜下腔にある血管を温存することができ、また剥離面を失い脳内に進入してしまう危険性を回避できる。まだ腫瘍の減圧はできていないので、この段階でのクモ膜剥離は可及的な範囲にとどめ、その剥離面を失わないことに主眼をおく。

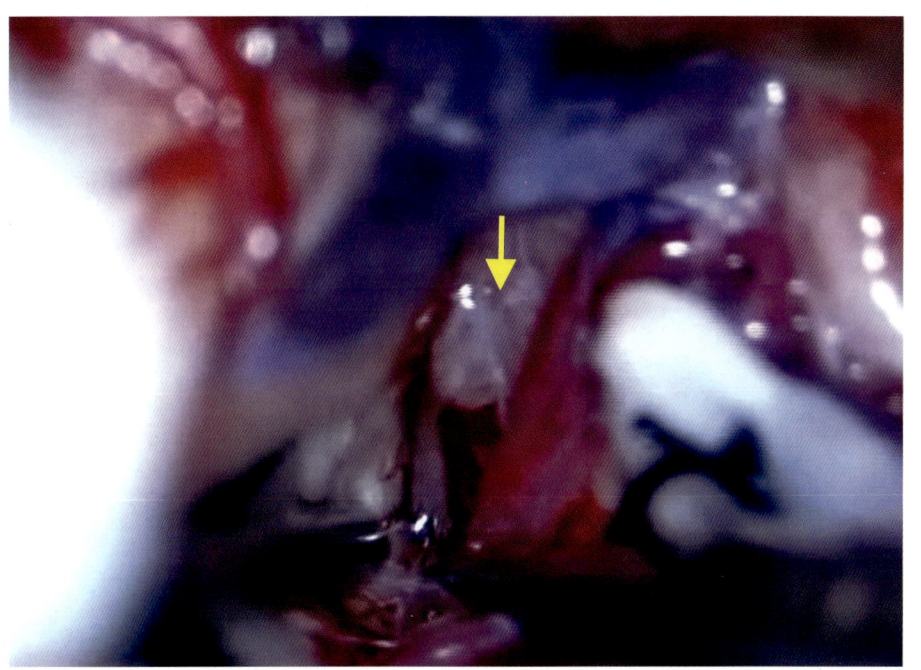

図7

4. 付着部の処理

　腫瘍がある程度、露出されたら腫瘍の硬膜付着部のdetachを行う。このステップは腫瘍からの出血を最小限にするために最も重要なステップである。筆者はirrigation bipolar forcepsを用いて、腫瘍付着部をdetachしている。このステップにはいくつかのコツがあるが、端的には、綿花で止血をしつつスリット状に切離を進めながら、main feederのある部分まで素早く到達し、これを焼灼してしまうことである。Main feederのある部分の焼灼が済めば、術野の色調は赤から白へとがらりと変貌する。文章にすると当たり前のことなのだが、ここに手術のコツが隠れていると思われるので、少し細かく説明する。

付着部の処理

　腫瘍のサイズによりdetachmentを進める部分を2～3のパートに分割した想定をしておく(図8A)。1つのパートのdetachをbipolar focepsで焼き切りながらスリット状に深部に入っていく。腫瘍はbipolar focepsで比較的容易に焼き切ることができる。この際に硬膜面側(血流のサプライ側)を焼いていくように意識し、腫瘍側の出血にはあまり手を加えないでおく。腫瘍はいずれ摘出してしまうので、腫瘍面の止血に時間をかけるのは時間の浪費である。その代わりにある程度の剥離を済ませたらこのスリットに綿花を押し込み、綿花で圧迫止血をしておく(図8B矢印)。この圧迫止血のためにもdetach部分はスリット状の形状がよい。綿花で圧迫止血をしておきながら今度は隣のパートを同様にスリット状に掘り進めていく(図8C矢印)。以後は交互に、スリット状の掘り下げを進めていく。この際に腫瘍の外側縁は切離しないようにして、血液が腫瘍の切離を進めている隙間から外へこぼれないようにする。スリット状の掘り下げが進み、main feederのある部分まで到達すると通常は出血が激しくなってくる。しかしこれを焼灼し終わると先述のように術野の色調はすっかり変わり、急に出血量が少なくなってくる(図8D矢印)。

　Detachを進める際に、腫瘍内部に重要な血管がないかを確認する必要があるが、最近の画像診断はこれらの血管や神経の同定を可能としている。視神経は腫瘍の辺縁で圧排されていることが多いが、前大脳動脈A1部が腫瘍内部を走行していることがあるので、術前の検討で確認しておく。ナビゲーションが使えればdetachがどこまで及んでいるかを確認することができ、またA1などを確認することができるので心強い。早期に完全detachしてしまった方が出血のコントロールにはよいが、視神経や内頸動脈などが隣接している部分は後から確認することが多い。

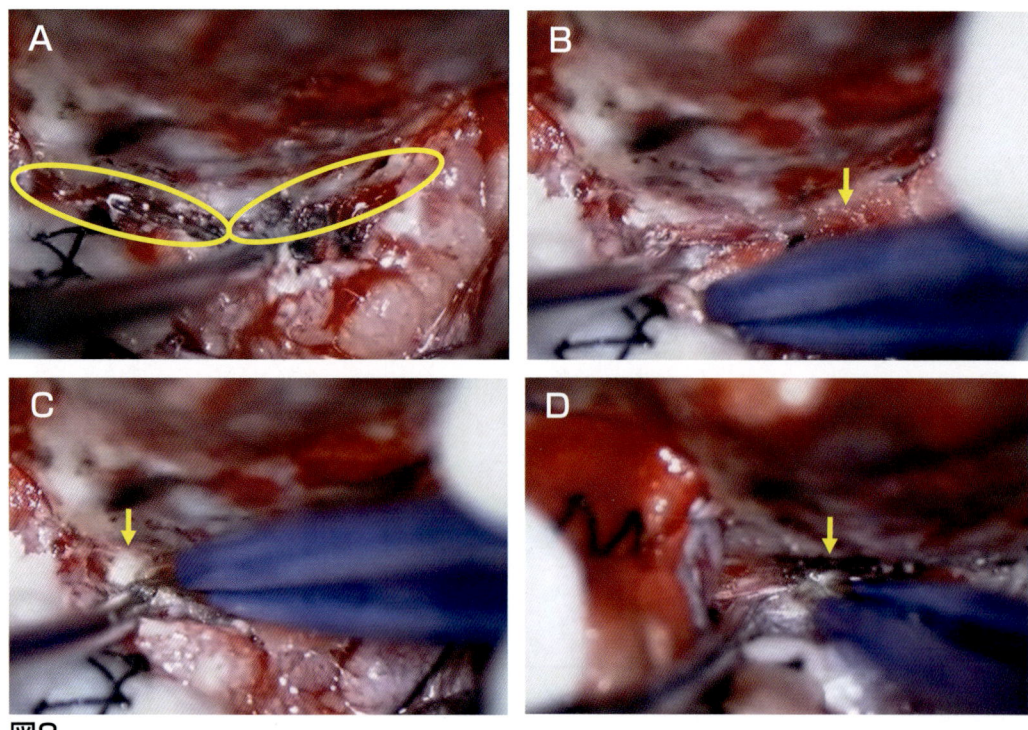

図8

5. 内減圧

(1) 内減圧：CUSA

できればmain feederのある部分のdetachが終了してから、腫瘍の内減圧に取りかかる方が出血は少なくて済む。図9の腫瘍面が、白色となっていることに注目していただきたい。この状態であれば、神経や血管を温存することが容易となってくる。

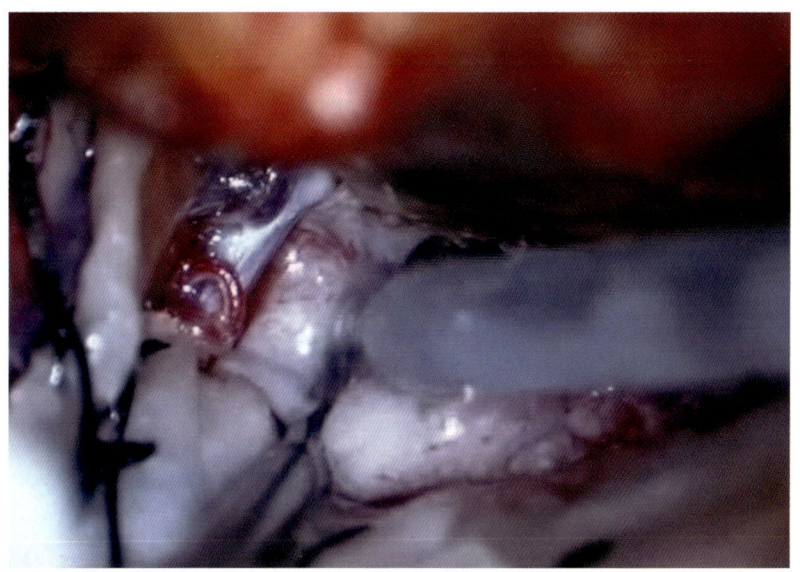

図9

(2) 内減圧：はさみ

この段階での内減圧にはCUSA等の超音波破砕機が使用されるが、付着部の処理が済み出血が少なくなっている場合には、はさみによる摘出の方が効率のよい方法となってくる(図10)。

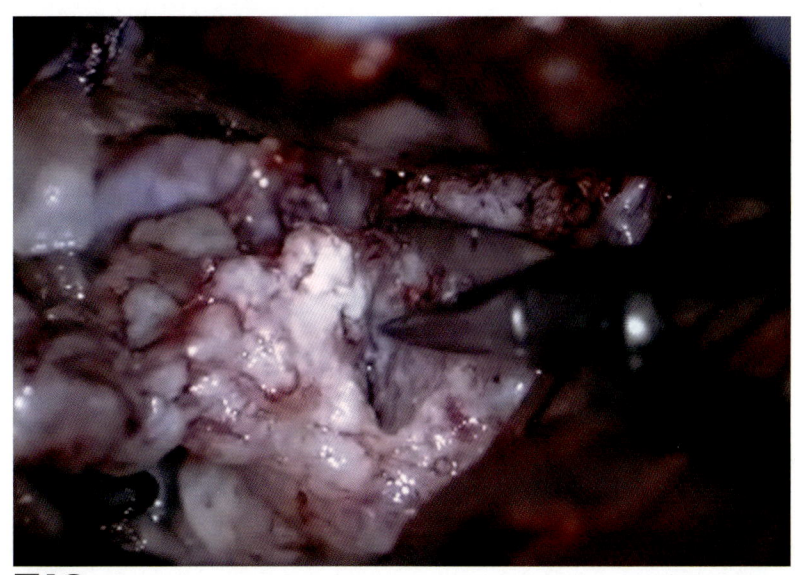

図10

腫瘍が比較的大きい場合、スリット状のdetachだけでは深部に到達できなくなってしまうことがあるが、この場合には綿花で圧迫止血した最深部のスリットをある程度残し、手前の腫瘍を内減圧してしまう。腫瘍面はそれほど電気凝固していなくとも、detachが深部に及んでいる段階では、手前の部分からの出血はそれほど起こらなくなっている。

6. 周囲の血管や脳からの剥離

　内減圧が進むと、腫瘍が周囲の組織から剥離しやすくなってくる。剥離面がしっかりとある場合には腫瘍がある程度の塊として残っていても摘出が可能だが、剥離面に癒着などがある場合には内減圧を十分に行い、残った腫瘍の殻を薄くして軟らかくしておいた方が、丁寧な剥離を行いやすい。動脈、静脈、神経などを温存しつつ丁寧に剥離を進めていく。

（1）ICAの露出

　内減圧が十分に行われたら末梢側で中大脳動脈の走行を確認し、これを中枢側にたどる。腫瘍を摂子で持ち上げた上で中大脳動脈や内頸動脈から浮き上がらせて、この直上を切開していき、内頸動脈を露出する（**図11、矢印は内頸動脈**）。一部動脈が腫瘍内に埋もれていても、腫瘍は血管壁に浸潤しているよりも血管を包み込むようになっている場合の方が多い。腫瘍を浮き上がらせることにより、血管を損傷するリスクを下げることができる。

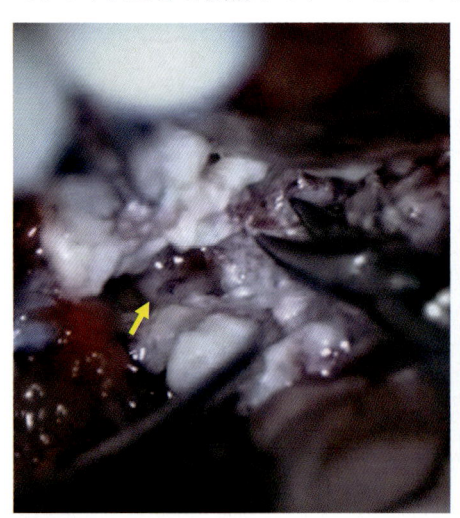

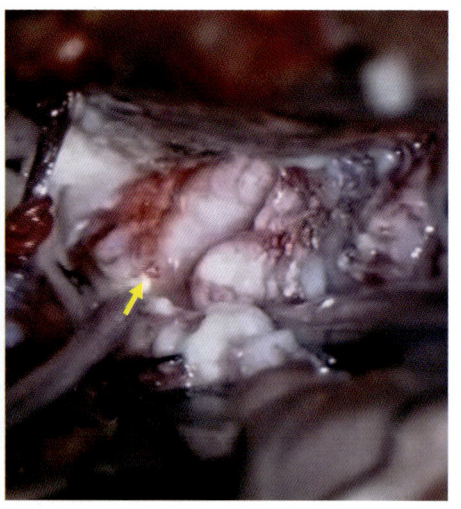

図11

(2) A1と視神経の露出

露出された内頸動脈の枝をたどるようにしてA1を露出していく（図12A）。A1の奥に視神経を露出していく（図12A、B矢印）。

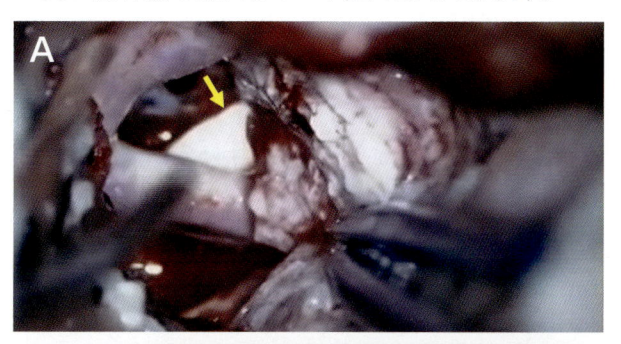

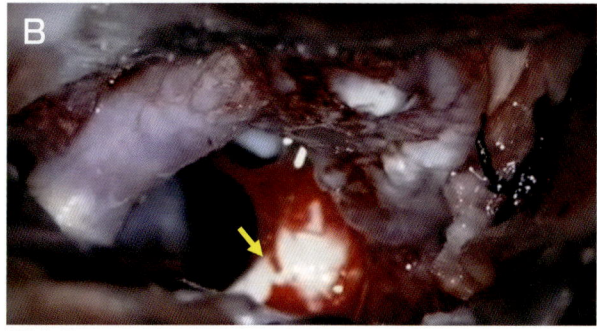

図12

(3) 周囲脳からの剥離

内減圧が十分に施され腫瘍が軟らかくなっていれば、周囲脳からの剥離は容易となる。また、術前の検討で腫瘍と脳との境界が明瞭であれば、剥離は比較的容易であることが予想される。図13では吸引管で腫瘍を左上方に持ち上げ、摂子で腫瘍に癒着している結合組織（矢印）をつまんで手前に引きはがすようにして剥離をしている。

腫瘍の周囲に浮腫があり、腫瘍が軟膜を浸潤していると予想される部分では、軟膜を残すことは難しい。このような場合には軟膜を残せる部分の剥離を先に行い、剥離面を保ちながら浸潤部分へと剥離を進めるとよい。

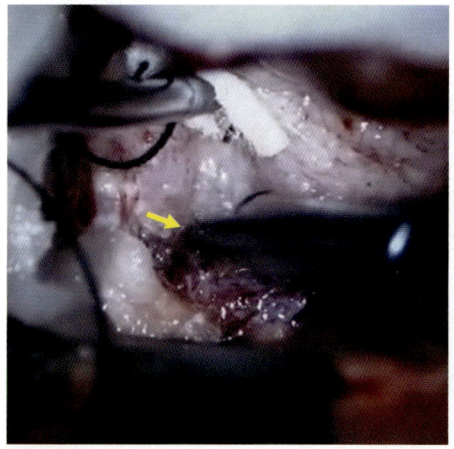

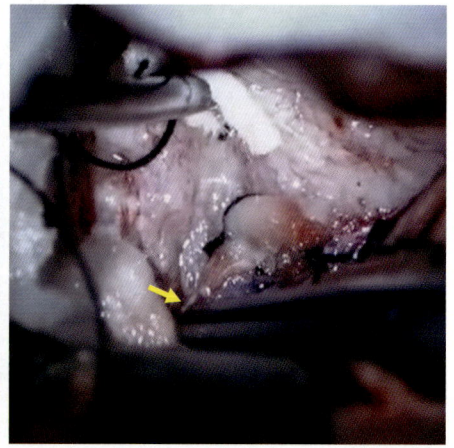

図13

(4) 視神経からの剝離

　　視神経に関しては術野では必ずA1よりも深部にあるので、まずA1を露出してしまうのが一つの手である。あるいは視神経管近傍では神経はあまり移動していないので、この部分で探す場合もある。腫瘍が視神経に浸潤している場合もある。視神経を損傷しないように鋭的に剝離をしていく（図14）。

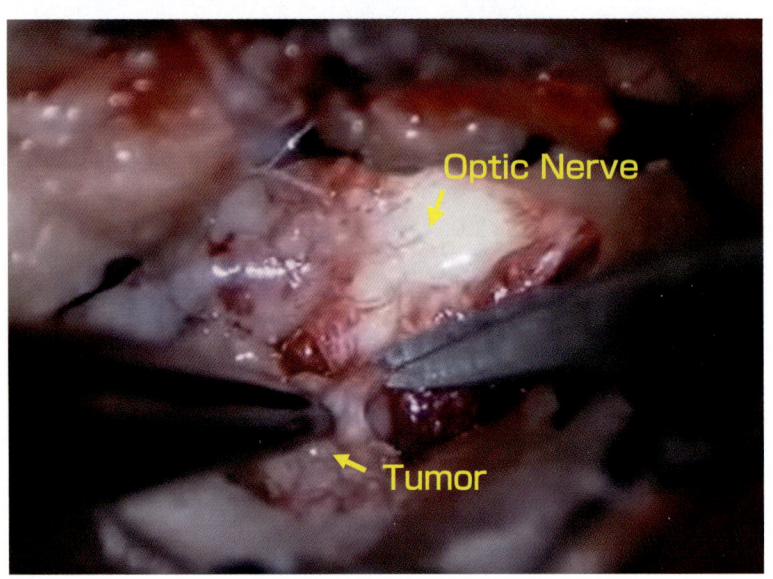

図14

7．視神経管の開放

(1) 前床突起の削除と視神経管の開放

　　Orbitozygomatic approachの場合には、既に開頭の段階で視神経管の開放まで済んでいるか、腫瘍摘出を進めながら開放を行うことになる。Two layerでの前頭側頭開頭の場合、硬膜内からanterior clinoidectomyとoptic canalの開放を行っている。

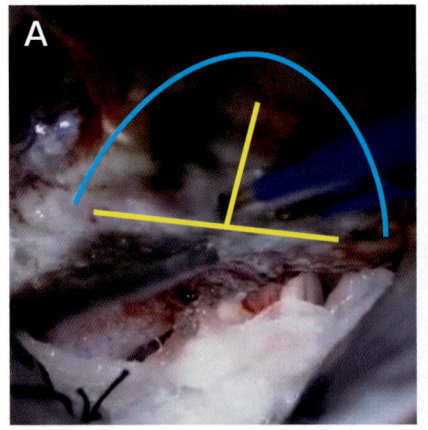

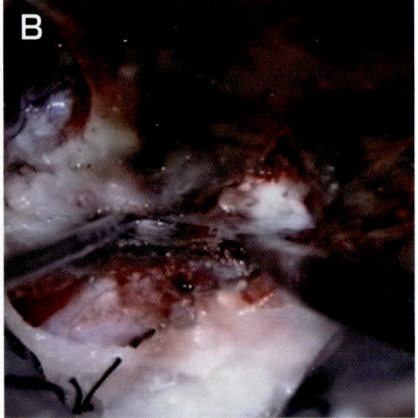

図15

(2) 前床突起の削除

　図では黄色線のように逆T字型の硬膜切開をおいて、硬膜内から前床突起の削除と視神経管の開放を行っている（図15A、B、図16）。広く露出したい場合には、青線のように逆U字型の方がよい。前床突起のドリリングには前床突起の海綿骨内で内減圧をするような気持ちで骨削除をすると、ドリルがはねて周囲を傷つける恐れがない。その際には綿花などは当然外しておく。骨を薄くした後で鋭匙や骨鉗子で、これを削除する。この症例ではドリリングを行うことなく、頭蓋底骨鉗子で削除が可能であった（図16）。

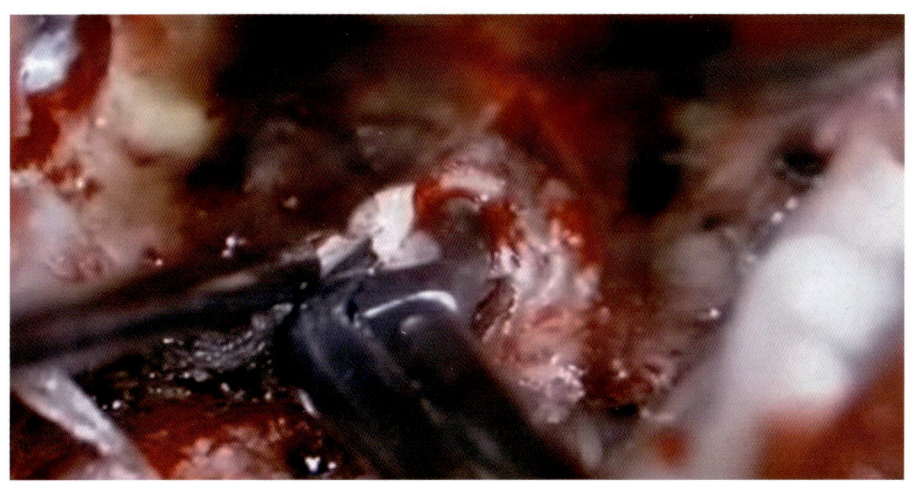

図16

(3) 視神経管内の腫瘍摘出

　蝶形骨縁内側部髄膜腫での第一の手術目的は、視力視野障害の回復ないし予防にあることが多い。このために視神経管の開放は必須である。また腫瘍が視神経管内に進展している場合に、これを摘出しておかないと再発の原因となる。視神経に細心の注意を払いながら、腫瘍を視神経管内から摘出する（図17A）。図17Bは摘出後。

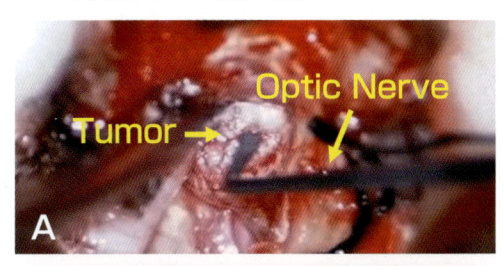

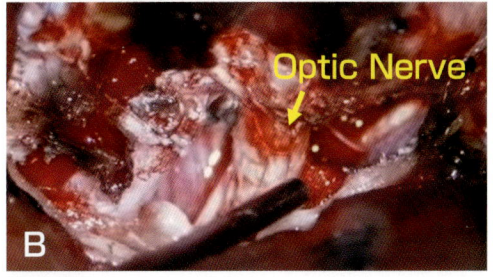

図17

(4) 脂肪塊のパッキング

視神経管内の腫瘍を摘出後、前床突起削除部へは腹部より採取した脂肪塊を充填してフィブリン糊で固定しておく(図18)。

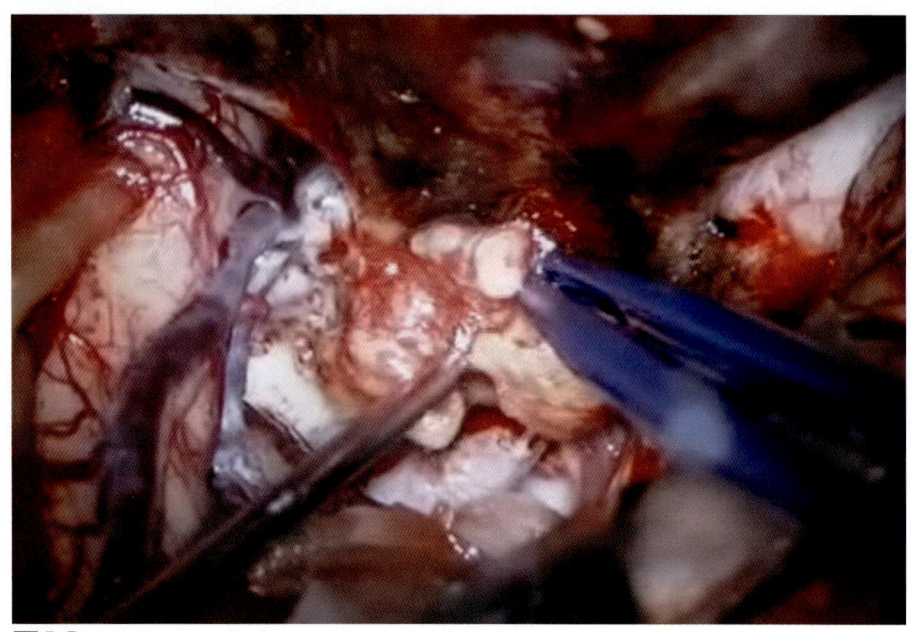

図18

(5) 術後

この症例の術後MRIを示す。矢印のT1強調画像でhighの部分は、前床突起切除部につめた脂肪塊である(図19)。この患者は術後、視野障害が改善した。

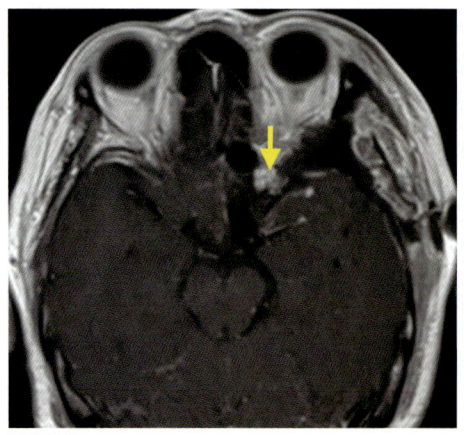

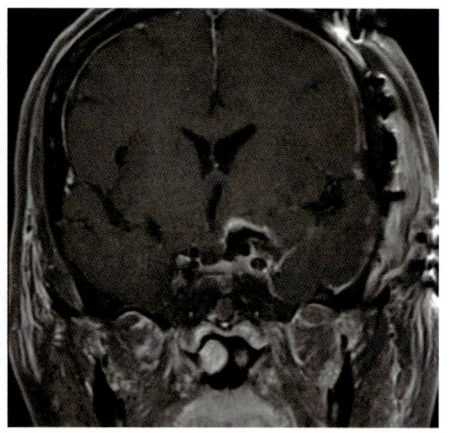

図19

8. 神経や血管の残し方

もう1例、別の症例で神経や血管の残し方を例示する。

(1) 症例2

症例2は63歳の女性。左視力低下(0.03)と視野狭窄で発見された巨大な髄膜腫である。腫瘍は蝶形骨縁内側から鞍上部にあり、内頸動脈を巻き込んでいる。一方で周辺の浮腫像はあまり強くなく、大型ではあるものの脳軟膜は残せるのではないかと予測した(図20)。脳に食い込んでいる部分を見上げるために、orbitozygomatic approachで手術を行った。

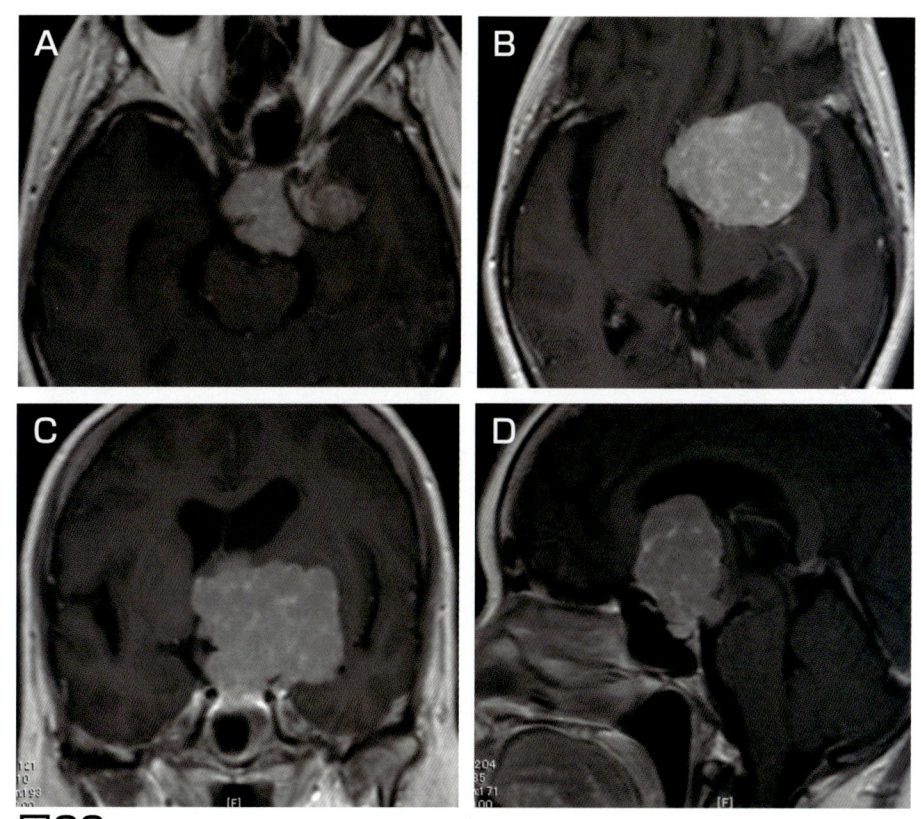

図20

(2) 中大脳動脈M1を露出する

　動脈を温存する基本は、はじめに中大脳動脈の末梢側の腫瘍内を貫通していない部分でこれを同定しておくことである。そのためには腫瘍の内減圧までのステップをある程度、進めておく必要がある。まず腫瘍表面のクモ膜を剥離して、腫瘍をある程度露出しておく(図21A)。ついで付着部の処置をして出血が少なくなるようにしておく(図21B)。そして腫瘍の内減圧を進める(図21C)。

　中大脳動脈の末梢部(この症例の場合はM1の末梢部)をとらえたらこれを中枢側にたどっていく(図21D)。腫瘍が血管に浸潤しているのではなく、血管を包み込むようになっている場合の方が多い。術野で血管の上部の腫瘍を切り開きながらこれを中枢側にたどり、内頸動脈に到達する。

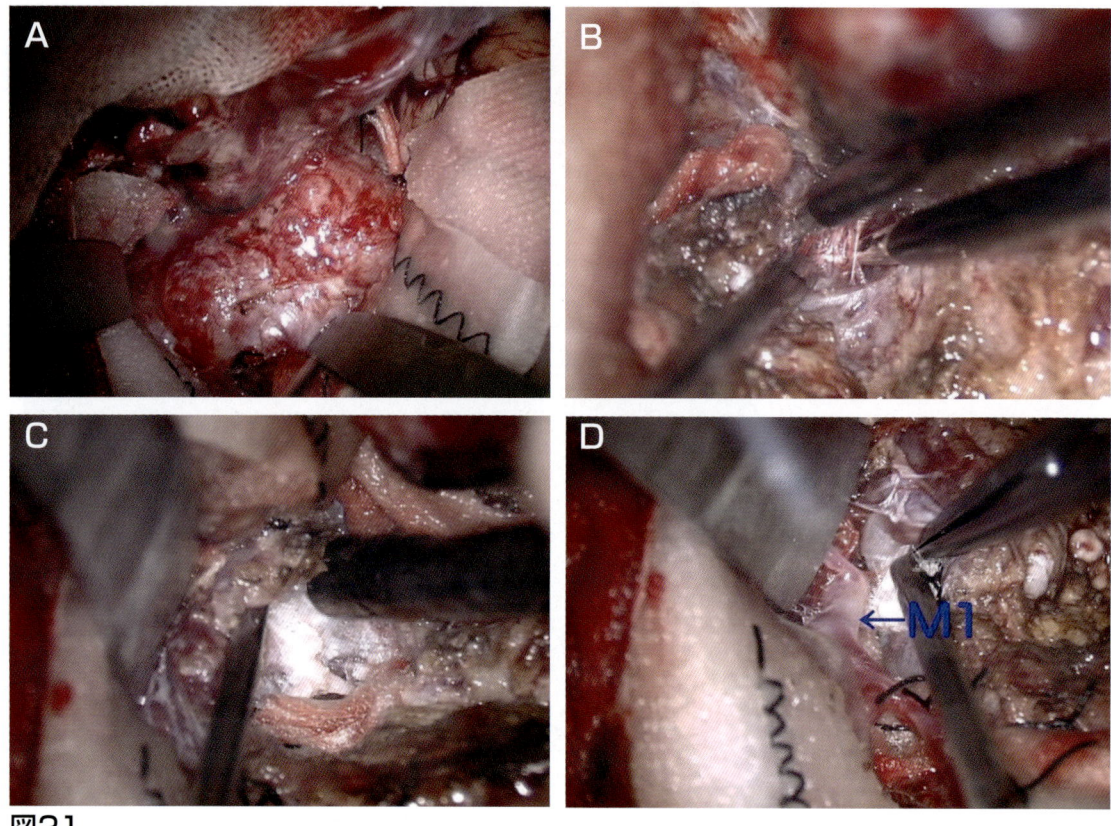

図21

(3) 血管の上を追いかけていく

　内頸動脈から分枝しているところで前大脳動脈A1部をとらえ、これを末梢にたどっていく（図22A）。視神経は術野では必ずA1よりも深部にあるので、これを同定する（図22B）。内頸動脈の側頭葉側では、前脈絡叢動脈、後交通動脈などを同定し、これを末梢へ追いかけながら手前部分にある腫瘍を切開していくことにより、これらの血管を温存する（図22C、D）。このように血管の手前部分の腫瘍を開けば、血管の裏で腫瘍を剥離し摘出することができるようになる。

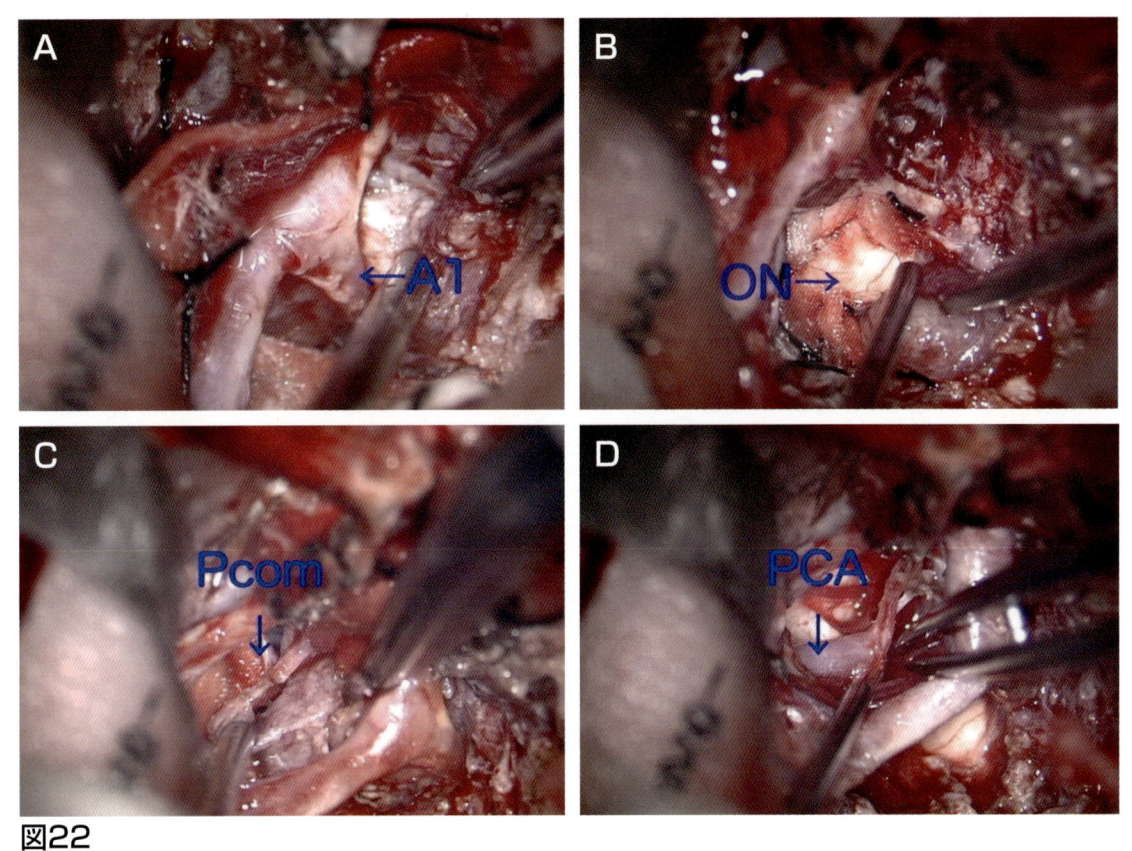

図22

(4) 術後

　術後のMRIを示す（図23）。術後、左視力は1.2まで回復した。

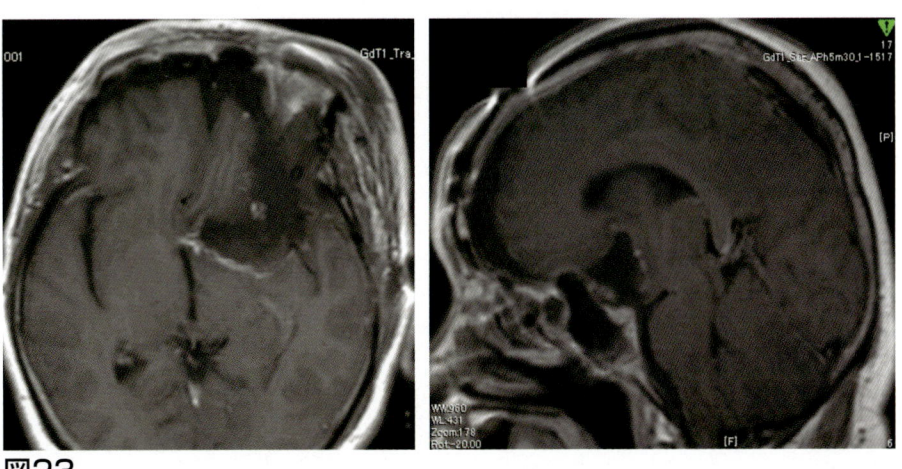

図23

第Ⅲ章

錐体斜台部髄膜腫：経錐体法の基本手技

第Ⅲ章

錐体斜台部髄膜腫：
経錐体法の基本手技

大畑 建治

1. 錐体斜台部髄膜腫の定義

CastellanoとRuggieroらは、硬膜付着部をもとに後頭蓋窩髄膜腫を、① cerebellar convexity（10%）、② tentorium（30%）、③ posterior petrous（42%）、④ clivus（11%）、⑤ foramen magnum（4%）に分類し、さらにmeningiomas of the cavum Mekelii extending into the posterior fossaを追加した[1]。その後Yasargilは、頭蓋底部髄膜腫をclival、petroclival、sphenopetroclival、foramen magnum、cerebellopontine angleにさらに細かく分類した[2]。臨床上大切な点は錐体部髄膜腫の中には、三叉神経や顔面－聴神経より外側に発生し全摘出が比較的容易なグループと、これらの内側に発生し外科切除が困難であるグループに二分されることである。Petroclival meningiomaとは、腫瘍と術者との間に脳神経が介在している後頭蓋窩腫瘍と要約される。

2. 治療指針

治療指針は、腫瘍の大きさ、進展、症状、年齢によりさまざまである。本疾患は良性腫瘍であり、神経症状は画像所見と比較して軽く、進行が緩徐である。また、全摘出は容易ではなく、術後は術前より神経症状が悪化することが多い。これらの2つの理由により手術適応においては慎重な検討が必要である。十分なインフォームドコンセントの後に手術を行う。脳神経や脳幹部、脳血管の損傷をきたさない、しかも徹底した切除を行うには合併（前および後）経錐体法が最も安全であると思われる。

3. 症例の呈示

61歳の女性で初診2年前より顔面左半にしびれが生じ、複視も伴ってきた。来院時、他覚的には顔面左半の知覚低下と軽度の左外転神経麻痺を認めた。本症例で以後の項目の詳細を説明する。

4. 術前準備

MRIは、できるだけ詳細に撮影する（図1）。CTスキャンによりS状静脈洞溝、mastoid canal、錐体骨内の形状、腫瘍付着部の骨変化を確認する。主要な血管構

造を調べるためには、MR血管撮影とCT血管撮影で十分であるが、これらでは栄養血管までの描出はできない。したがって、中等度の大きさ以上であればルーチンにDSAを行い、栄養血管を調べ塞栓術を行う。外頸動脈系の塞栓は容易であるが、meningohypophyseal trunkからの栄養血管も可能な限り塞栓する(図2)。静脈系の評価においては、シルビウス静脈の流出経路に注目し、脳表での他の皮質静脈との吻合の有無、頭蓋底部での還流路を把握する(図3)。たとえば、卵円孔からの流出路が優位であれば、卵円孔は開放しないように手術時に注意する。すべての情報をフュージョンして三次元に再構成すれば手術戦略を立てる上で有用ではある。

術前MRI：中部斜台に中型の髄膜腫を認める。

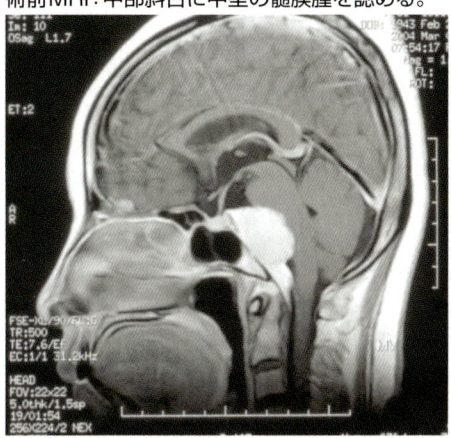

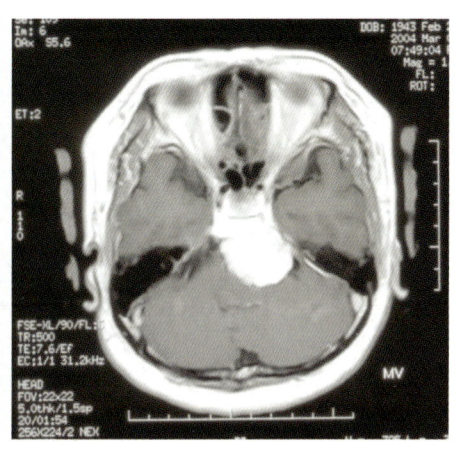

図1

左：左内頸動脈撮影、天幕髄膜枝を流入血管として腫瘍濃染が認められる。
右：天幕髄膜枝にカテーテルを挿入し腫瘍内塞栓を行っている。

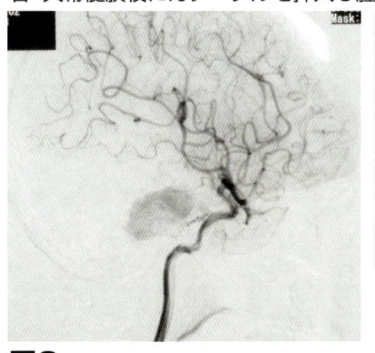

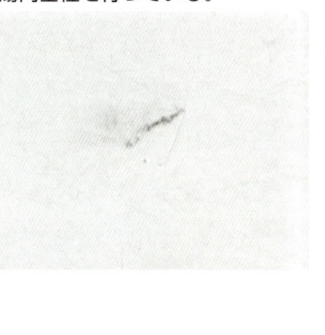

図2

DSA：左側内頸動脈系の静脈撮影(ステレオ撮影)

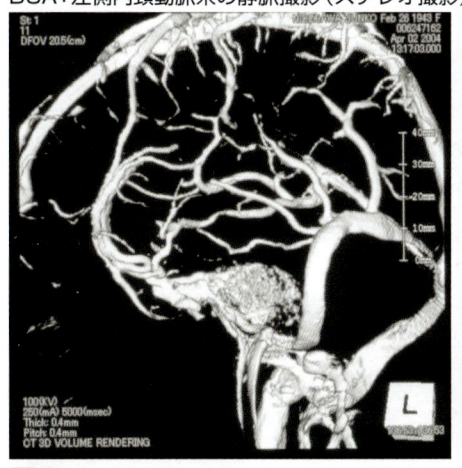

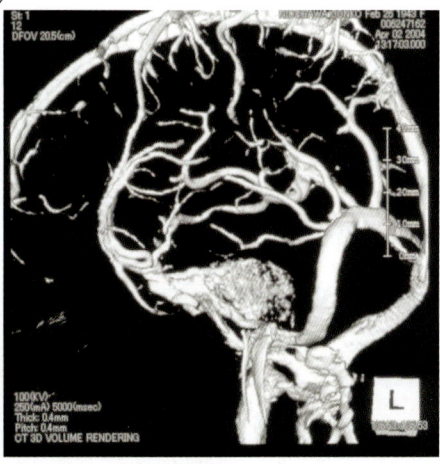

図3

5. 手術

(1) 手術室での準備

　　麻酔導入後に腹壁から皮下脂肪を採取する。次いで腰椎ドレナージチューブを留置する。体位はsemiprone park benchとし、頭部は患側に回旋して側頭部が水平になるように、また頭頂部が少し床側に傾くようにvertex downとして固定する（図4）。側頭、後頭、後頭下、頸部、肩も術野として露出できるように消毒し、ドレープにて覆う。肩には覆布をかけない。

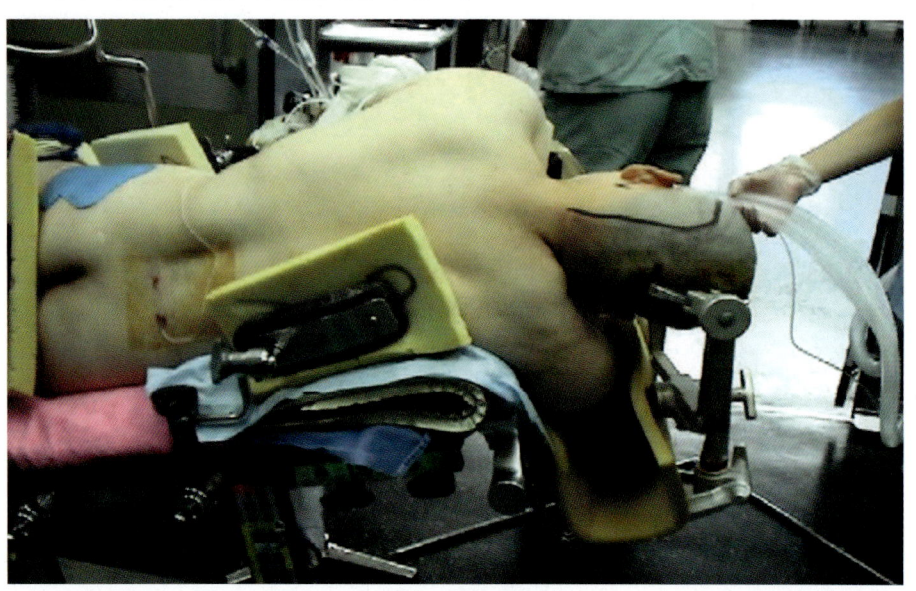

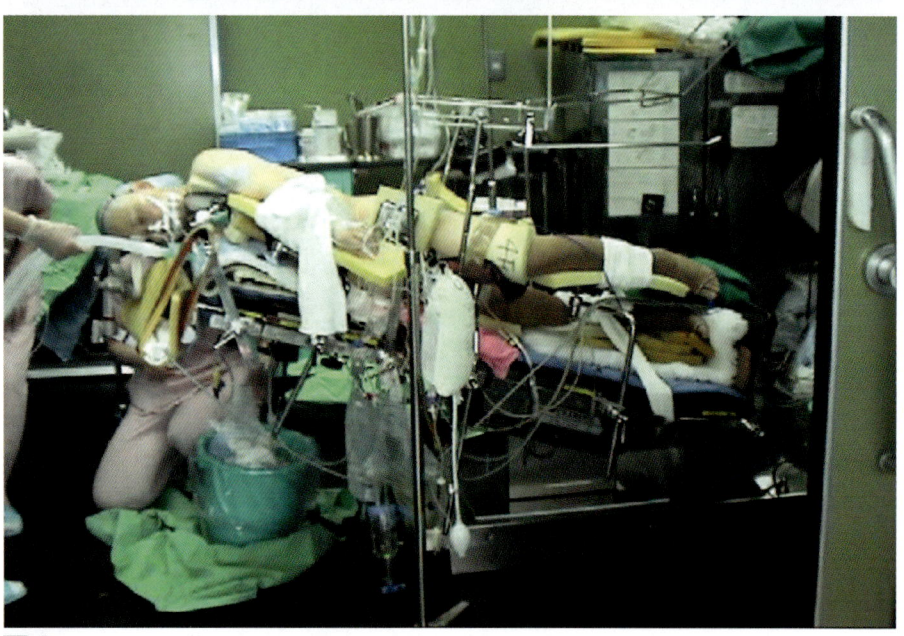

図4

（2）皮膚切開

　耳珠前方から半冠状皮膚切開を加え、耳介上部3cmから後方に向かう切開を加え、項部に延長する（**図5**）。前頭部皮弁は深側頭筋膜の浅層に沿って剥離翻転し、側頭部では帽状腱膜下に翻転する。この側頭部皮弁と同じ茎をもつ側頭筋膜骨膜弁を作成し、頭蓋底の再建に備える（**図6**）。側頭筋は頬骨弓に向かって翻転する。項筋群の剥離は、乳様突起後縁と上項線から骨膜下に一塊として剥離し、内側下方に牽引する。

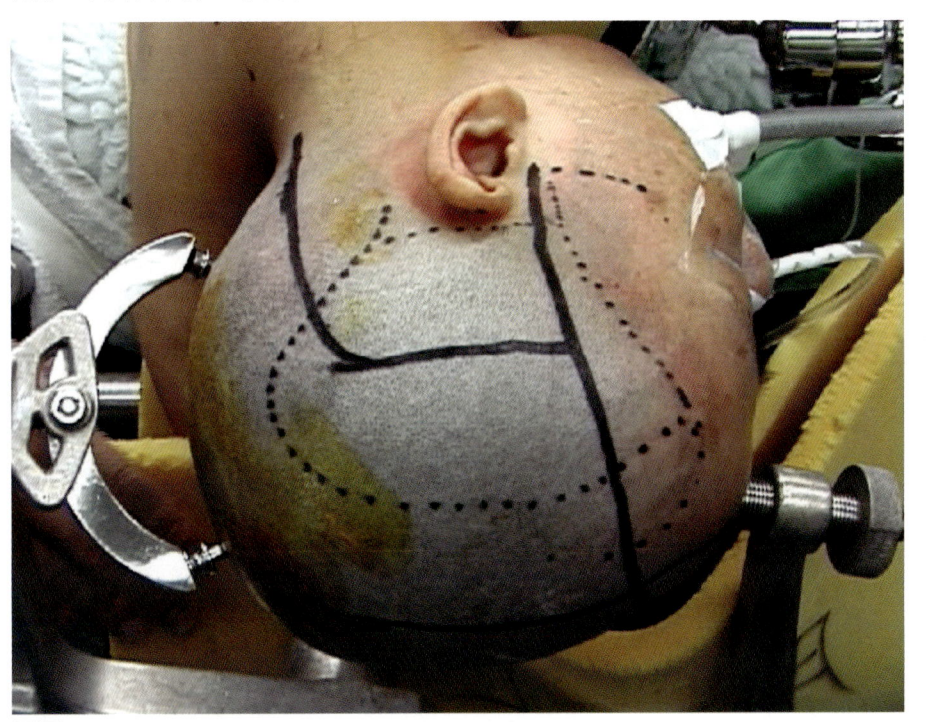

図5

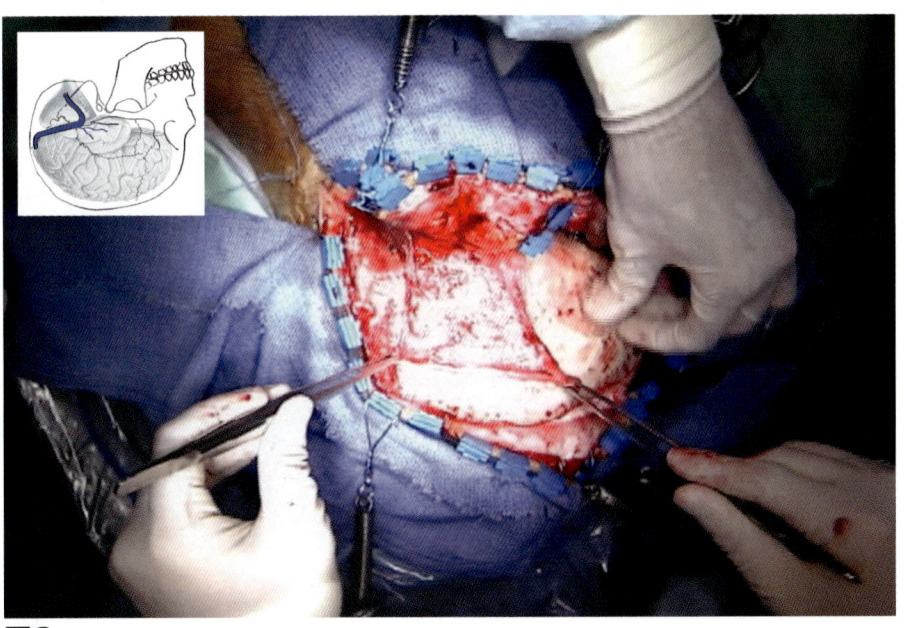

図6

(3) 開頭

側頭−後頭−後頭下開頭をできれば一塊として行うが、横静脈洞とS状静脈洞を損傷しないことが優先される（図7）。術後の整容的観点から乳頭突起外板は温存した後に乳頭様突起を削除する（図8）。S状静脈洞は顕微鏡下に慎重に露出する（図9）。

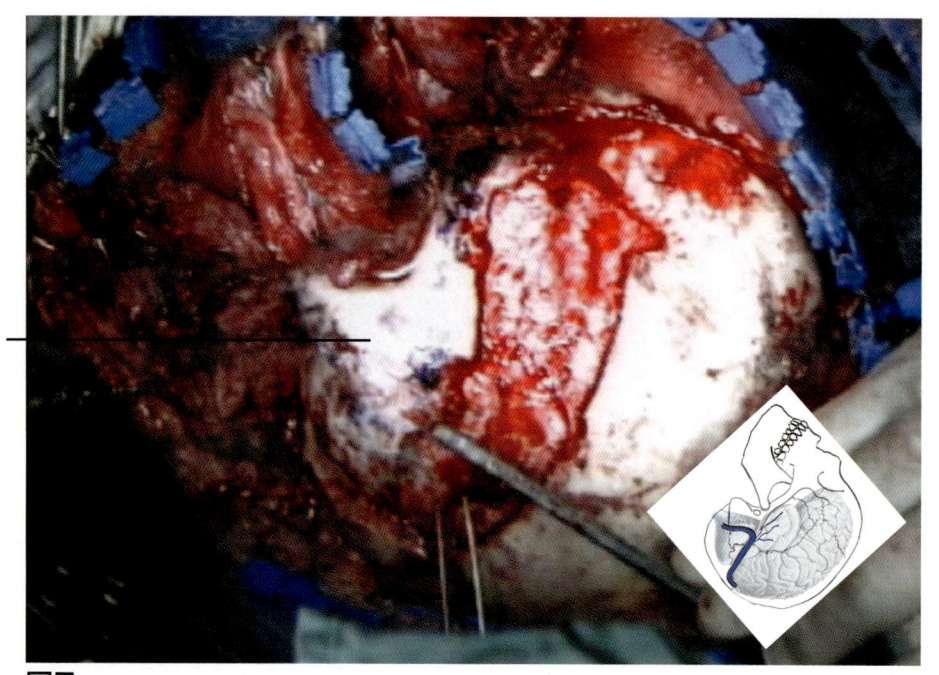

mastoid process

図7

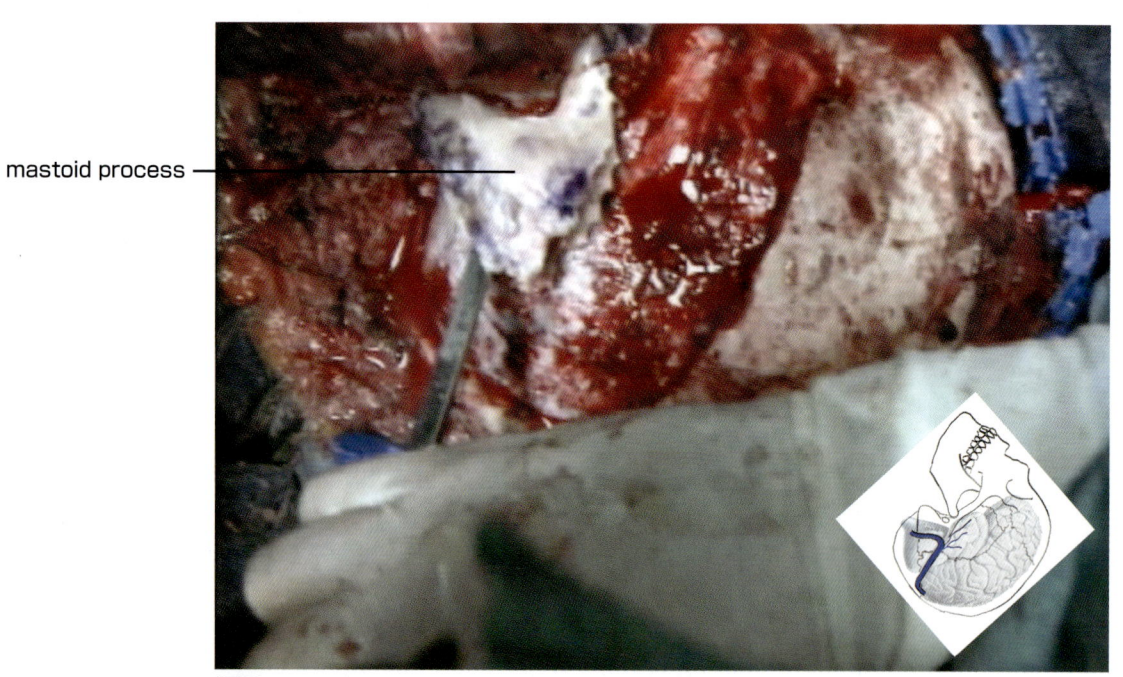

mastoid process

図8

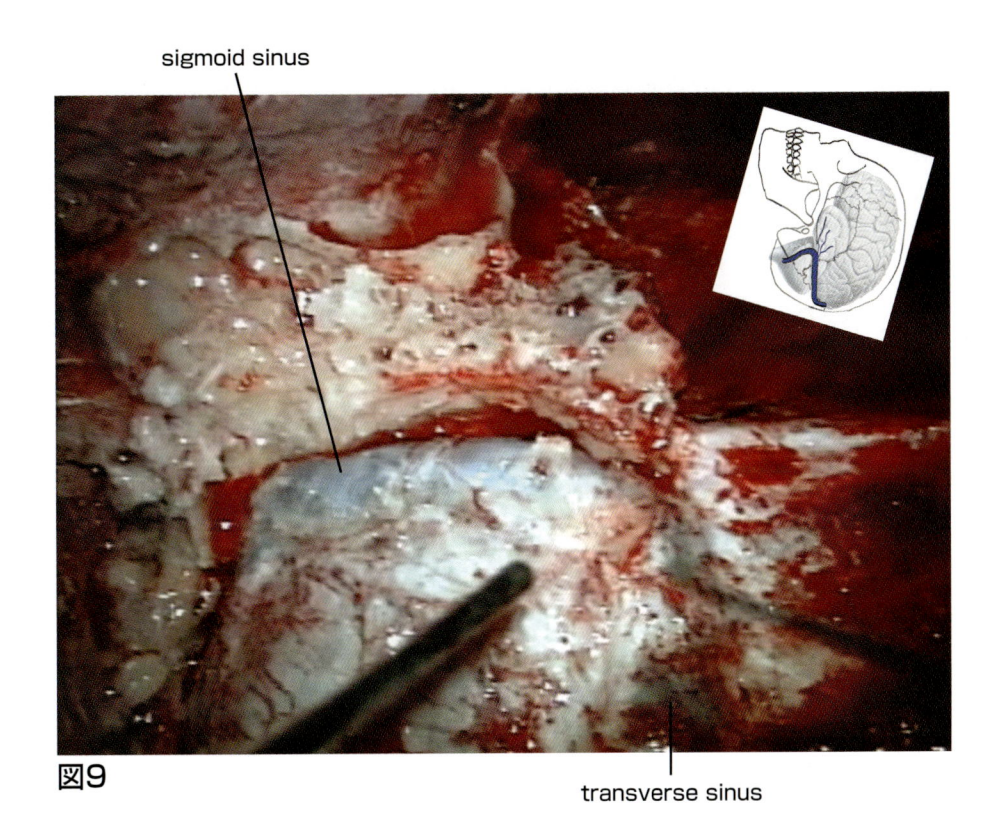

第Ⅲ章　錐体斜台部髄膜腫：経錐体法の基本手技

図9　sigmoid sinus / transverse sinus

（4）頭蓋底部の硬膜外での露出

　　中頭蓋窩側では骨性外耳孔や頬骨弓基部の骨を削除し、頭蓋底部への視野を広げ、硬膜外に中頭蓋底を露出する。棘孔で中硬膜動脈を凝固切断し（**図10**）、硬膜を深部に剥離しながら前方では卵円孔、後方では大浅錐体神経を同定する（**図11**）。卵円孔部から後方に向かって三叉神経第2枝を覆う中頭蓋窩硬膜を剥離し、三叉神経圧痕をプローベで確認する。後頭蓋窩側では錐体骨後面で硬膜を剥離し、内リンパ管を切断し（**図12**）、内耳孔後縁まで露出する（**図13**）。

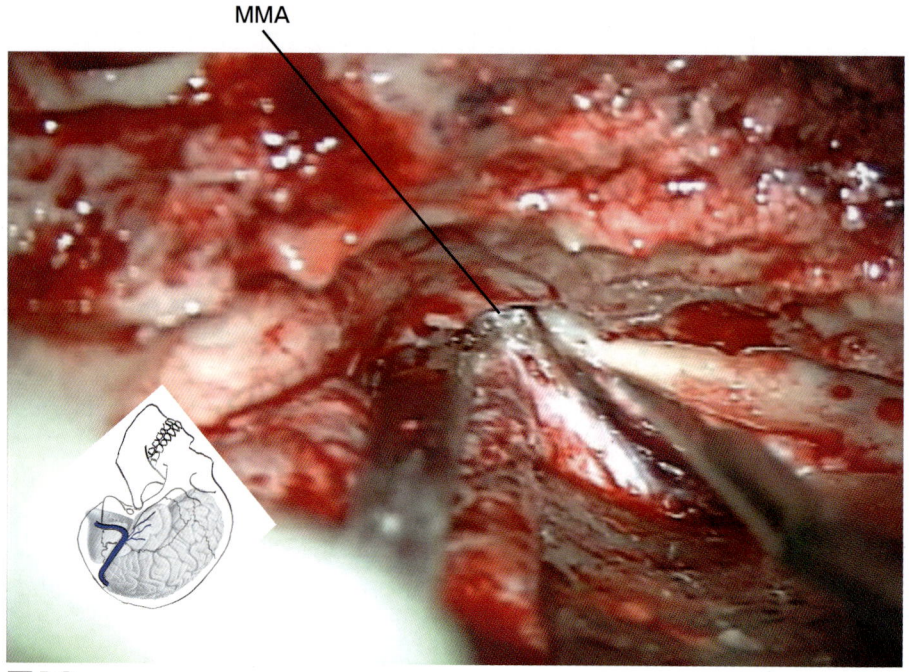

図10

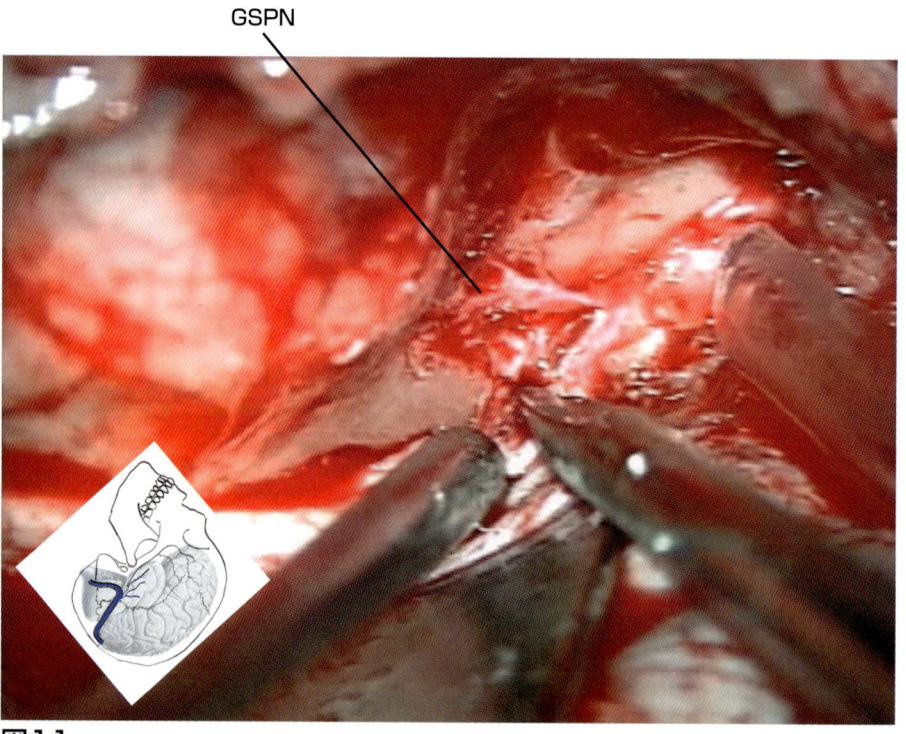

図11

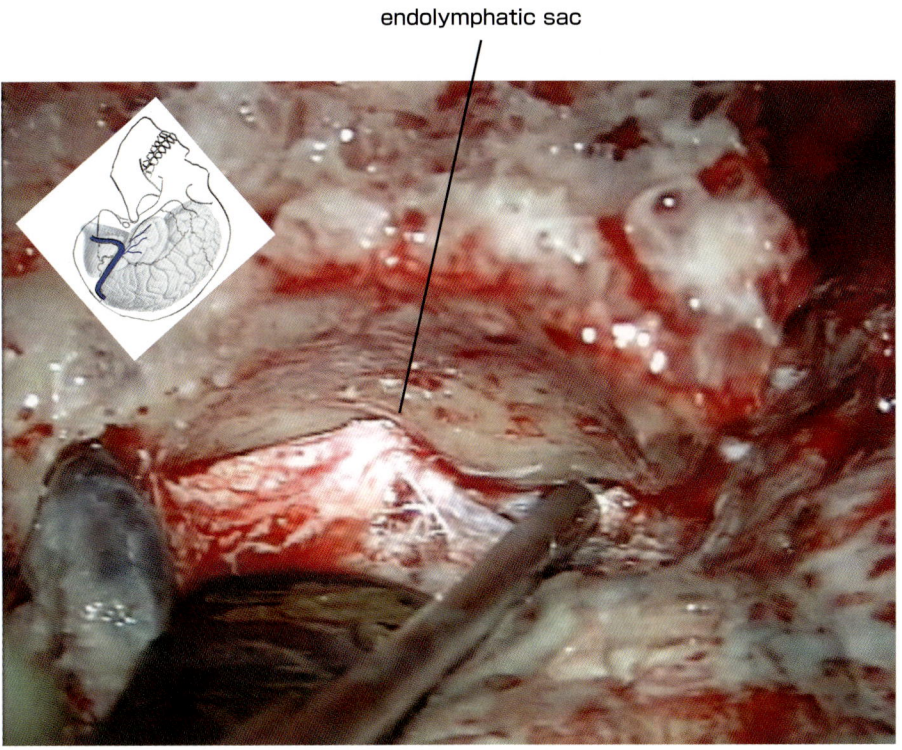

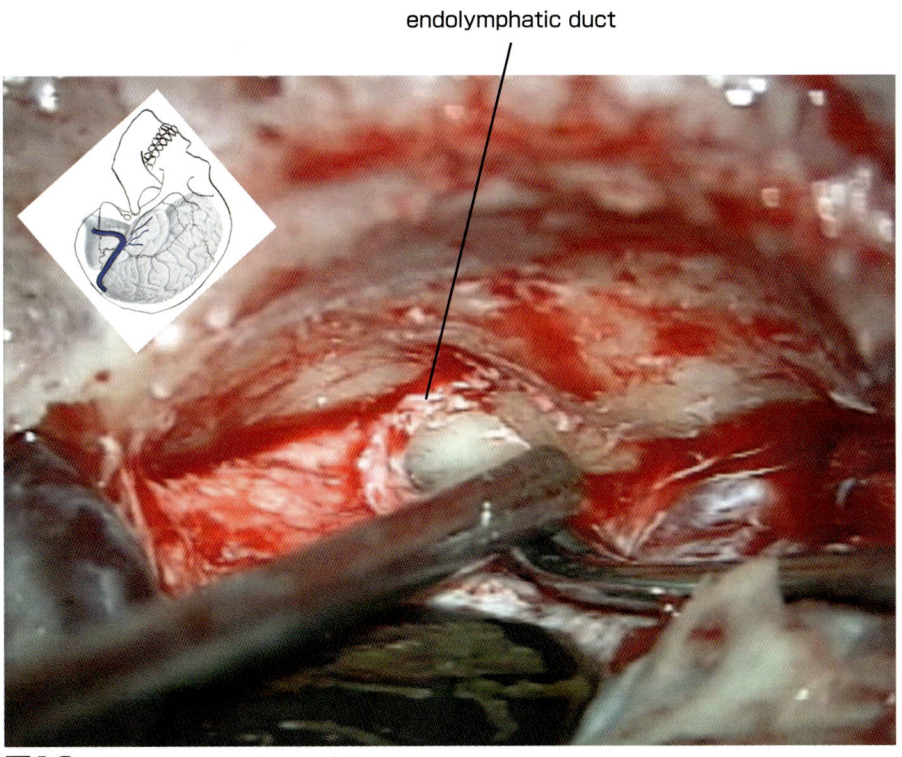

第Ⅲ章　錐体斜台部髄膜腫：経錐体法の基本手技

図12　endolymphatic sac

図13　endolymphatic duct

(5) 錐体骨切除

　　中頭蓋底、錐体骨後面に脳ベラをかけてトラウトマン三角を露出し(図14)、錐体骨削除を始める。錐体骨縁を内側に向かって削除しながら前半規管、外側半規管、後半規管の部分切除を行い(図15)、内耳孔外側壁と上壁を開放する(図16)。大浅錐体神経の5mm後方に沿って錐体骨を前方に削除し、三叉神経圧痕を開放する(図17)。このようにすれば聴力を喪失することなく、中頭蓋底、後頭蓋窩を広く露出することができる(図18)。

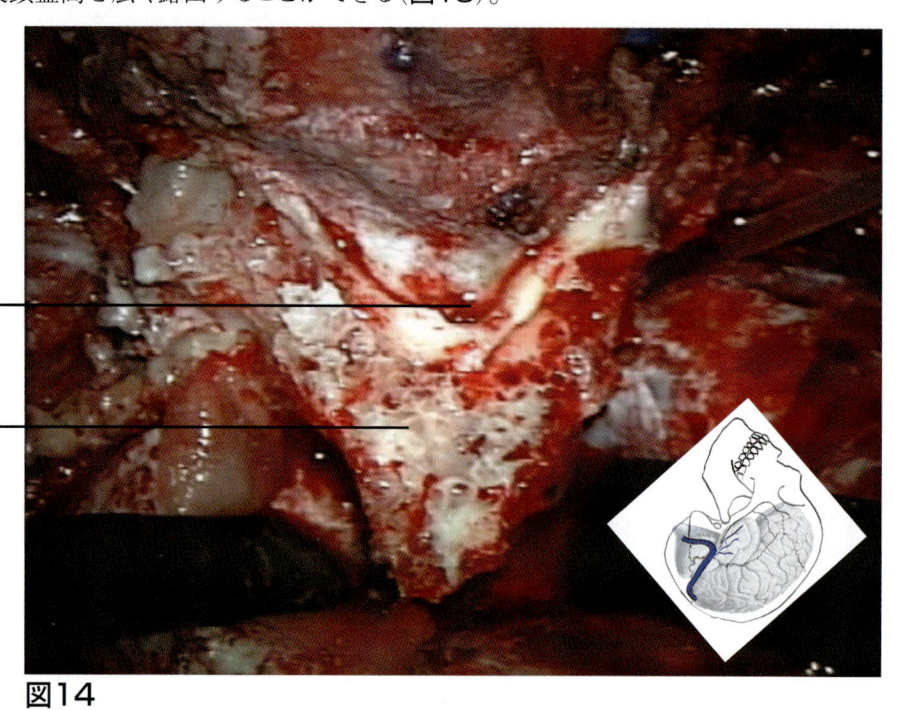

external auditory meatus

Trautmann's triangle

図14

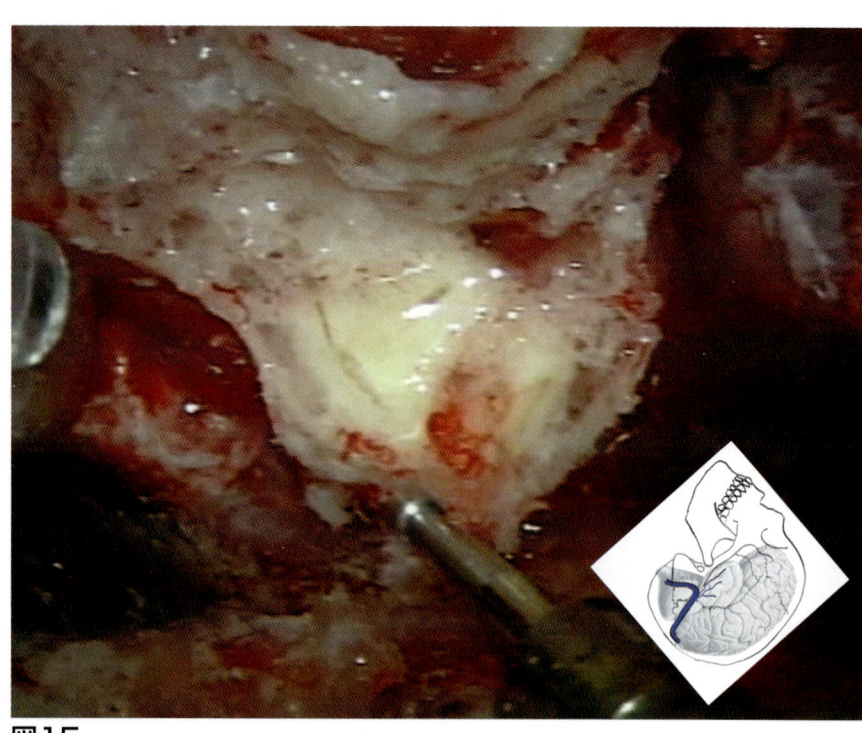

図15

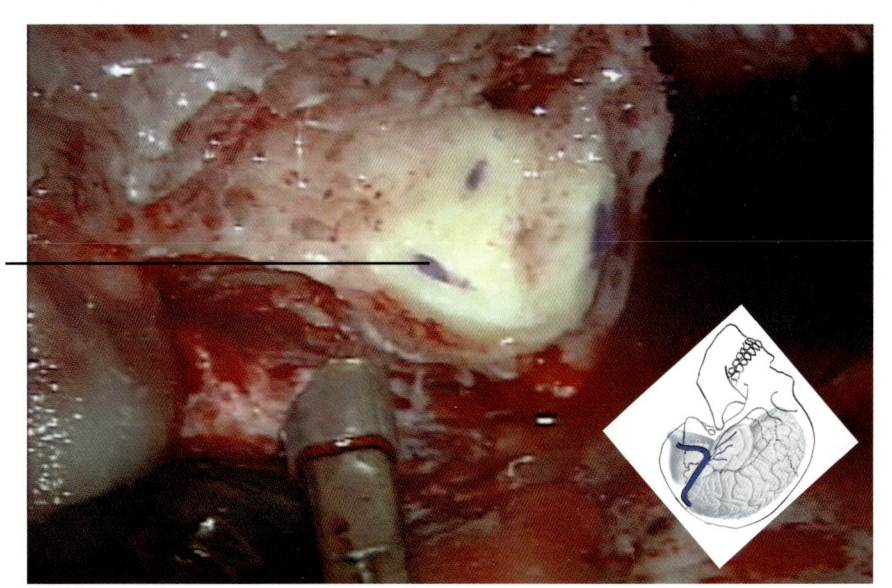

第Ⅲ章　錐体斜台部髄膜腫：経錐体法の基本手技

図16
post. semicircular canal

図17
GSPN
sup. semicircular canal

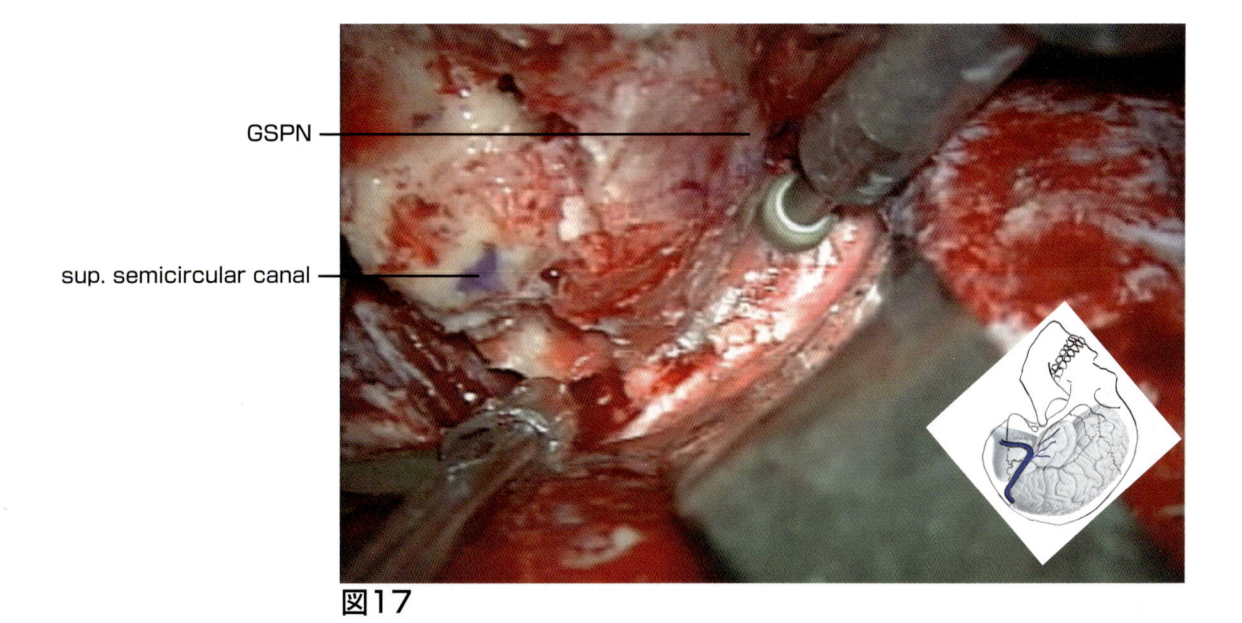

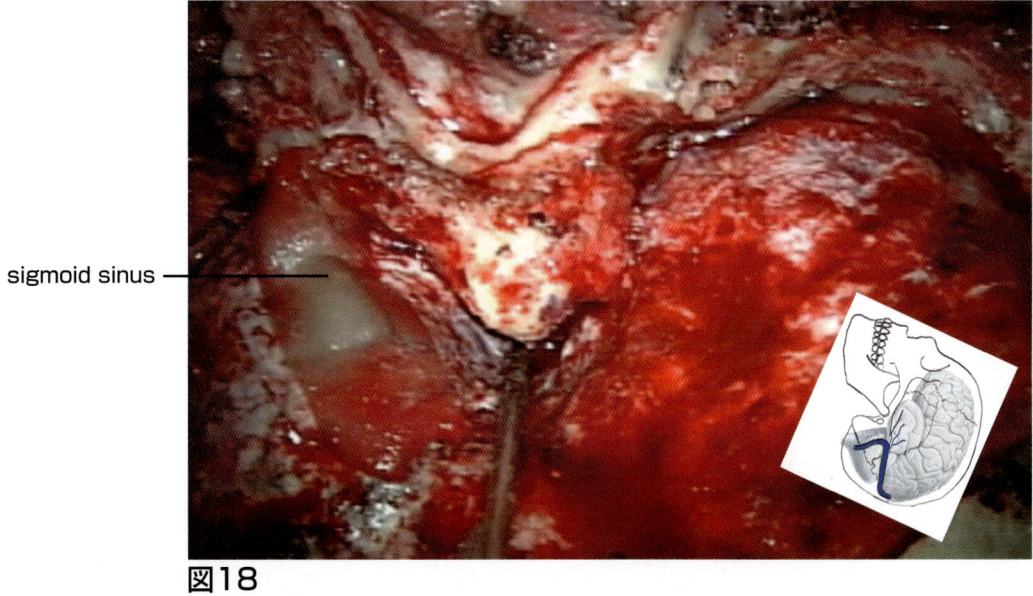

図18
sigmoid sinus

(6) 硬膜切開

　硬膜切開は、側頭部の開頭部前縁に沿って内側に向かう切開から始め、三叉神経の外側に沿って後方に向かい(図19)、上錐体静脈洞の手前でとどめる。次いで、S状静脈洞の前縁と上錐体静脈洞の下縁に沿って後頭蓋窩側に硬膜切開を加える(図20)。中頭蓋窩側と後頭蓋窩側の硬膜切開は上錐体静脈洞を切断してつなげる(図21)。側頭葉には2本のできるだけ太い脳ベラを、S状静脈洞には1本の脳ベラを用いて圧排する。局所的な圧排はさけ、脳全体を移動させる感覚でヘラを用いる。上錐体静脈洞を切断した点より、滑車神経の天幕入口部の後方に向かって天幕切開を行う(図22)。

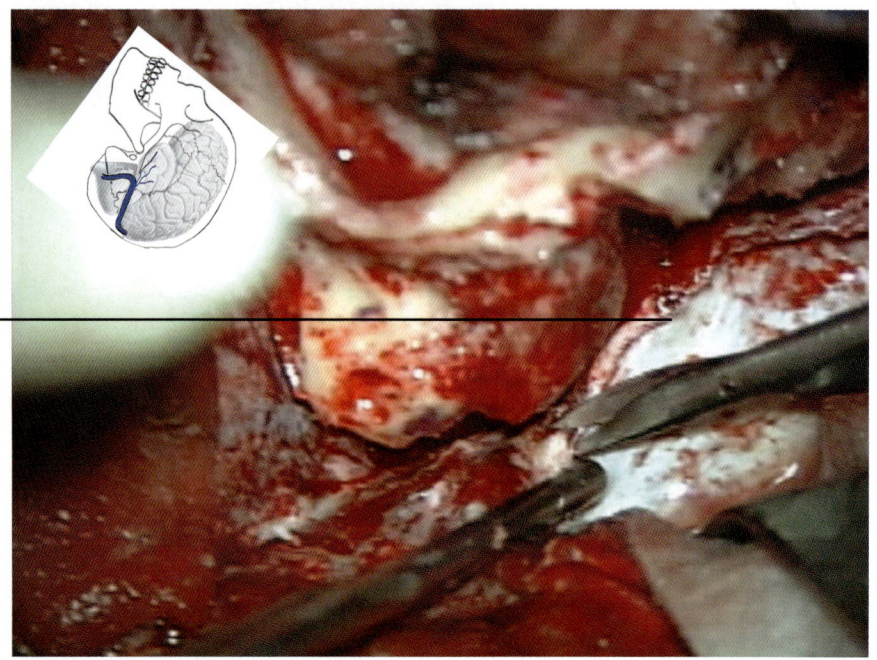

dura fringe in middle fossa

図19

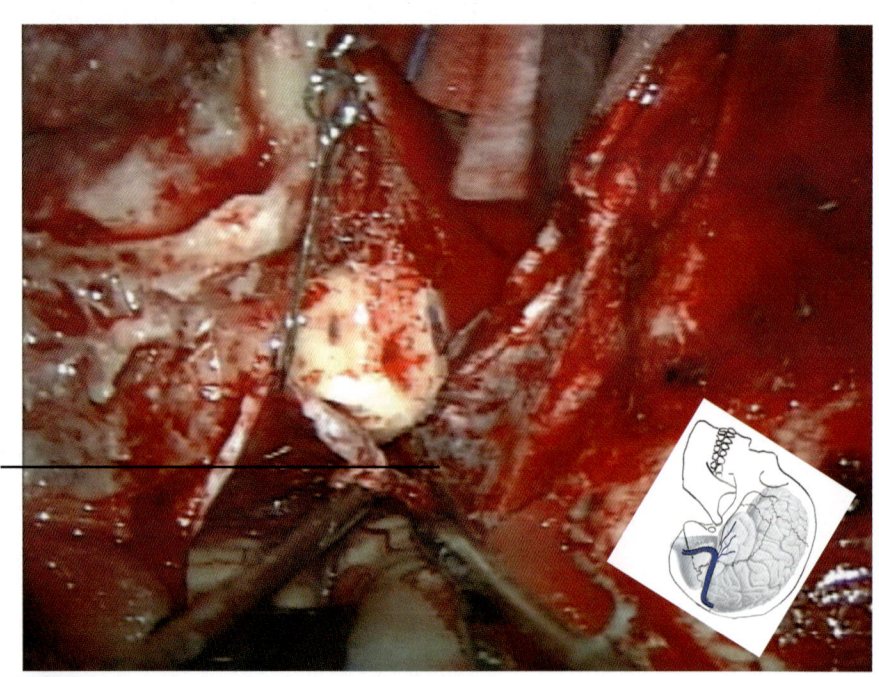

sup. petrosal sinus

図20

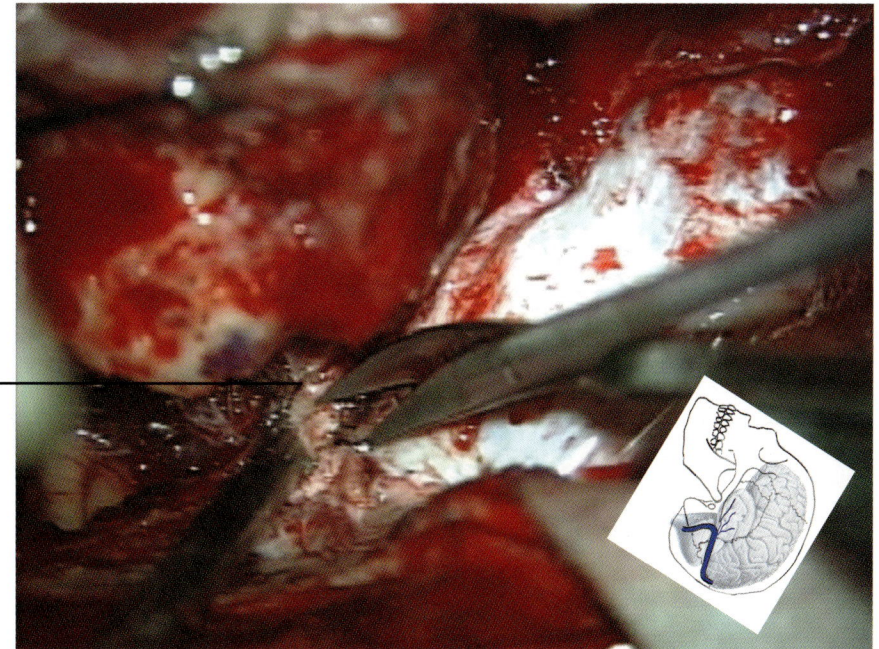

第Ⅲ章　錐体斜台部髄膜腫：経錐体法の基本手技

sup. petrosal sinus

図21

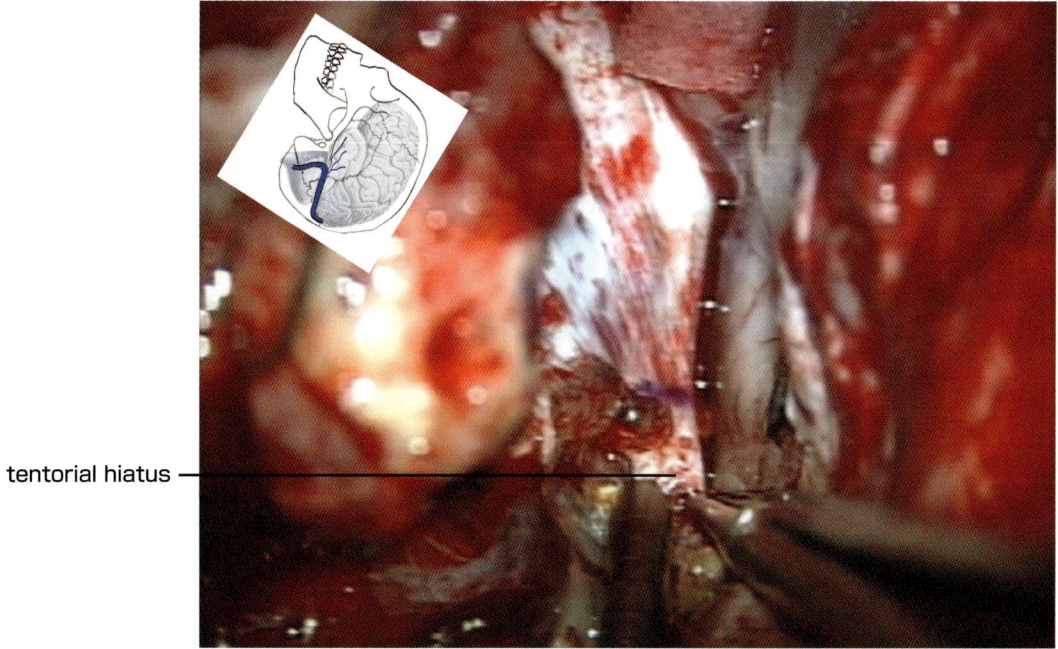

tentorial hiatus

図22

次いで、メッケル腔の外側壁を前方に向かって切開し、メッケル腔を開放し、三叉神経に可動性を持たせる(図23)。この操作によりメッケル腔内の腫瘍の切除も可能となる。腫瘍により天幕は浸潤されているのが常であり、この天幕切開の方向、メッケル腔の開放の時期などは症例ごとに異なる。すなわち、主に後頭蓋窩に限局する髄膜腫では、腫瘍の前縁で天幕切開を型通り早期に行い、同時に内頸動脈からの栄養血管を処理しておく。天幕全体が腫瘍になっているen-plaque型では腫瘍の後縁で天幕切開を行う。

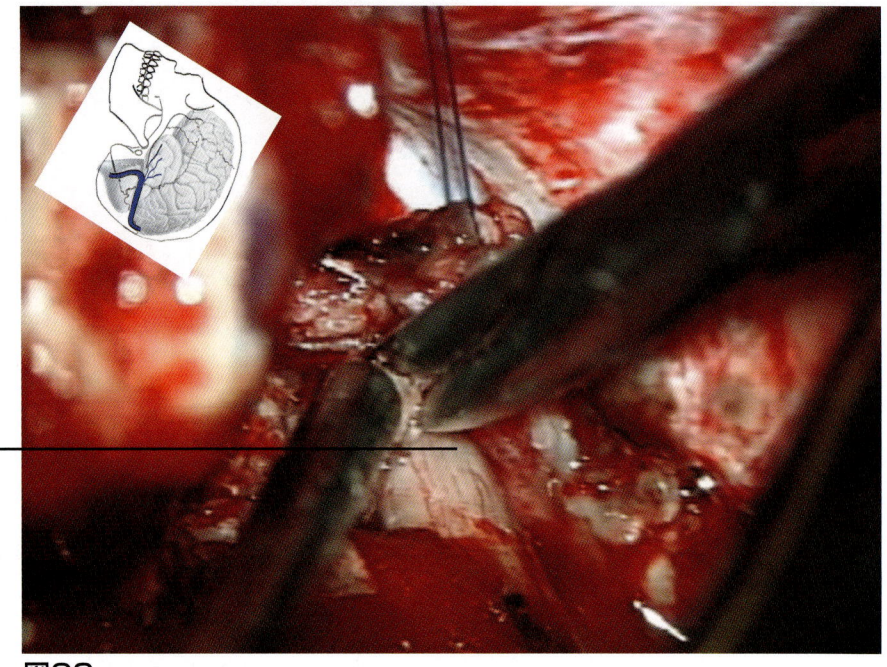

図23

（7）腫瘍切除

　腫瘍切除における要点は、巧みな脳ベラの使用による広い術野、内耳孔での第7・8脳神経の同定と脳幹側への剥離、三叉神経の同定と剥離（図24）、外転神経の同定（図25）、脳底動脈からの腫瘍の剥離（図26）などである。中頭蓋窩に進展した部分は、錐体骨を切除した経路と側頭下の経路から見上げるようにして切除する（図27）。その際には、動眼神経の硬膜入口部、下垂体茎、頸動脈、後交通動脈、前脈絡叢動脈、視交叉後面まで観察できる。

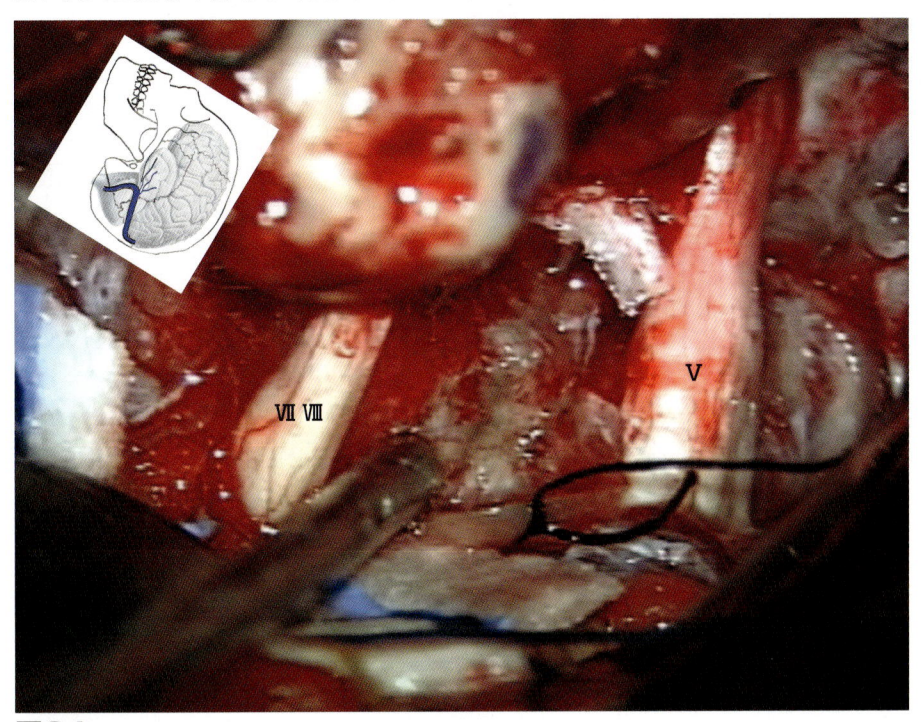

図24

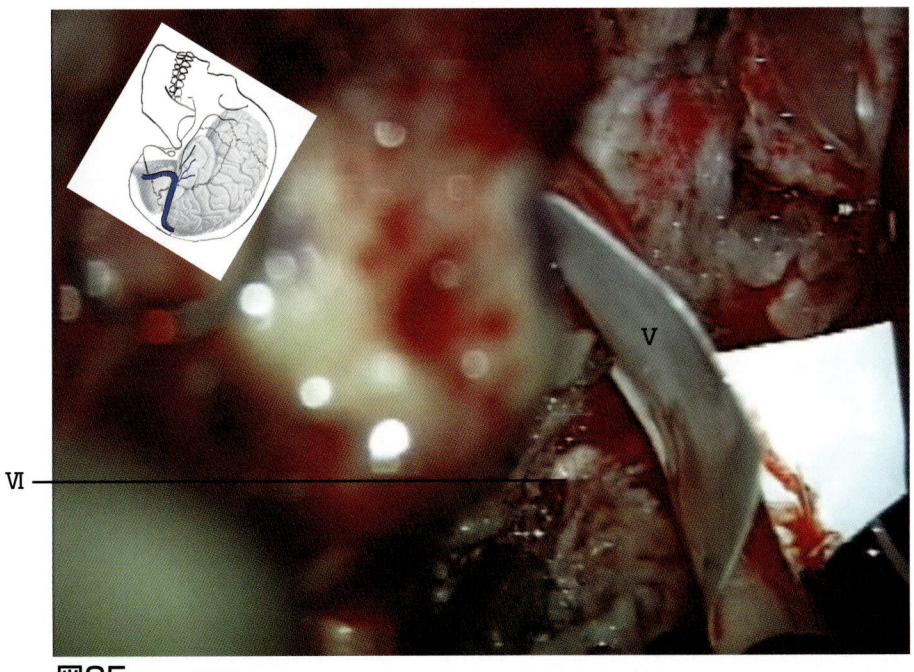

図25

図26

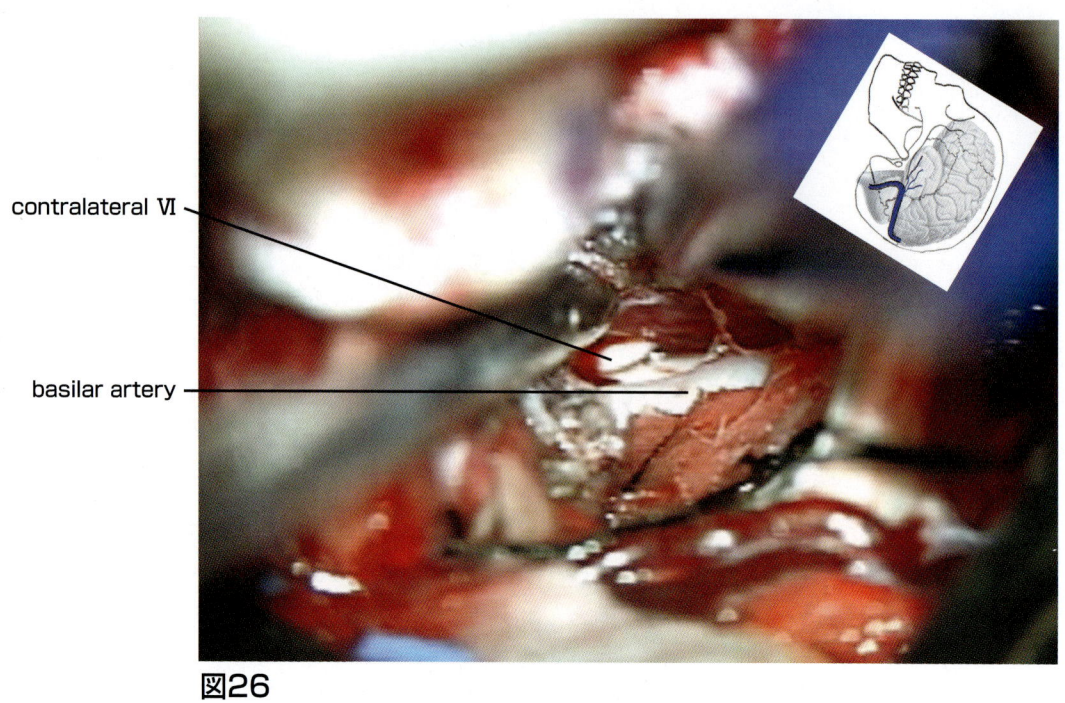

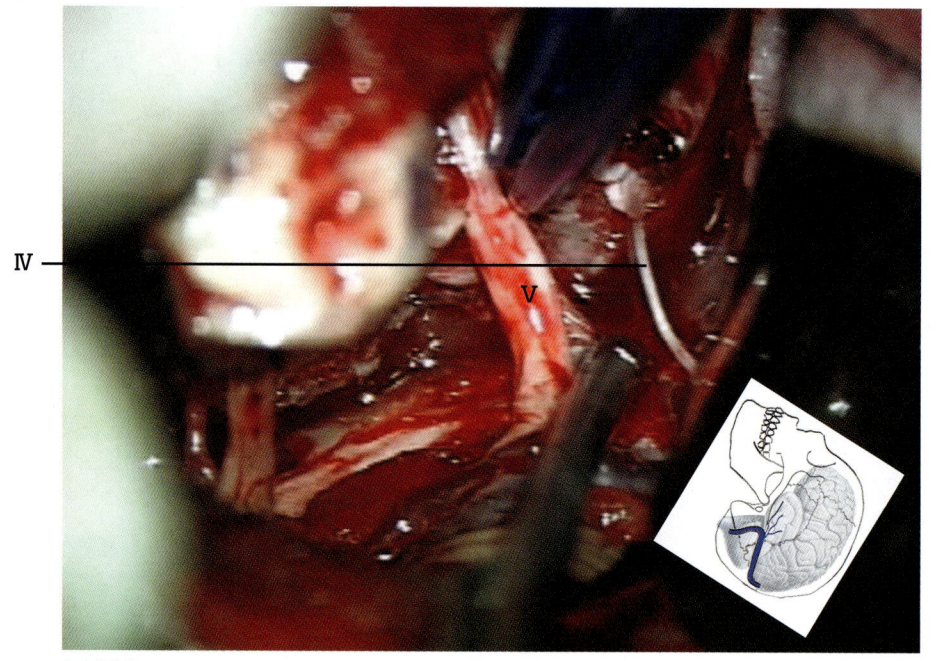

図27

(8) 閉頭

　閉頭に際しては、側頭骨膜弁を用いて可能な限り密に閉鎖するが、water-tight closureは不可能であり、硬膜外に腹壁から採取した脂肪組織を挿入する。

6. 術後管理

　腰椎ドレナージは持続的に開放し、1時間5～10mLの割合で髄液を排除する。創部の状態を見ながら5～7日で抜去する。ドレナージ留置中は抗生物質を継続投与する。その後は特に制限はない。部分三半規管切除では、膨大部を温存する限り聴力の喪失はない（**図28**）。退院前には、MRIを行い（**図29**）、経過観察の方法について家族と相談する。

　手術では機能温存を優先させるために、腫瘍の一部は底部に残存する。長期的には再発が問題となるため、気長く経過を観察する。私の方針は、病理所見でMIB1が4以上、またはWHO Ⅱ-Ⅲであれば、早期に定位的放射線治療を行う。それ以外の症例では、MRIを半年から1年ごとに行い、経過を観察することにしている。

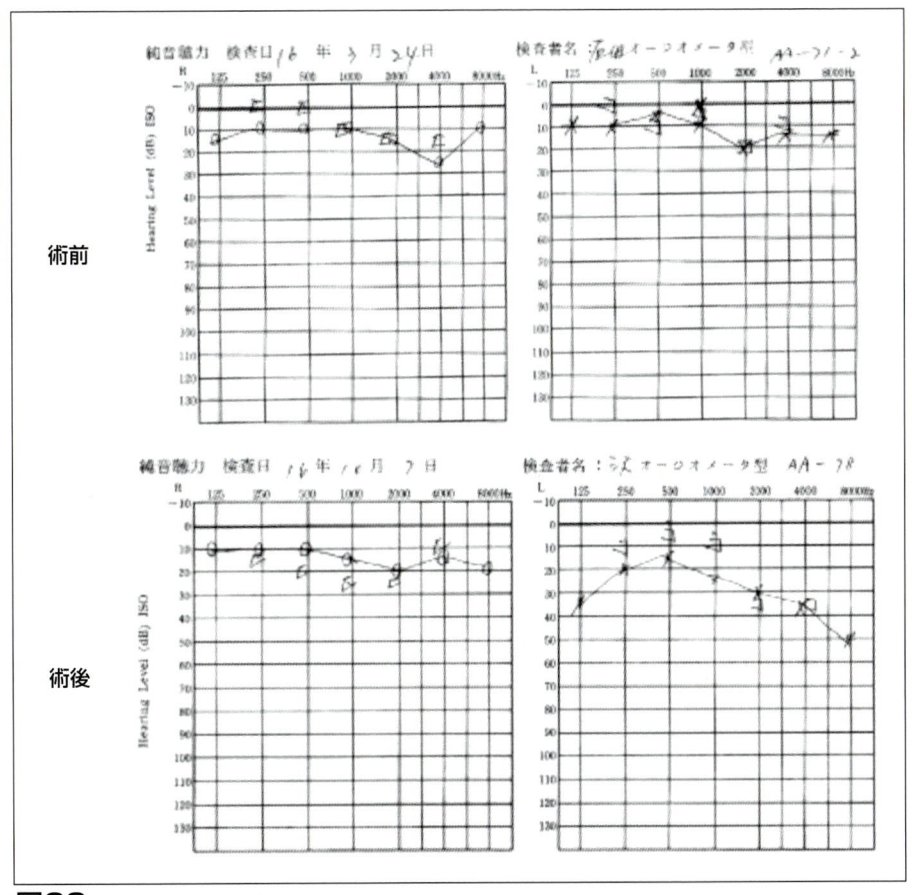

図28

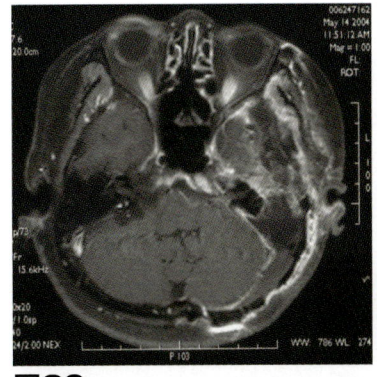

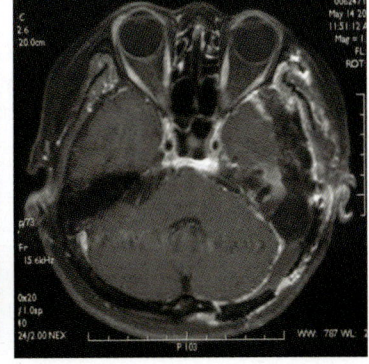

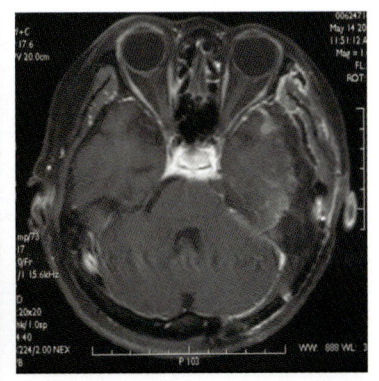

図29

おわりに

　錐体斜台部には脳幹部、脳神経、椎骨動脈など重要な組織が多く、同部の腫瘍は経験豊かな脳外科医が手術すべき領域である。同様に、radiosurgeryの治療効果も治療計画や用いる放射線の種類により異なり、安易に行うべきではない。外科切除と放射線治療の長短を補いながら、症例ごとに慎重に治療方針を検討することが大切であると思われる。

【参考文献】
1) Castellano F, Ruggiero G: Meningiomas of the posterior fossa. Acta Radiol (Suppl) 104: 1-157, 1953.
2) Yasargil MG, Mortara RW, Curi M: Meningiomas of basal posterior cranial fossa. Adv Tech Stand Neurosurg 7: 1-115, 1980.

第 IV 章
Parasagittal meningioma

第Ⅳ章

Parasagittal meningioma

清木 義勝

はじめに

　2003年の日本脳腫瘍統計によると髄膜腫の発生頻度は全原発性脳腫瘍の26.2%で、parasagittal meningiomaの発生頻度は全髄膜腫の11.5%と報告されている。さらにこれを上矢状静脈洞に沿って、発生部位的に見ると前1/3：3.9%、中1/3：5.4%、後1/3：2.1%で、中1/3に発生するものが最も多い。このため栄養血管は、ほとんどの例が中硬膜動脈であり、発症型は下肢の痙攣や運動麻痺が多い。

　Parasagittal meningiomaの定義は、基本的に上矢状静脈洞から発生することであるが、大きく成長すると円蓋部の硬膜や大脳鎌方向へも浸潤増大し、これらと強く癒着する。上矢状静脈洞内への浸潤も多く、完全摘出が困難なため、再発率も約20%内外との報告が多い。しかしながら病理所見では、ほとんどの症例が良性である。

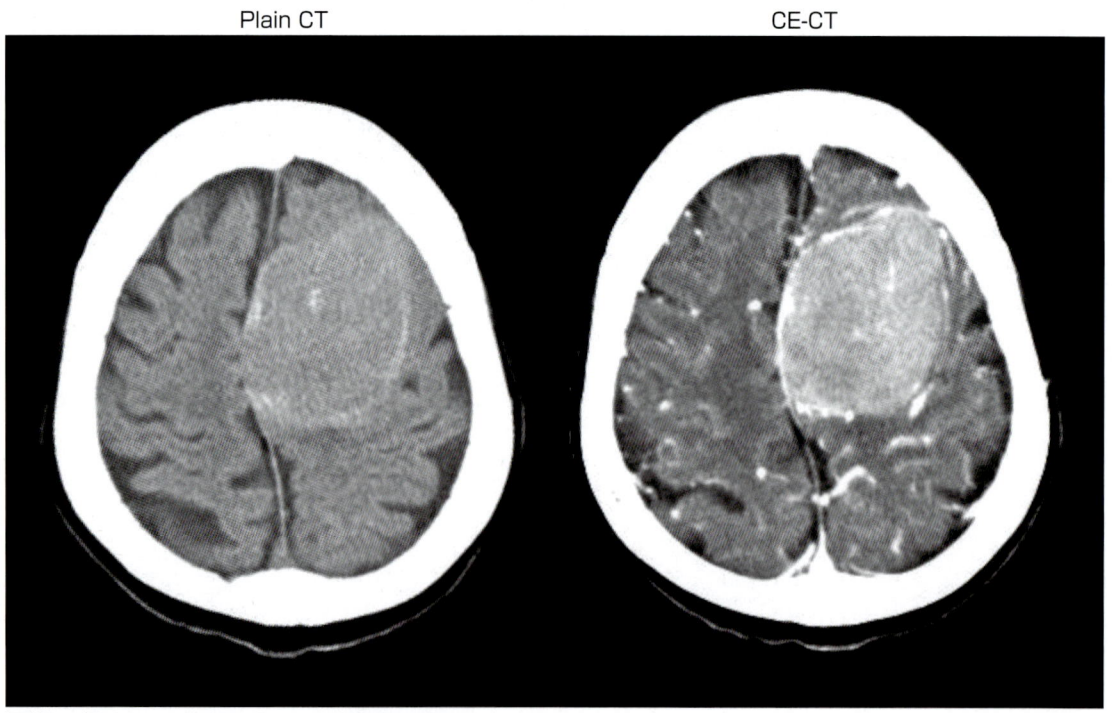

1. Parasagittal meningiomaの術前準備

(1) CT検査（単純CTと造影CT）

① 腫瘍の長径、短径および硬膜付着部位、頭蓋骨との関連を確認する。
② 腫瘍内出血や壊死の確認には、MRIよりはCT検査の方がわかりやすい（図1）。

図1　Parasagittal meningioma

(2) 3D-CT angiography

① 腫瘍辺縁部の圧排された正常脳動・静脈と腫瘍との位置関係を正確に確認する(図2)。

特に上矢状静脈洞に流入する静脈と腫瘍との位置的関係を確認することは大変重要なことである。これらを怠ると正常の動静脈や静脈洞損傷から致命的な出血をきたしたり、静脈血栓による致命的な脳浮腫や静脈性脳内出血を起こすことになる。

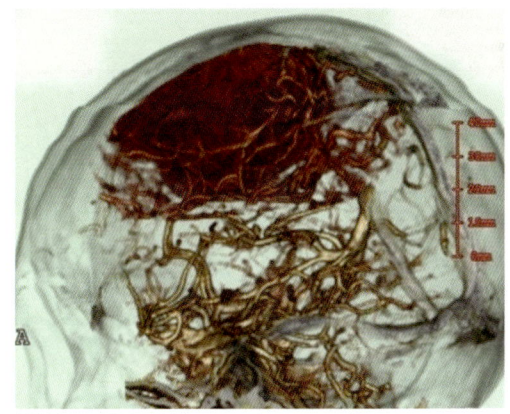

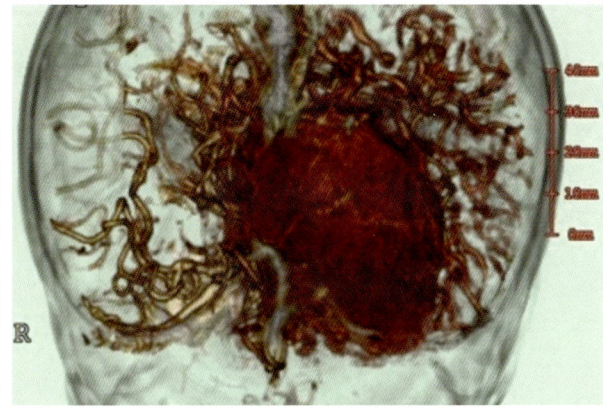

図2　3D-CT angiography

(3) MRI検査（単純MRIと造影MRI）（図3）

① 水平断、冠状断、矢状断画像による腫瘍の三次元的大きさ、形状の確認を行う。
② 特に脳表から腫瘍底面までの距離は重要で、一般的に深さが3.0cmを超えると腫瘍の内減圧が必要となる。
③ 造影MRI画像によるdural tail signの確認は硬膜切除範囲の決定に有用となる。
④ T1、T2画像による腫瘍の性状の確認は腫瘍摘出手段の選択にとっても大変重要である。

　i. 硬い腫瘍であるか、軟らかい腫瘍であるか。
　　硬い腫瘍であれば高周波メスが有効であり、軟らかい腫瘍であればCUSAが有効となる。
　ii. T2で高信号を示すときは腫瘍は一般に軟らかく、血管に富み、易出血性であることが多い。また、腫瘍周囲にしばしば浮腫を伴う。一般的に、軟らかい腫瘍の場合は、腫瘍周囲の正常な動・静脈を腫瘍内に巻き込んでいることが多く、血管自体も栄養失調状態に陥って血管壁自体が薄くて破損されやすくなっているので、より注意深い手術が要求される。
　iii. T1で低信号から等信号の時は一般に腫瘍は硬く、出血は意外と少ない。この場合は、腫瘍は腫瘍周辺の正常な動・静脈を外方へ圧排しながら増大するため、血管と腫瘍との剥離は意外と容易である。

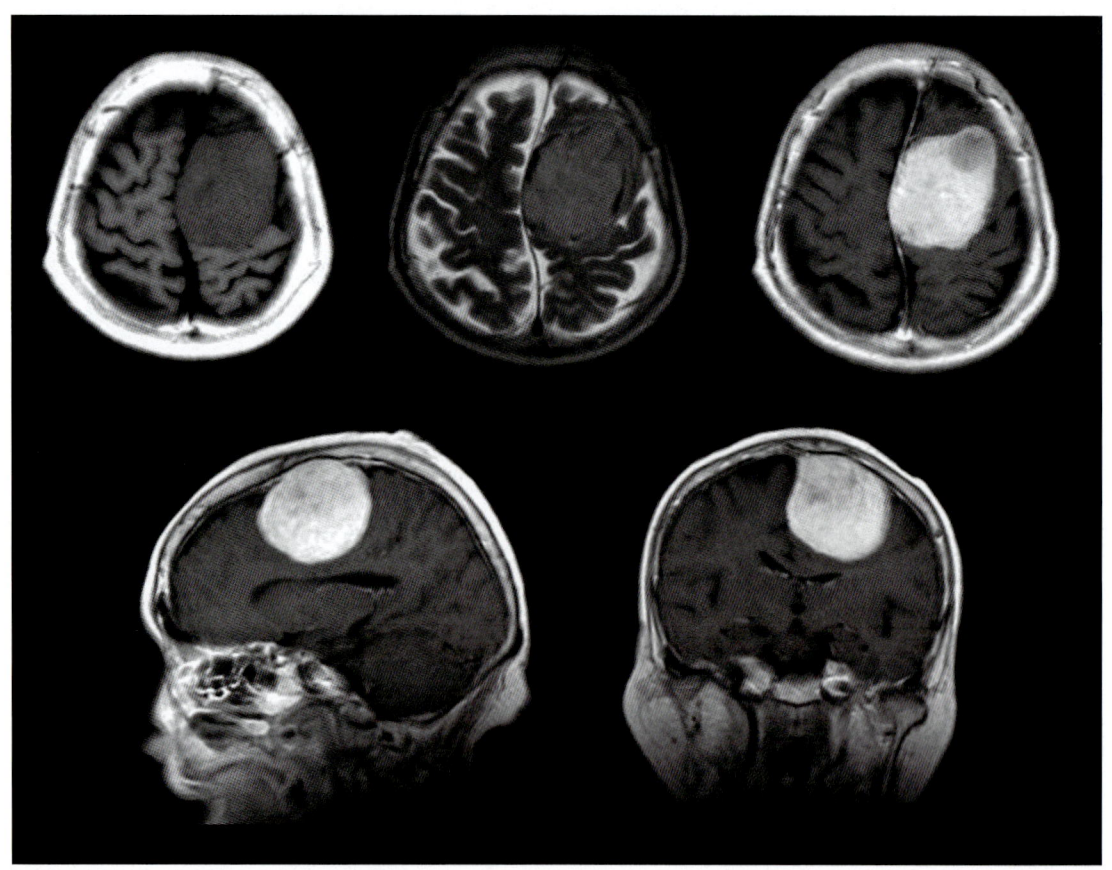

図3　Plain MRI and Gd-MRI

（4）術前脳血管撮影と腫瘍の栄養血管塞栓術

特にparasagittal meningiomaやconvexity meningiomaの術前脳血管撮影は重要である（図4）。

① 必ず内・外頸動脈を分けて、血管撮影を行うこと。

② 通常、この部位の髄膜腫では栄養血管は外頸動脈であることが多く、診断の決め手となる所見である。この場合は、術前に栄養血管塞栓術を行うと、手術時の出血は非常に少量で済む。

また、腫瘍は壊死状態に陥っているため、大変軟らかく摘出しやすい。

通常、術前2週から数日前までに栄養血管塞栓術を行うとよい。この場合、時に塞栓術後、数日間、微熱や軽度の頭痛、軽度のCRP上昇をみることがあるが心配はない。

動脈相においてsun burst appearanceや毛細血管相でのtumor stain像は有名である。

③ 内頸動脈撮影では腫瘍部位は通常AVAとなって現れるが、特に上矢状静脈洞の部分的な閉塞を伴っているか、いないかは重要な所見となる。伴っている場合には、腫瘍前後の静脈がどの方向にドレナージされているかを確認することが大変重要である。この結果によって、術中やむをえず腫瘍周囲の静脈の切断を行う判断が下される。

④ 通常、内頸動脈から腫瘍は造影されない。しかし、腫瘍の一部が造影される場合は、腫瘍はしばしば血管に富んだ易出血性の軟らかい腫瘍で、周囲の脳組織にはかなりの浮腫を伴うことが多く、時に、脳内浸潤を認め悪性の組織所見を示すことがある。また、A-V shuntを伴う場合も悪性所見を示すことが多いといわれている。

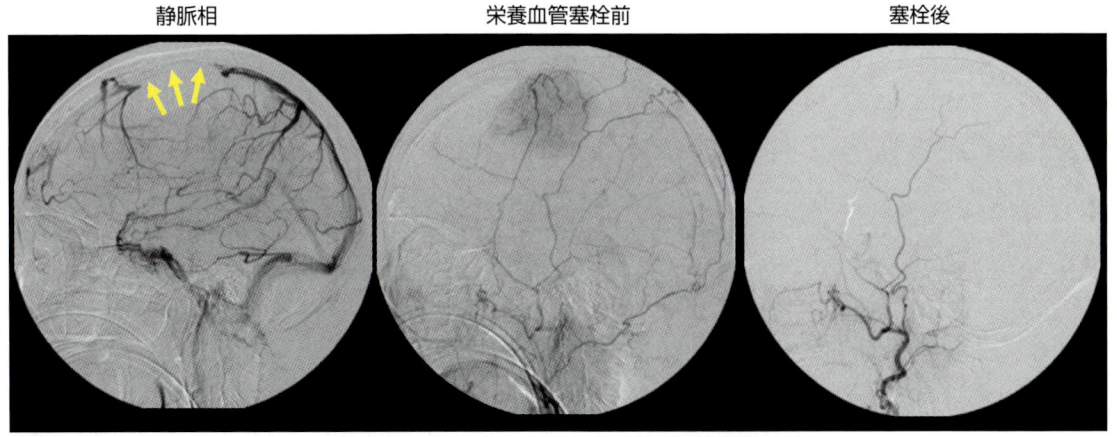

図4　Angiography

2. 手術手技

　　Parasagittal meningiomaを摘出する際の注意点は、大きく分けて3つある。1つは、この部位にはrolandic veinやtrolard veinをはじめとする多数のascending veinが上矢上静脈洞へ流入し、これらの静脈が腫瘍と複雑に絡み合っていることが多い。したがって、腫瘍被膜との剥離の際には、これらの静脈や静脈洞を損傷しないように心がけること、2つには、腫瘍が大きくなればなるほど周囲のクモ膜、血管、硬膜との癒着が強くなること、3つには、特に腫瘍の底面では、正常脳は腫瘍の圧迫のため、グリオーシスへと変化し、脳組織が非常に脆く、壊れやすくなっていることである。これらの知識を十分、念頭に置き、決して上記の組織を損傷することなく手術を進めるよう努めなければならない。

　　腫瘍被膜と周辺組織との剥離操作時の最大のコツは、腫瘍被膜切開後、被膜を腫瘍中心部に向かって引き寄せられる程度にまで内減圧を十分に行い、被膜に可動性をつけることがあげられる。更に、可動性のある被膜を中心部に軽く引きながら適度の緊張を周囲組織との間に保ち、引き出された被膜上で、周辺組織との剥離を行うことである。

3. 頭皮切開から皮弁作製

(1) 頭皮切開

　　皮膚切開線の決定にあたっては、1. 腫瘍の部位　2. 硬膜切開の範囲　3. 頭蓋骨の切離範囲　4. 頭皮切開部位の栄養血管の走行などを基本的に考慮して、決定する。

　　通常、parasagittal meningiomaの手術時にはburr holeをSSS上に開けることが多く、皮膚切開線は正中を超えて対側まで延長されることが多い(図5)。

　　皮膚切開時には、全身麻酔下であっても、頭皮からの出血をできるだけ少なくするため、epinephrine入りの局所麻酔剤を併用する。

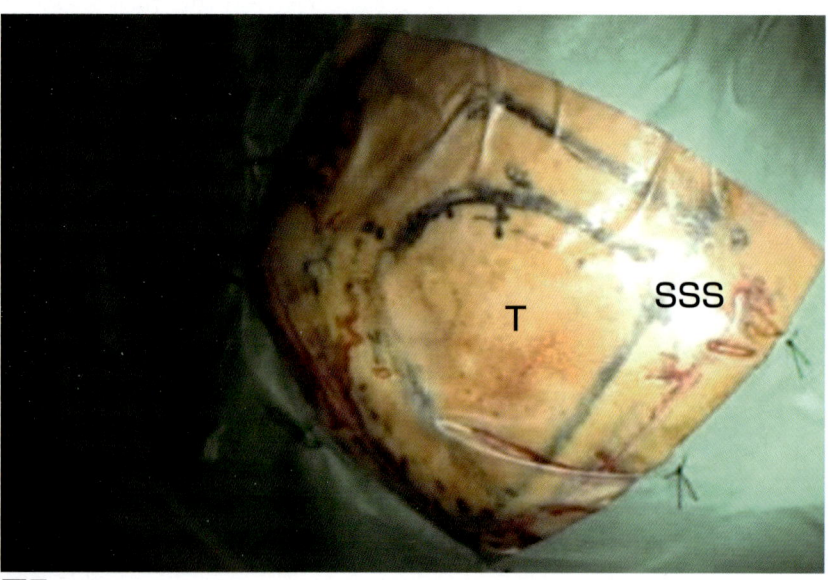

図5

（2）頭皮の剥離と皮弁作製

① 頭皮切開線の両側には皮膚切開縁の保護を目的に創縁ガーゼを当て、切開面からの出血をbipolar coagulatorで注意深く止血したのち、レイニーの止血用皮膚クリップにて頭皮切離面を挟んで完全止血する（**図6**）。

② 皮弁は骨膜下を骨膜剥離子を用いて鈍的に剥がし、骨表面からの出血は電気メス凝固にて止血を試み、止血が得られない時にはボーンワックスを用いて完全に止血する。

③ 皮弁の小動・静脈からの出血はbipolar coagulatorを用いて根気よく止血し、高張食塩水ガーゼでくるんで反転する。

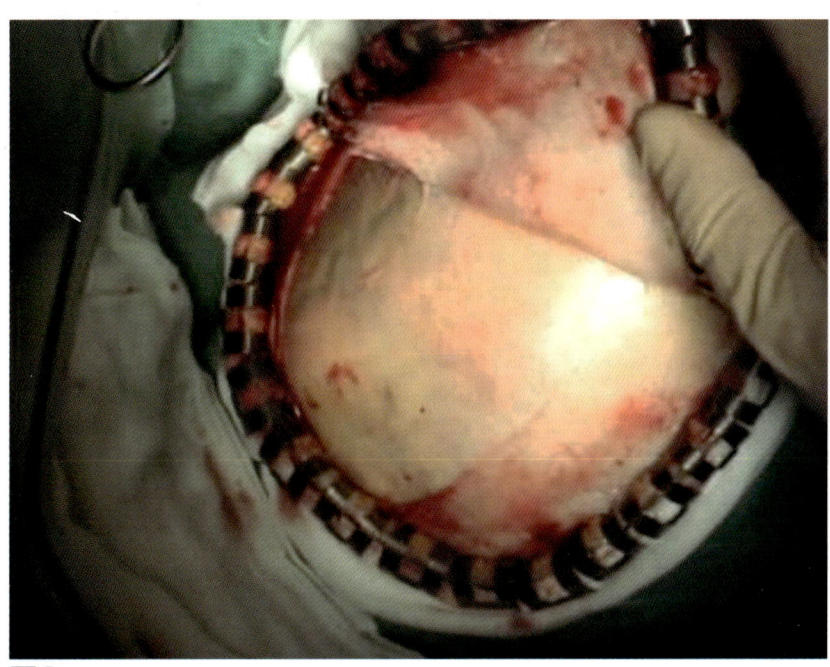

図6

4. 開頭から硬膜処理

(1) 頭蓋骨の切離

① 頭蓋骨の切離範囲の決定には当施設では三次元ナビゲーションシステムを用いて行っているが、用いない場合にはCTやMRI画像を参考にして、頭蓋の正中線、bregma、lambdaから腫瘍の前縁、後縁、側縁までの距離を計測し、頭蓋骨の切離線を決定する。まず、最初に正中線（矢状縫合線）を確認し、ピオクタニンペンで必要な分だけ正中線を引く（図7）。

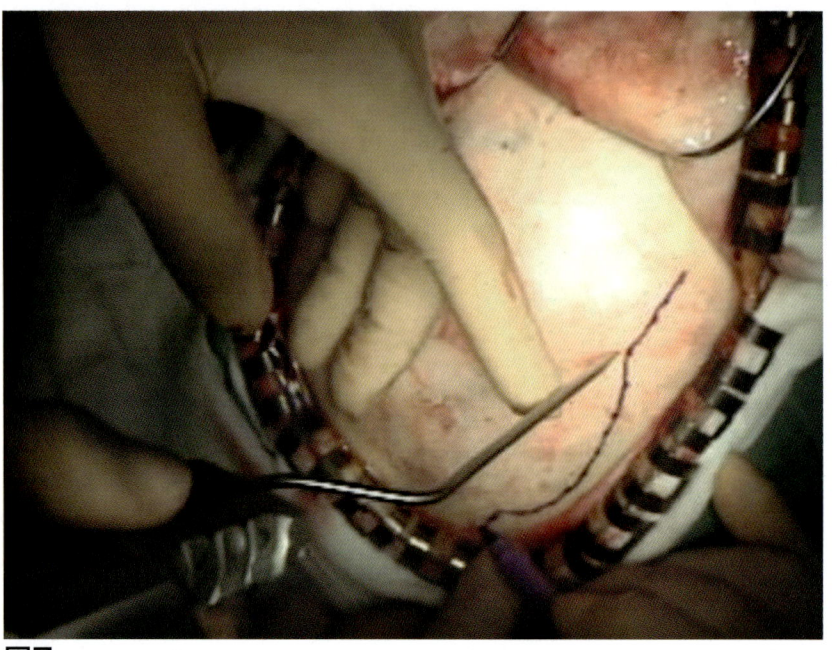

図7

② ついで三次元ナビゲーションシステムを用いて、腫瘍辺縁を頭蓋骨上に描く（図8）。

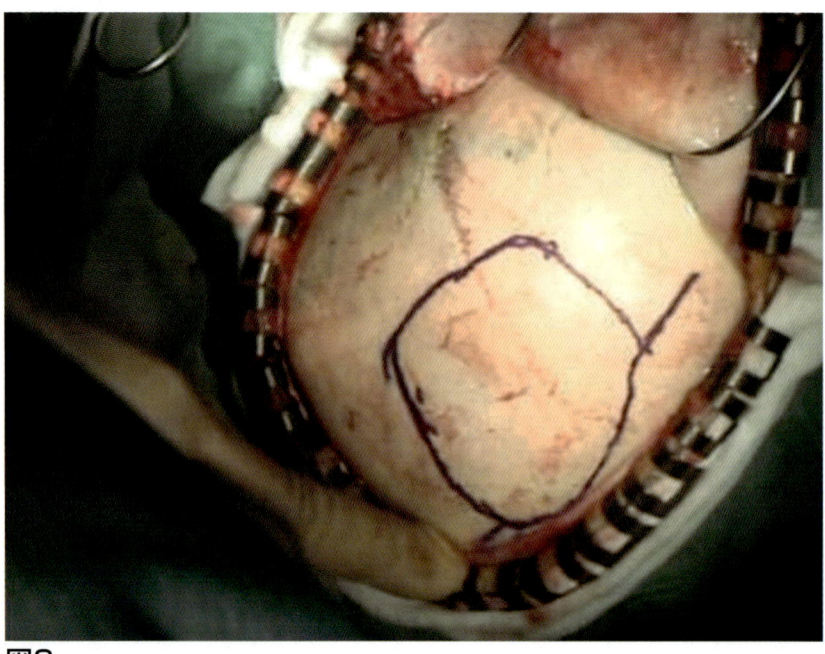

図8

第Ⅳ章　Parasagittal meningioma

③ ついでburr holeの部位を決定し頭蓋骨上にマーキングする(図9)。
　Burr hole部位の決定に際して重要なことは、造影CTや造影MRI上のdural tail signの範囲を参考にして硬膜切除範囲を決定することである。

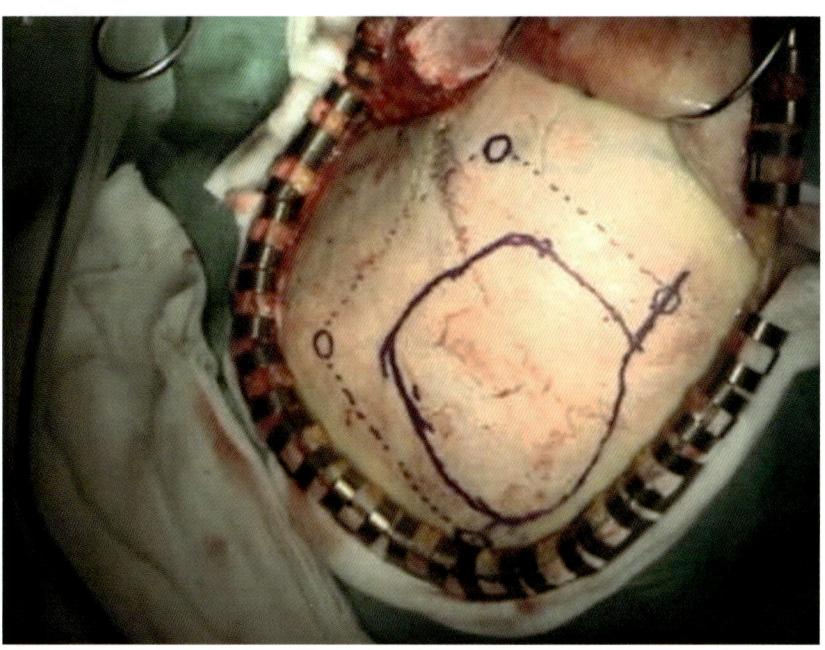

図9

④ 通常、burr holeはパーフォレーターを用いて穿孔するが、SSS上に開けるburr holeに限っては、各種のエアードリルを用いて慎重に穿孔する(図10)。

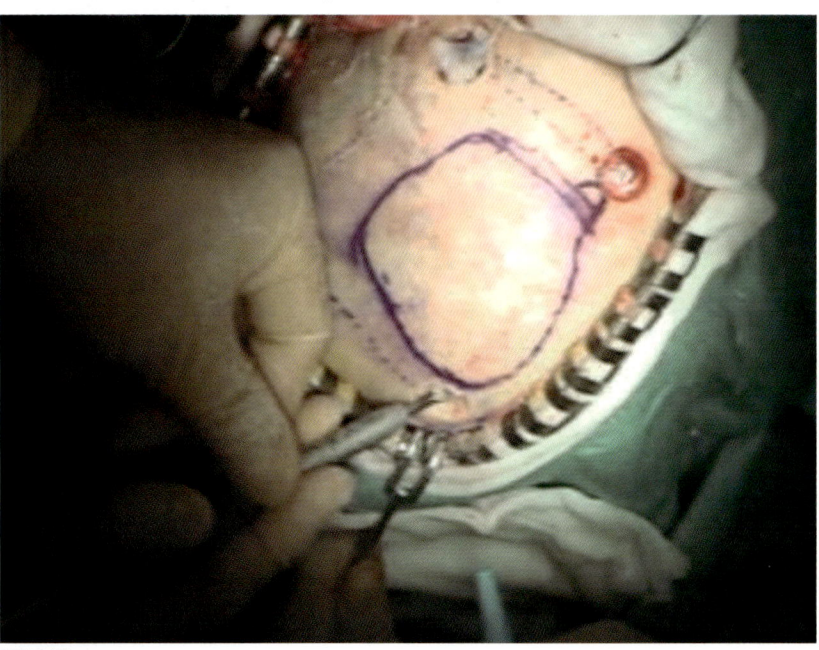

図10

⑤ SSS上のburr hole間は最終的に先細リウエルまたは、ケリソンパンチで骨離断ができるようにエアードリルを用いて線状に頭蓋骨を削っておく(図11)。

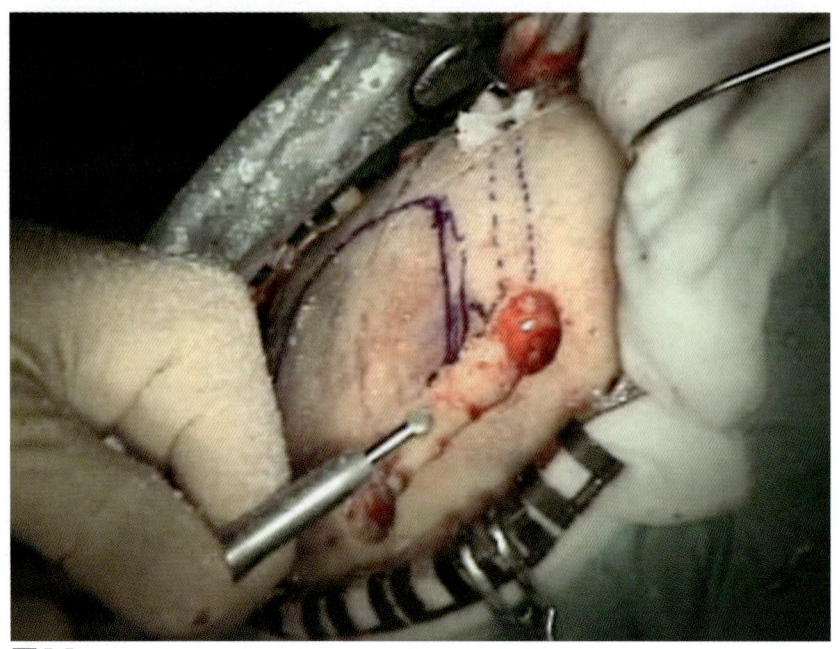

図11

⑥ 粘膜剝離子や神経剝離子でSSS上の硬膜を骨から剝がし、先細リウエルで注意深く骨離断を行う(図12)。

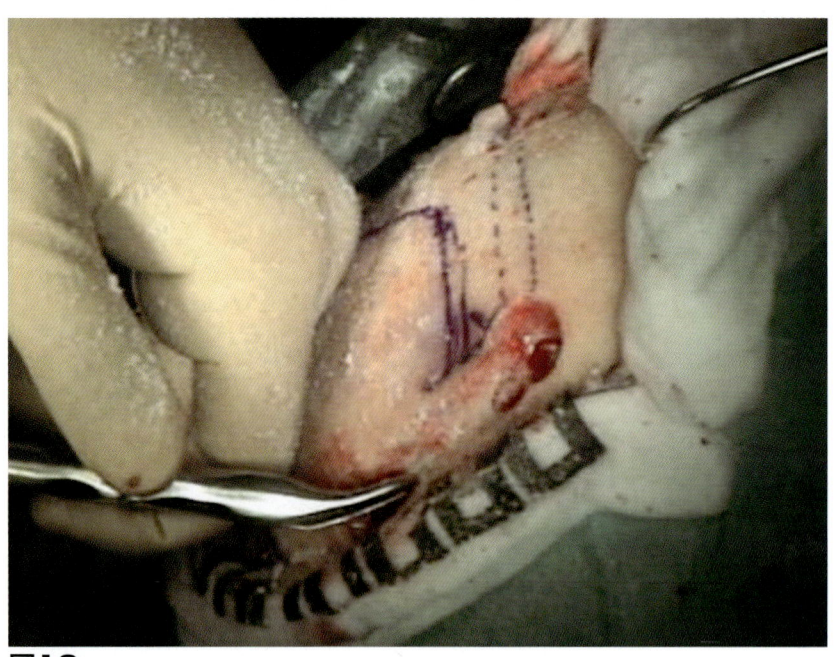

図12

第Ⅳ章　Parasagittal meningioma

これまでのSSS上の骨離断の手技をまとめる（図13）。

A：エアードリルを用いてSSS上の頭蓋骨を線状に削る（適時ダイヤモンドエアードリルを使用して、薄骨一枚を残す）。

B：粘膜剥離子・神経剥離子でSSS上の硬膜を薄骨より剥離する。

C：先細リウエルで注意深く、薄骨を離断する。

D：このような順序でSSS上の線状骨離断を安全に行うことができる。

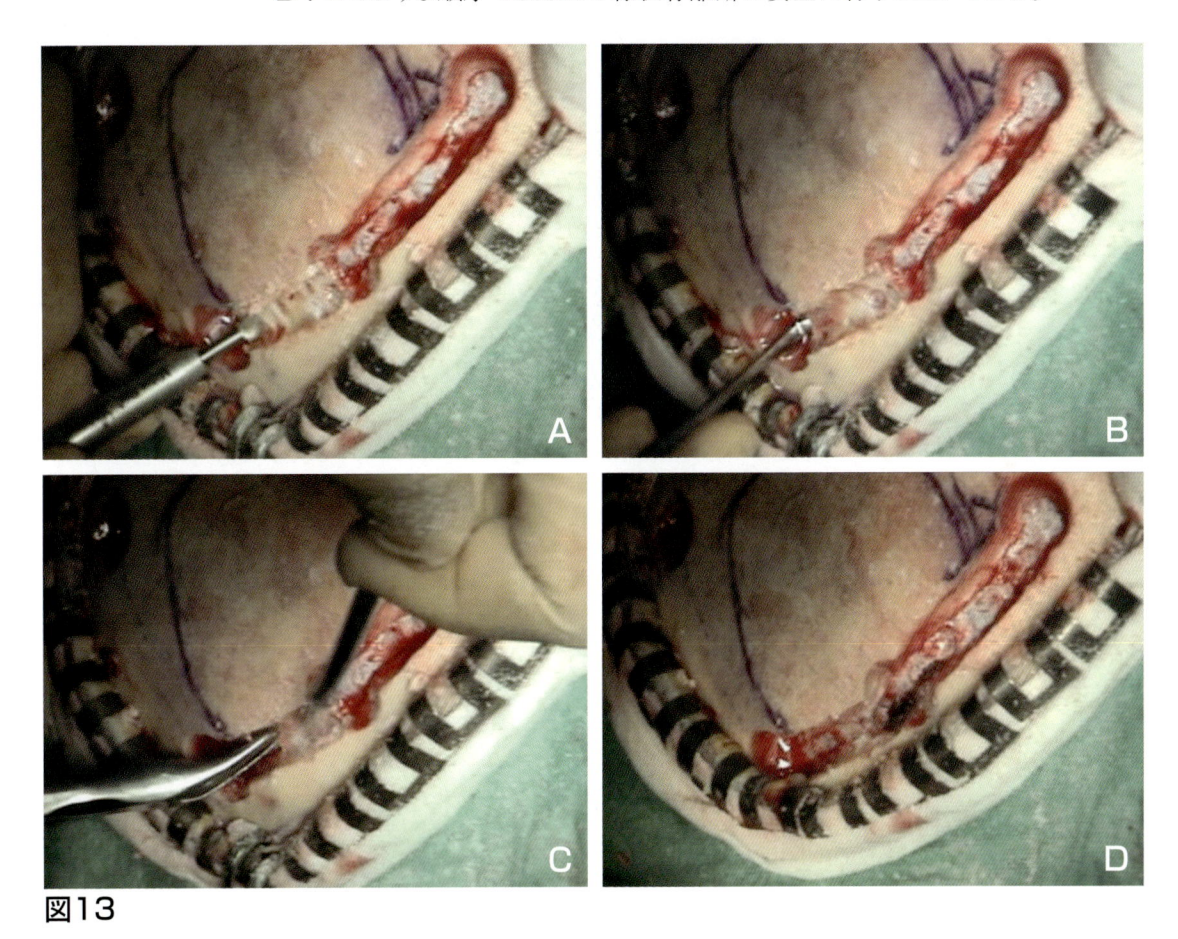

図13

⑦ 各burr hole間の硬膜を粘膜剥離子また神経剥離子を用いて頭蓋骨から剥離した後、各burr hole間の頭蓋骨がエアーカッターによって切断される。

当施設では各burr hole間の硬膜剥離に、しばしば昔の線鋸誘導子を使用しているが、大変便利である(図14)。

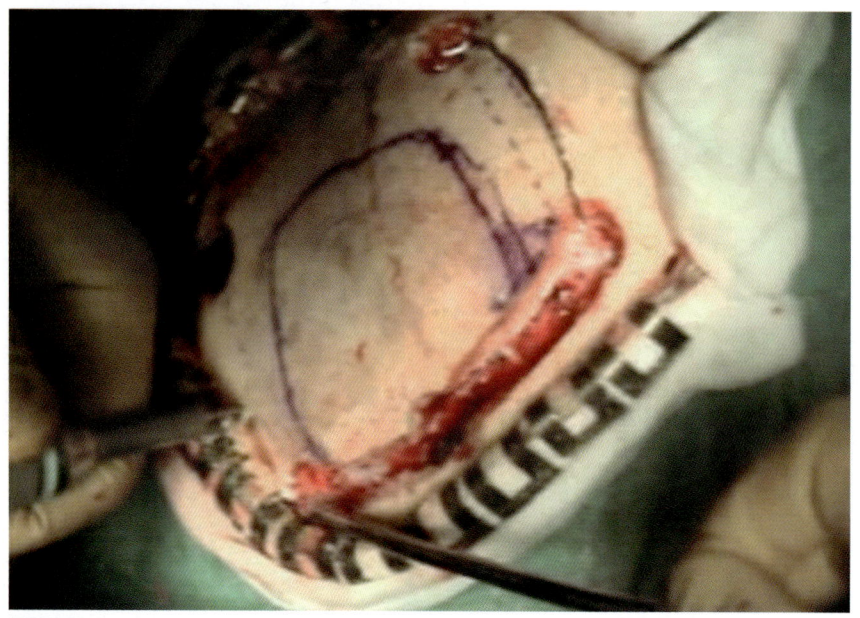

図14

(2) 頭蓋骨片の除去と硬膜の処置

① 頭蓋骨片を硬膜から剥がして除去する際には、写真の如く、片手で骨片を落とさないように支持しながら、もう一方の手に粘膜剥離子やエレバトリウムを持って、硬膜から骨片を慎重に剥がし、骨片をフリーにしてから取り除く(図15)。特にこの手術においては、硬膜剥離時にSSS周辺にあるクモ膜顆粒（pacchionian g.'s）から出血させることのないように注意することが大切である。

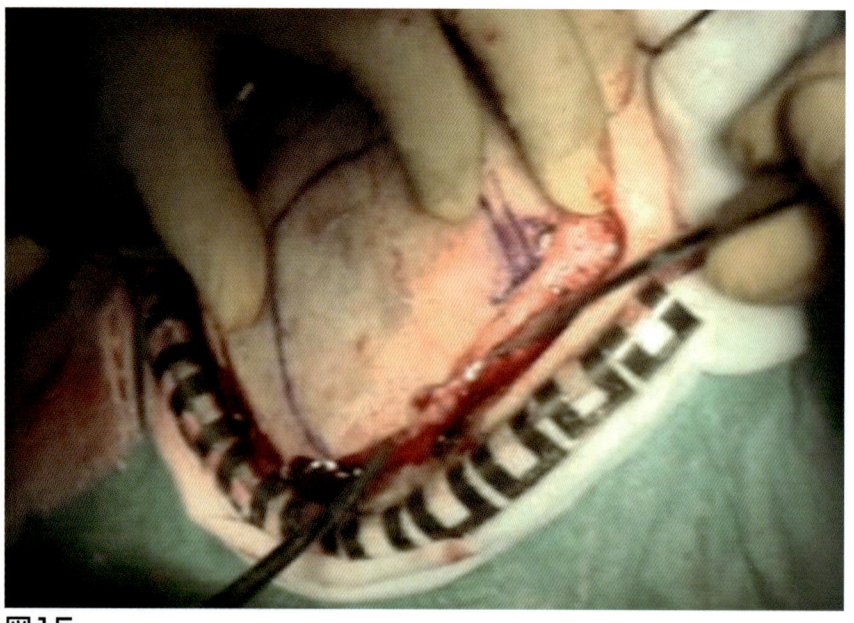

図15

②骨片除去部の硬膜上からのoozingは根気強くbipolar coagulatorで止血する（図16）。クモ膜顆粒からの出血を止める場合、coagulatorで完全止血が得られない場合には、サージセルなどをかぶせた上から、もう一度bipolar coagulatorを使用すると止血しやすい。

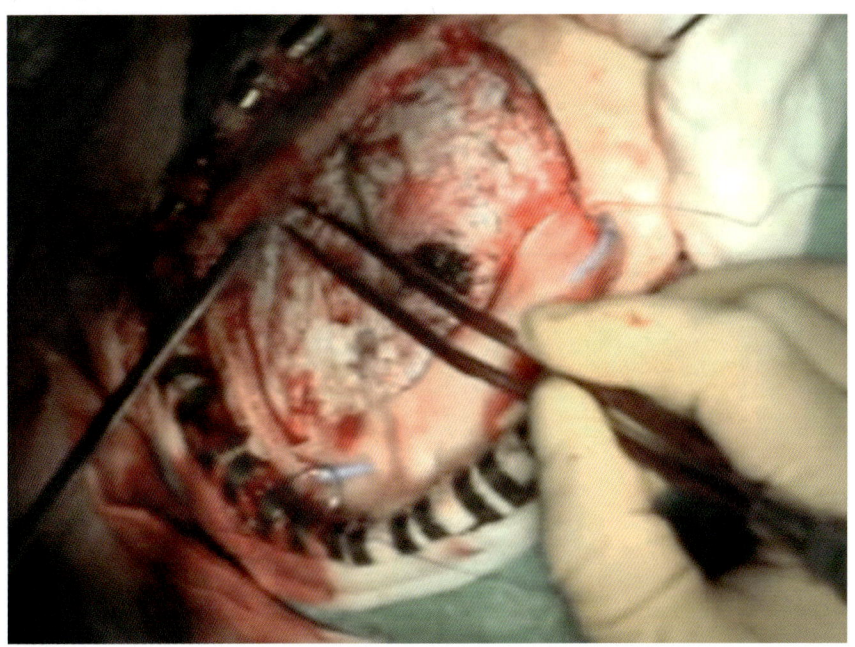

図16

③SSS上の硬膜からの出血にはサージセルやゼルフォーム板をあてがい、その上にcotton plateを乗せて止血する（図17）。

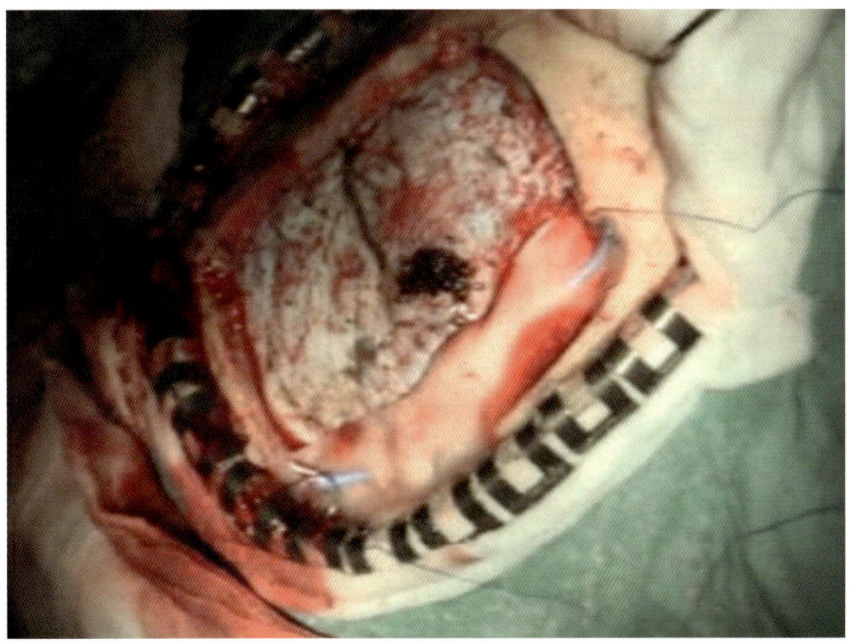

図17

④ついで骨片除去部の全周縁に約1.5cm間隔で小孔を開け、硬膜外血腫予防のtentingを行う(図18)。

Tentingのコツは、できるだけ骨縁近くの硬膜に糸針を掛け、硬膜と骨縁とができるだけ密着するように行うことが大切である(図19)。

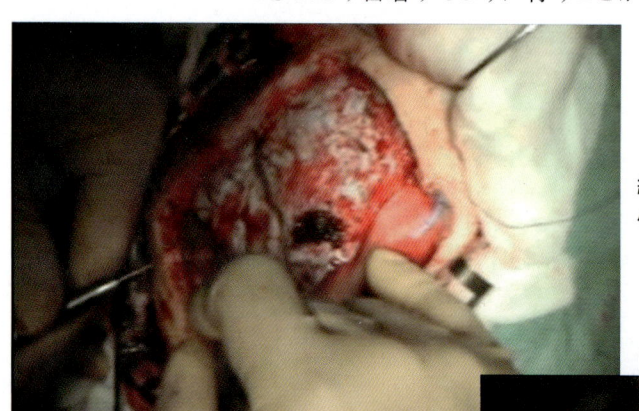

約1.5cm間隔で骨縁全周に小孔を開ける

図18

脳実質を損傷しないように慎重に硬膜に糸針を掛ける

図19

⑤完全に骨片除去部全周のtentingが終了したら、もう一度、硬膜上の止血を確認後、SSS上に保護用のcotton plateを再度、敷き直す(図20)。

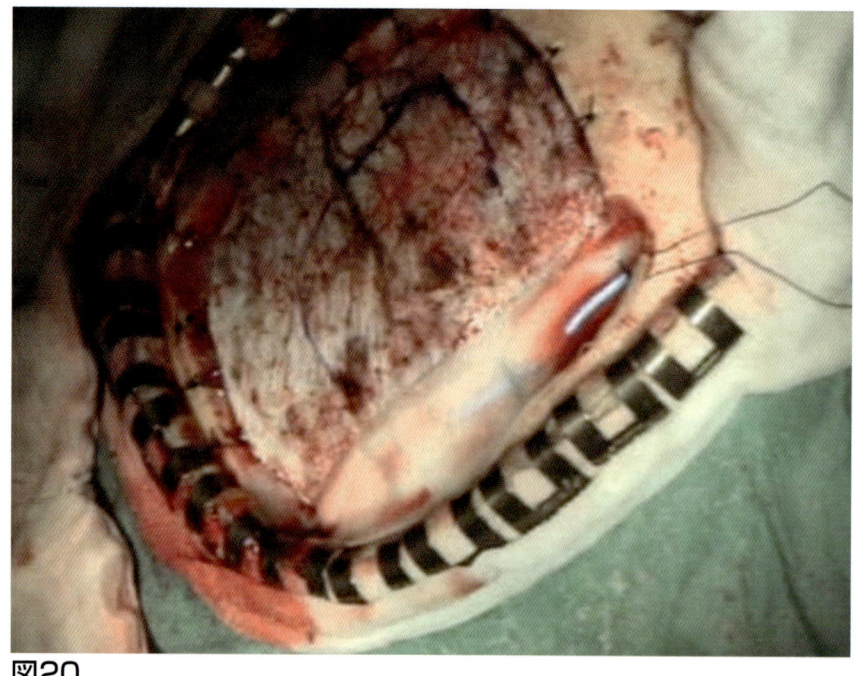

図20

5. 硬膜切開と腫瘍被膜との剥離

(1) 硬膜の切開

① まず、腫瘍の辺縁をナビゲーションシステムや触診で確認後、ピオクタニンペンでこれをなぞり、腫瘍外縁を硬膜上に描く。

通常、腫瘍の直径が3cm位までであれば、腫瘍の栄養血管を遮断する意味からも腫瘍の辺縁に沿って硬膜切開を加え、腫瘍の辺縁に向かって硬膜剥離を行うのが常である。しかし、この症例のように直径が5cmを超えるような大きな腫瘍では、しばしば腫瘍辺縁の正常脳組織は薄く、浮腫を伴い損傷されやすい状態であったり、硬膜との癒着があったりする場合がある。このような時には、逆に腫瘍の直上に十字切開を加えて、腫瘍の中心部から腫瘍の外縁に向かって硬膜切開を行った方が安全であり、腫瘍の内減圧を先に行うにあたっても大変有利である。

この場合の腫瘍栄養血管の処理については、最近では血管塞栓術が広く普及しており、またbipolar coagulatorの性能が以前に比べて格段の進歩を遂げ、腫瘍付着部の硬膜血管の焼却止血が安全で確実となり、腫瘍栄養血管の遮断が容易にできるようになったので、それほど問題視されなくなってきた。

これまでの硬膜切開操作の要点を順序立てて説明する(図21)。

A：腫瘍中心部の硬膜をbipolar coagulatorで十分焼却止血の後、十字切開を加える。

B：相対する硬膜断端に支持糸を掛け、これを左右に開きながら腫瘍付着部の硬膜剥離と切開を進める。

C：さらに、硬膜剥離、切開を進めると腫瘍と脳組織の境界が現われてくる。

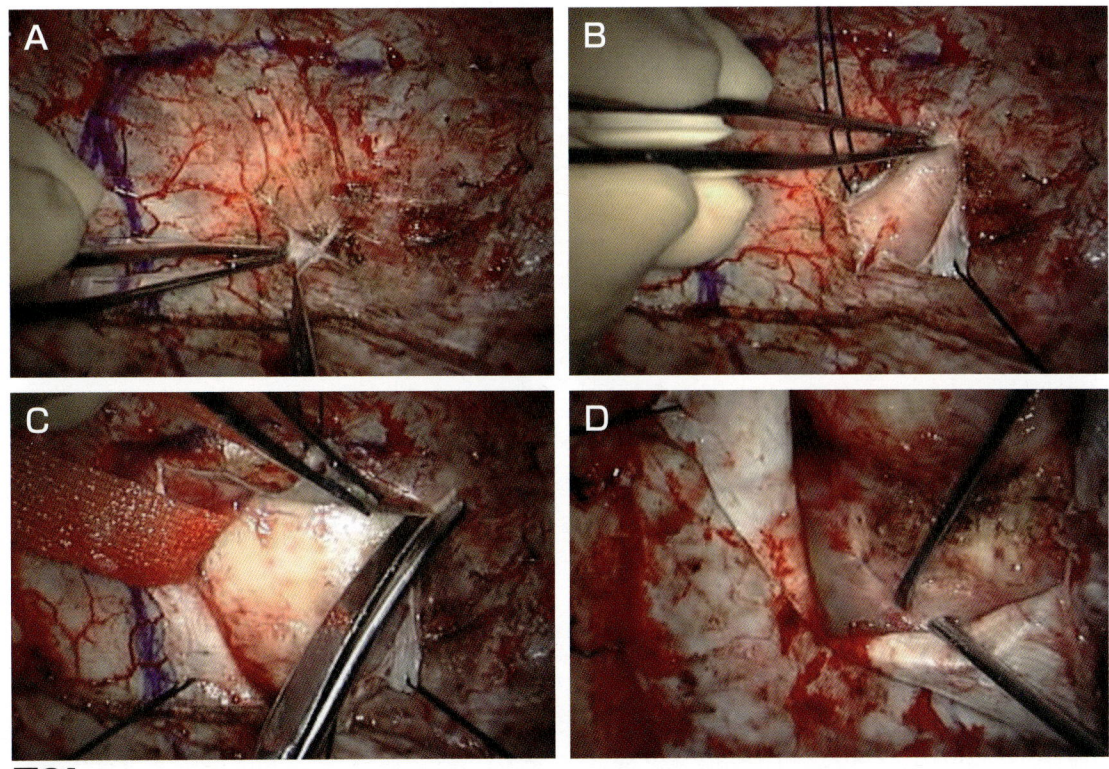

図21

D：この時、腫瘍と脳組織の境界を見ると、脳組織が薄く腫瘍上に覆いかぶさるように残存しているのがわかる。

② 腫瘍辺縁の脳組織は、写真のように血流障害による栄養障害や浮腫のためか、大変薄く、黄白色透明に変性し、非常に崩れやすいので、慎重な剥離操作が必要とされる（図22）。

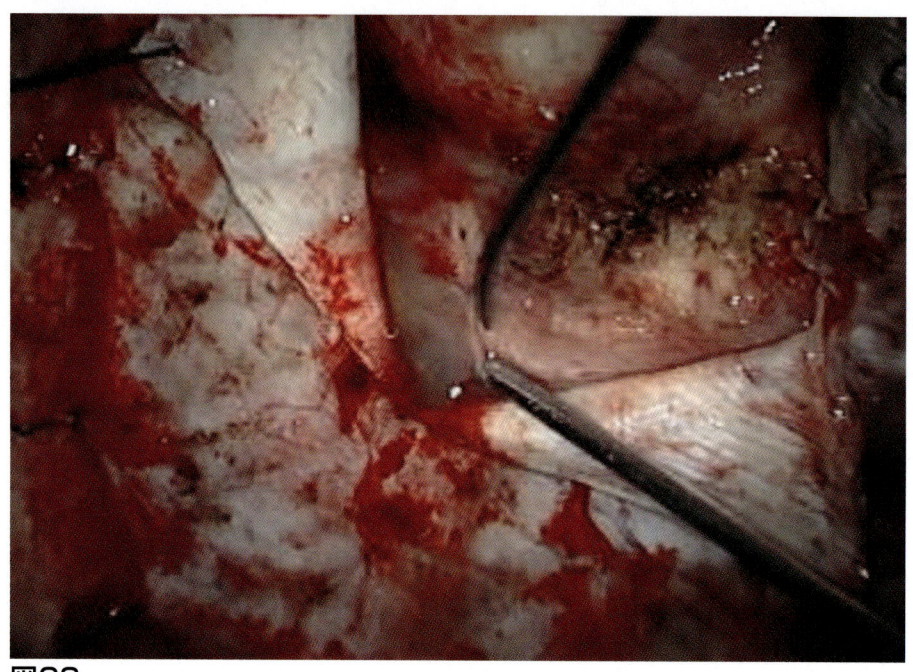

図22

（2）脳組織と腫瘍被膜との剥離

　　　　　脳組織と腫瘍被膜との剥離に際して大切なことは、できるだけ脳組織を損傷せず残すことである。

　　　　したがって、決して脳組織側をリトラクトしながら剥離してはならないことが基本であり、剥離にあたっては、常に腫瘍被膜側で剥離操作を行うように心がけなければならない。

　　　　脳組織と腫瘍被膜との剥離についての要点を示す（図23）。

- **A**：脳組織と腫瘍被膜との剥離は、無理せず、癒着の少ないところから始め、剥離面の取っ掛かりを作る。
- **B**：常に腫瘍被膜側で可能なだけの剥離を進める。決して、脳組織側に強い力を加えてはならない。
- **C**：剥離できた境界部では腫瘍被膜に沿って脳組織保護目的のcotton plateを滑り込ませ、脳組織側に反転する。
- **D**：剥離された腫瘍被膜面積は腫瘍の内減圧が可能であれば十分で、無理して広い範囲の剥離をしないことである。

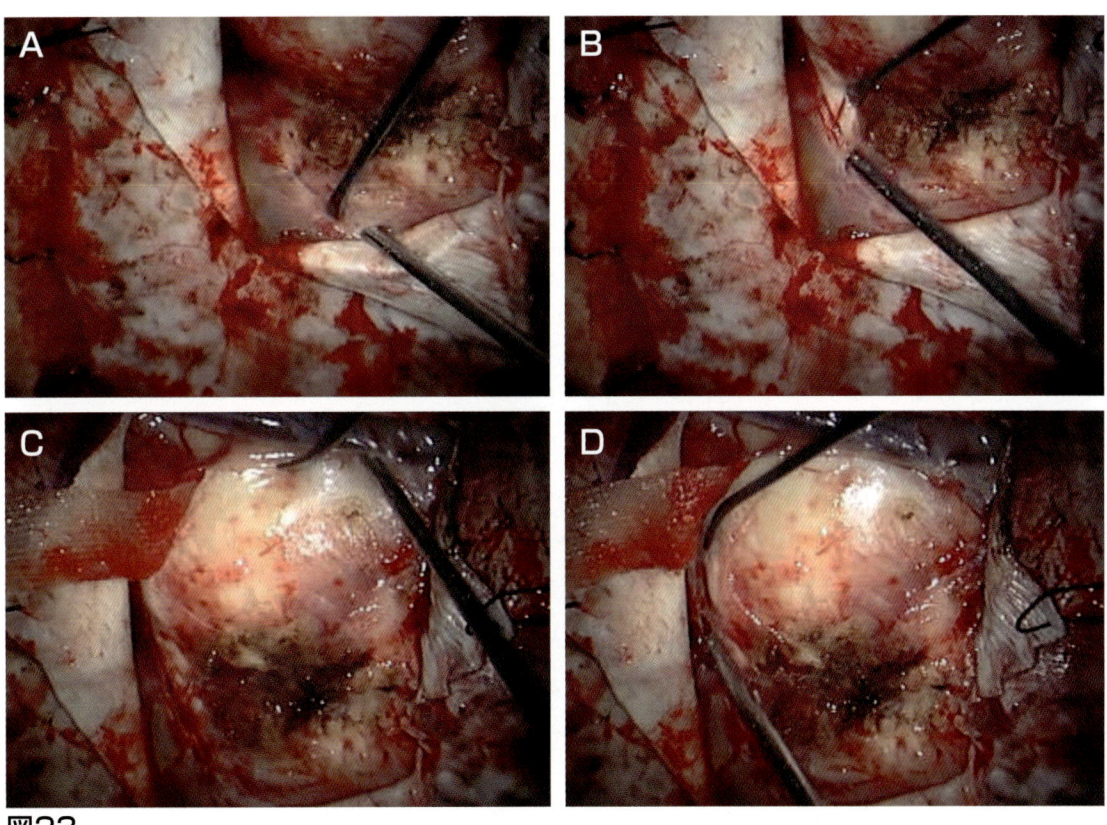

図23

腫瘍内減圧のために準備された腫瘍表面と脳組織との境界を示す(図24矢印)。

　腫瘍の露出部の範囲は、内減圧が可能な範囲で十分である。

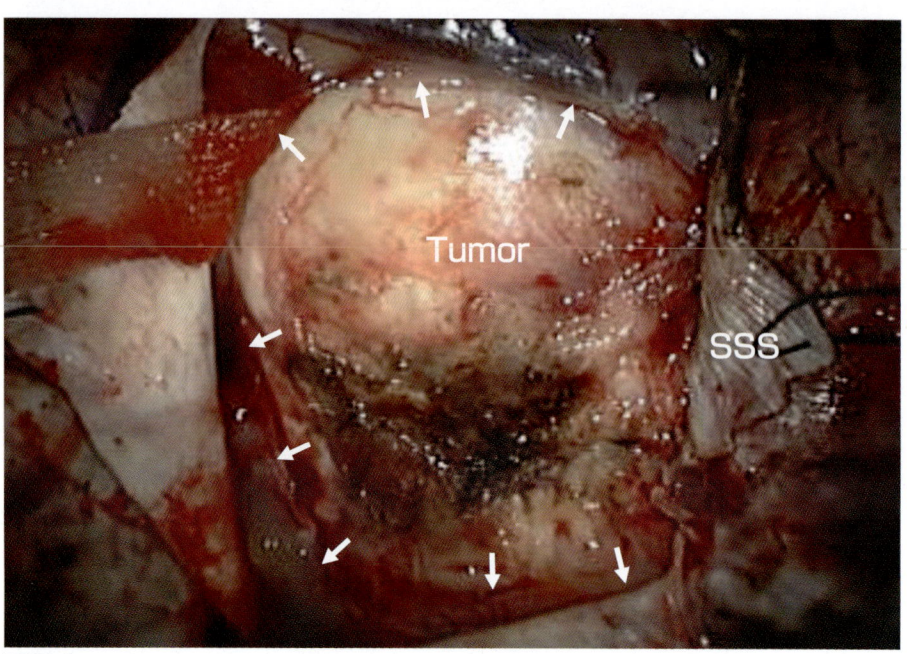

図24

6. 腫瘍摘出の手技

（1）腫瘍の内減圧（図25）

A：このようなやや硬めの腫瘍の内減圧には、高周波メスによる蒸散が非常に有効である。

B：高周波メスを使用しての腫瘍切除時には、ほとんど出血はみられない。

C：腫瘍の適度な深さまで行ったところで、腫瘍鉗子にて病理標本用の腫瘍切片を提出する。

D：腫瘍の性状を確かめ、出血しないタイプである場合は、大胆に大きめの腫瘍鉗子を使って腫瘍摘出を進める。

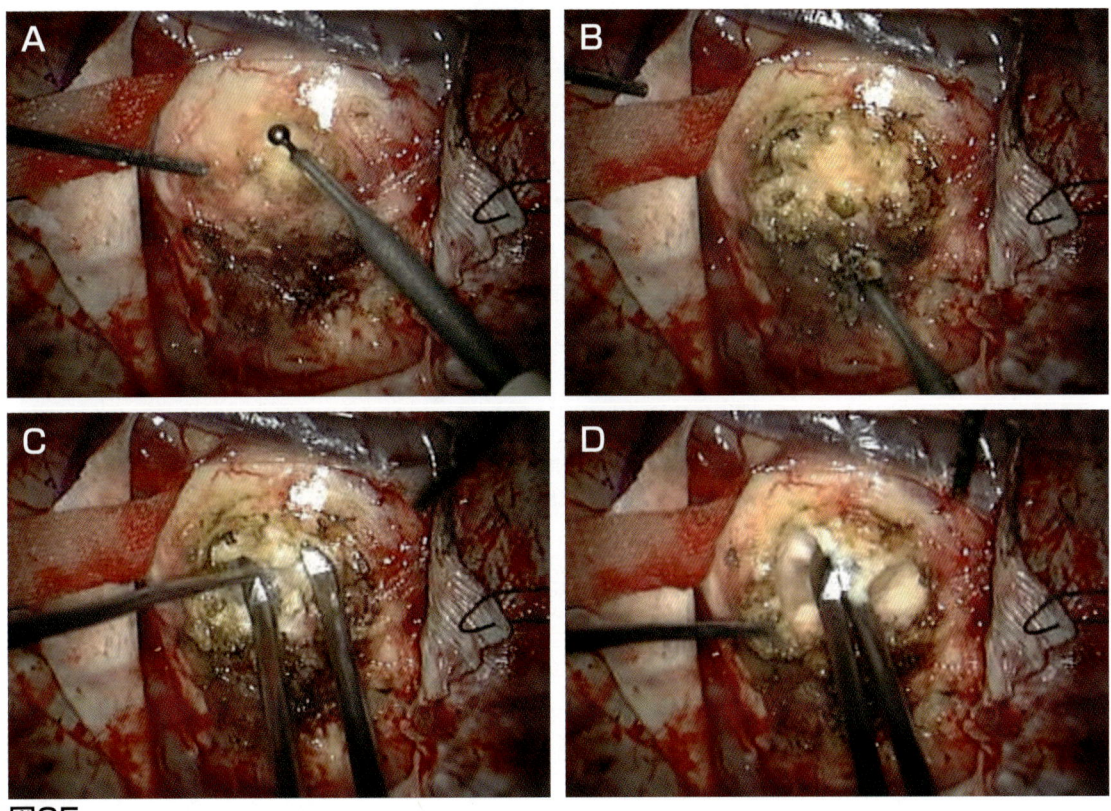

図25

（2）腫瘍内減圧後の腫瘍被膜剥離のコツ

●周辺脳組織からの腫瘍被膜の剥離

　腫瘍被膜を周辺の脳組織から剥離する際のコツは、腫瘍被膜を腫瘍鉗子で十分つかめる程度の深さまで腫瘍の内減圧を進めた後、腫瘍被膜を腫瘍内腔に引き込む要領で周辺脳組織との間に適度のテンションを作り、この張力によって引き出された腫瘍被膜上の周囲脳組織との癒着点のみを処理しながら、剥離操作を進めていくことである(図26)。

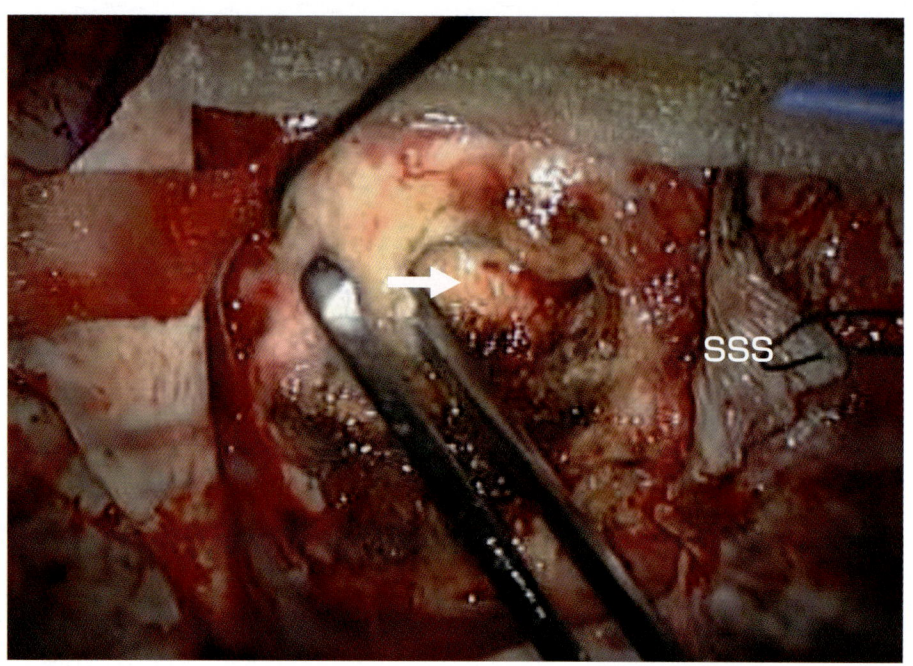

図26

第Ⅳ章　Parasagittal meningioma

●周辺脳組織からの腫瘍被膜剥離の手順（1）（図27）
　A：腫瘍被膜を腫瘍の減圧腔方向に軽く引きながら被膜と周囲組織との癒着点を確認する。
　B：続いてbipolar coagulatorやはさみを使って鈍的に、または鋭的に周囲組織との癒着点を切断する。
　C：切断された周辺組織の断端は被膜間との緊張がとれて、自然に脳表面の高さにまで下降する。逆に、腫瘍はその分だけ脳表面に突出する。
　D：続いて行う手術操作の邪魔になる余分の腫瘍被膜を切除した後、再び、Aの操作に戻る。

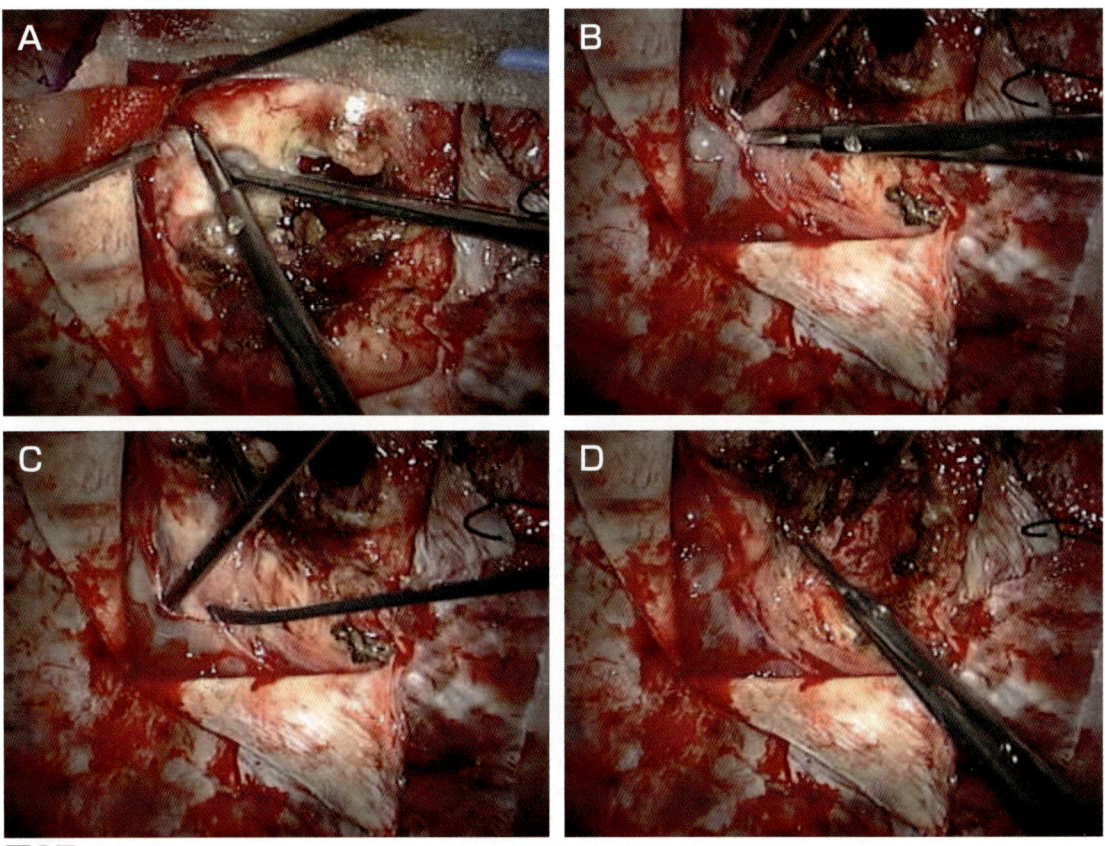

図27

● **周辺脳組織からの腫瘍被膜剥離の手順（2）（図28）**

　腫瘍の内減圧はその都度、腫瘍被膜をつかむのに十分な程度であればよい。被膜と脳組織との癒着剥離後、余分となった腫瘍被膜は切除し、再び、必要なだけ内減圧を行うことの繰り返しである。

　腫瘍の内減圧および摘出操作が進むにつれ、脳組織と腫瘍被膜との癒着点は脳の深部へと移行する。

　特にparasagittal meningiomaの摘出時には、腫瘍の被膜剥離は外側部から内側正中部へと進めていくのが通常である。

- **A**：腫瘍側面の中間部の深さになると、しばしば腫瘍被膜とクモ膜や脳表血管との癒着がみられるようになる。クモ膜との癒着は神経剥離子やbipolar coagulatorで軽く引っ張ったり、cotton plateの小片を用いて被膜面を軽くこするようにして剥がすのも一つの方法である。
- **B**：腫瘍の栄養血管となっている脳表の動脈は、被膜に分岐したところでbipolar coagulatorを用いて焼却凝固する。
- **C**：焼却凝固された栄養血管枝を切断する際には、被膜を腫瘍内側へ軽く引きながら行うと切断しやすい。
- **D**：癒着したクモ膜や栄養血管枝を被膜から外すと、少しずつではあるが腫瘍を比較的容易に脳表へと引き出すことが可能となる。

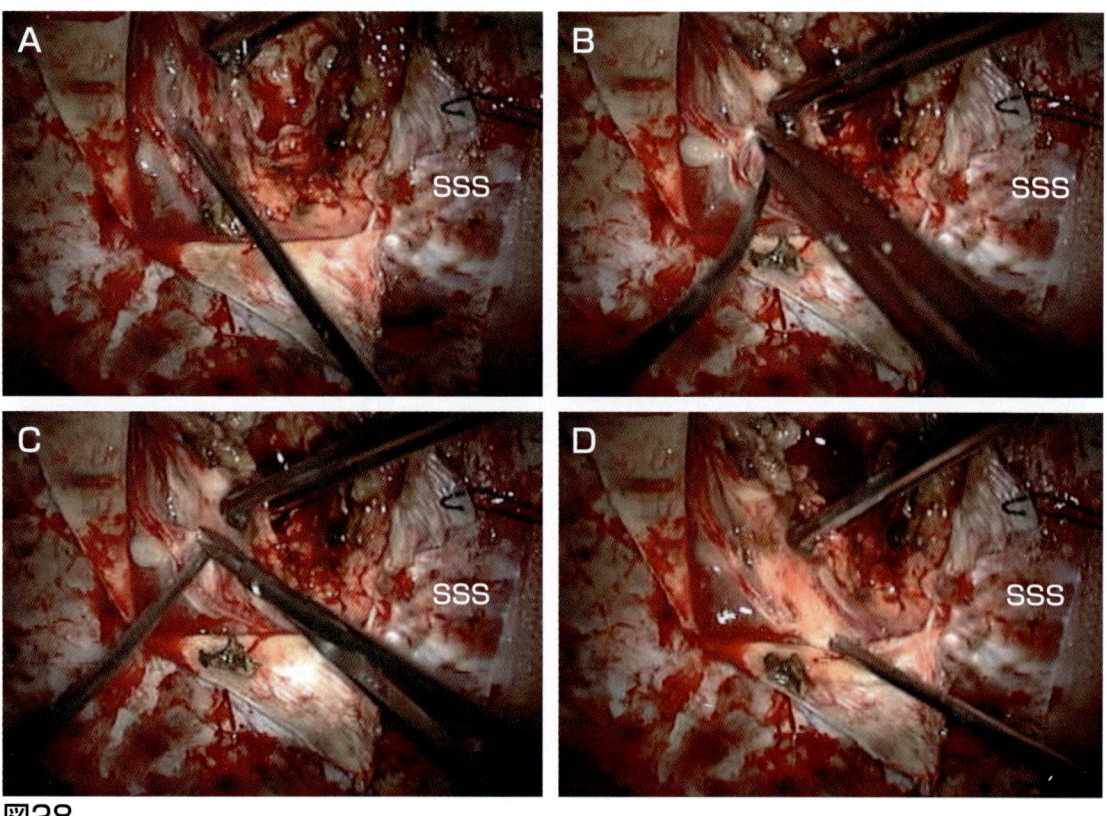

図28

第Ⅳ章　Parasagittal meningioma

　Parasagittal meningiomaの手術の際には、しばしば運動領野や感覚領野が問題となり、中心溝の位置を正確に把握することが大切である。
　そこで、当施設では、必ず2列8極の脳表用平板電極を使用して、腫瘍と中心溝との位置関係を慎重に確認している(図29)。

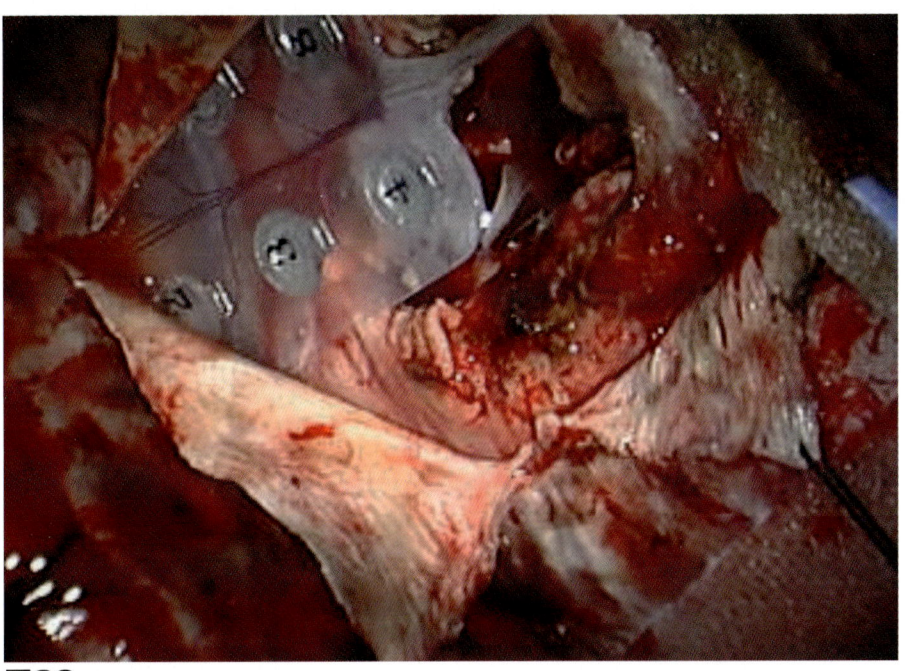

図29

● 周辺脳組織からの腫瘍被膜剥離の手順（3）

　腫瘍の外側部被膜剥離が一段落したら、引き続き脳の内側正中部へと被膜剥離を進めていく。

　図30は腫瘍の下面、すなわち後頭面を剥離しているところである。

- A：まずは腫瘍下面内側部で腫瘍被膜を軽く上外側に引き、一方、上矢状静脈洞から大脳鎌移行部の硬膜を内側に引き、腫瘍の内側面と上矢状静脈洞から大脳鎌移行部硬膜部の癒着を出来る範囲で剥離し、適度の深さで外方へと剥離を進める。
- B：この部位の髄膜腫では、正中部に近づくにつれて、腫瘍被膜と脳表の静脈枝との癒着が多くみられるようになるのが特徴である。
- C：これらの静脈は決して凝固切断されるべきでなく、出来る限り温存するよう心がけなければならない。時に、術後にみられる静脈性の出血や浮腫の原因となるからである。静脈との切断操作はこれまでと同様に、被膜を軽く腫瘍内側へ引きながら行うと切断しやすい。
- D：癒着したクモ膜や脳表の動・静脈枝を被膜から外すと、腫瘍はさらに脳表へと引き出されやすくなる。

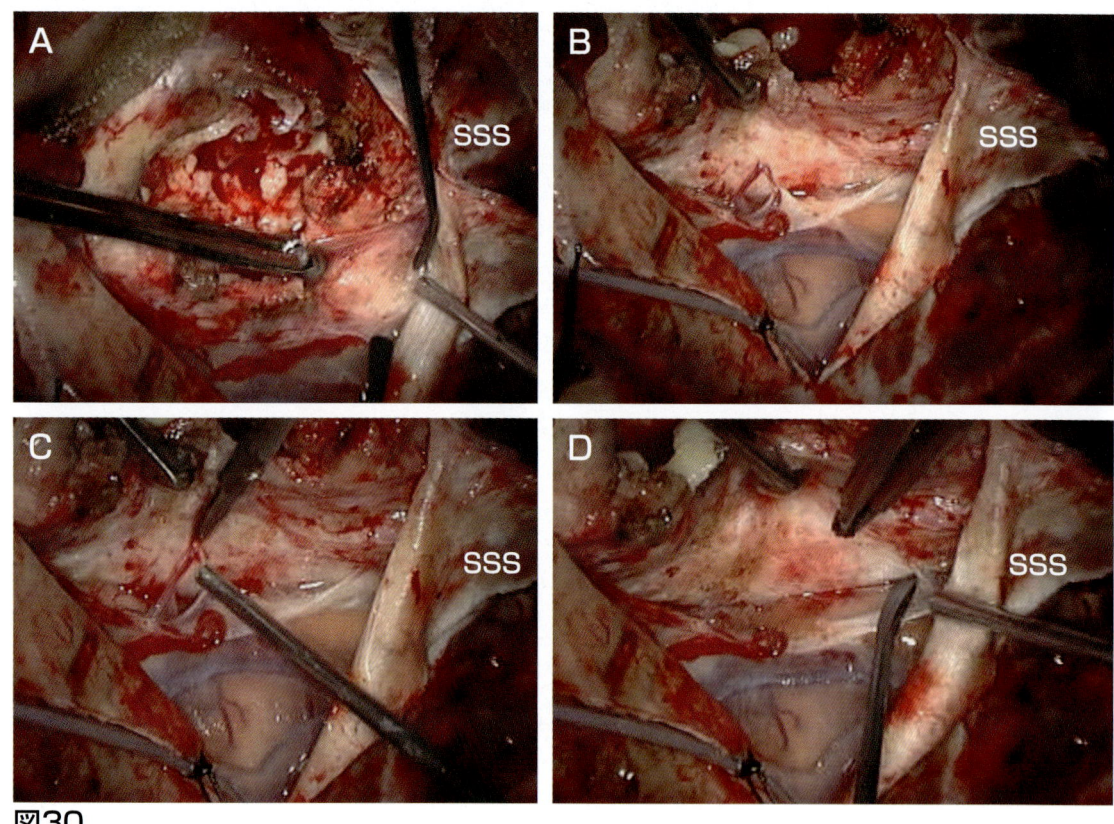

図30

腫瘍内減圧と被膜剥離によって、腫瘍被膜と正常脳組織との間に生まれた間隙には脳保護を目的にcotton plateを敷きつめる(図31)。同時に、余分な腫瘍被膜は切除する。

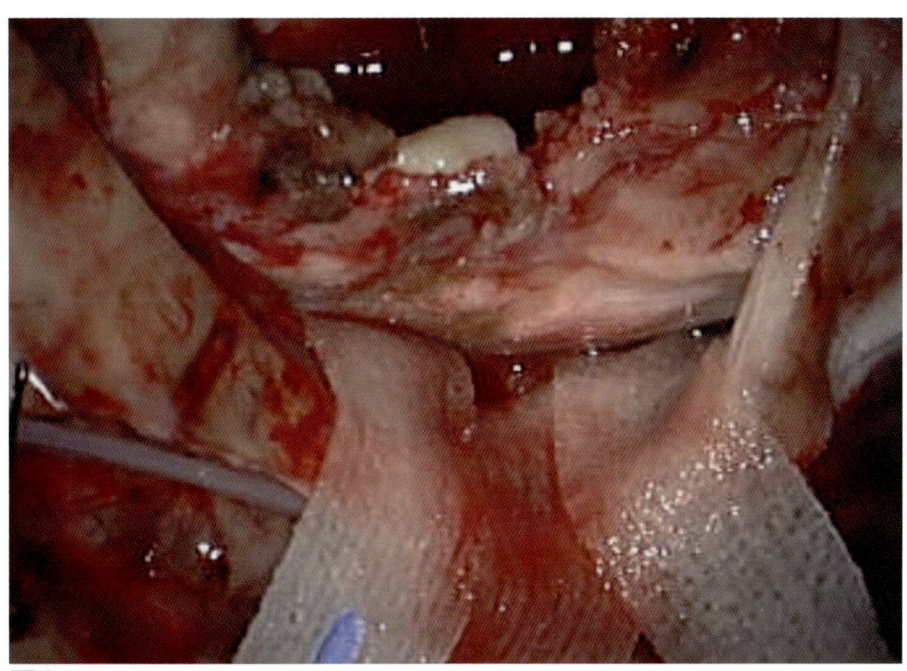

図31

● 周辺脳組織からの腫瘍被膜剥離の手順（4）（図32）

A：ついで、腫瘍下内側面の深部の癒着剥離を開始する。

通常、腫瘍の内側面と上矢状静脈洞部硬膜や大脳鎌との癒着は強く、クモ膜は肥厚していることが多い。

この部位の癒着剥離で最大の注意点は、上矢状静脈洞に流入する静脈と静脈洞自体を損傷しないように最大の注意を払うことである。

B：まずは上矢状洞部硬膜と腫瘍被膜との剥離を注意深く、必要な分だけ鋭的、鈍的に行い、さらに大脳鎌との癒着を剥離後、被膜の深部の内側裏面へと剥離を進める。

C：余分な腫瘍被膜を切除後、内側と同じ深さで、腫瘍下面（後頭面）から外側面の被膜へと剥離を進める。

D：引き続き腫瘍外側面の深部被膜の剥離を行い、正常脳組織をリトラクトすることなく出来た腫瘍との間隙にcotton plateを敷く。

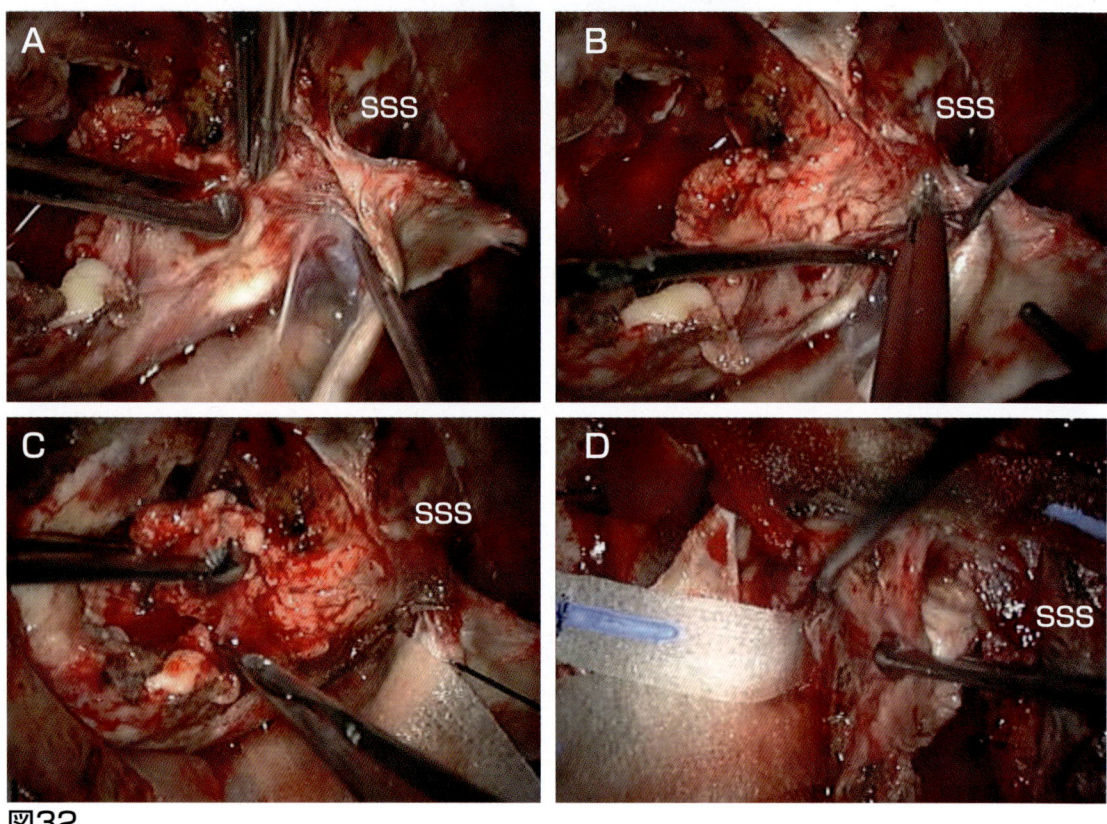

図32

第Ⅳ章　Parasagittal meningioma

● 周辺脳組織からの腫瘍被膜剥離の手順（5）

ついで、腫瘍の外側面から上面（前頭面）・内側正中へ向かって被膜剥離を行う（図33）。

A：まず、腫瘍の外側面から上面移行部の被膜を腫瘍中心部に向かって軽く引きながら脳組織との癒着を剥離し、出来た間隙にcotton plateを挿入する。

B：ついで、腫瘍前面の被膜を同様の手法にて、注意深く剥離し、少しずつこの部位の腫瘍塊を脳表に引き出す。

C：引き出された腫瘍塊と余分な腫瘍被膜をマクロ用のはさみで切断する。

D：この後、腫瘍の外側被膜を内方、正中側に引くと腫瘍の外側裏面が見え始めてくる。

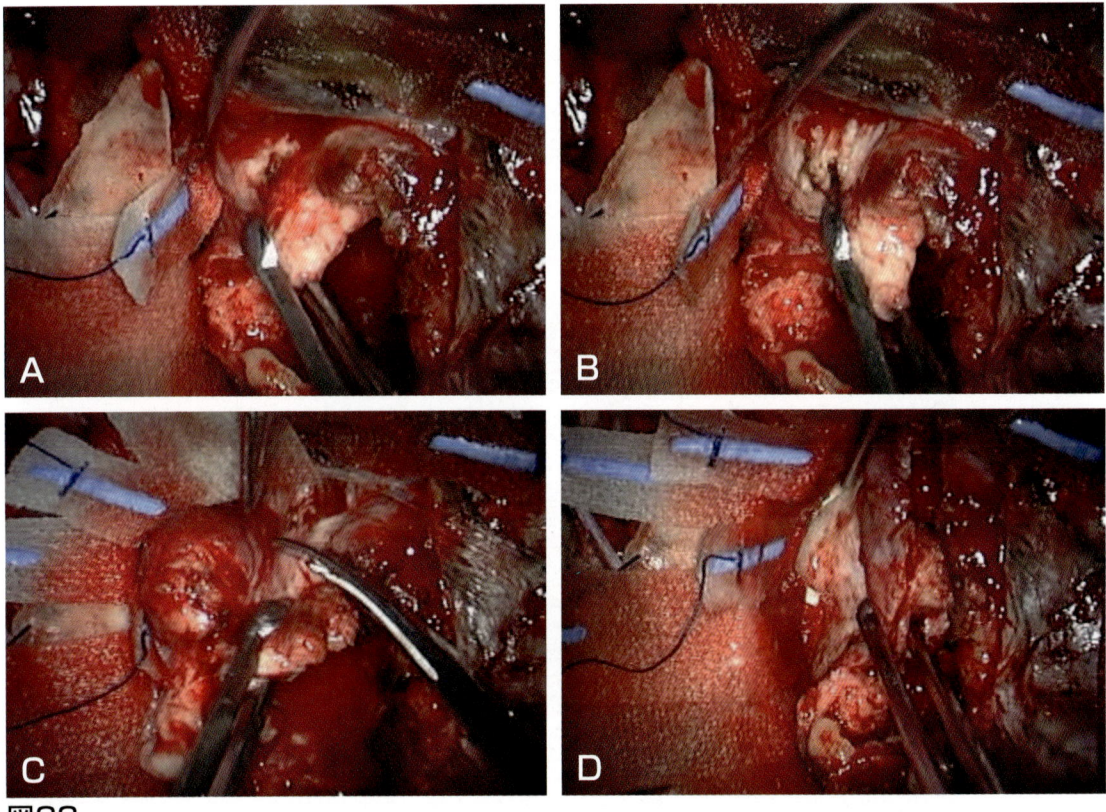

図33

●周辺脳組織からの腫瘍被膜剥離の手順（6）（図34）

　この段階で、いったん腫瘍外側面の剥離を中止して、腫瘍の内側正中部に戻り、この部の腫瘍被膜と正中部硬膜との剥離を行う。この際、最大の注意点は剥離時に決して上矢状静脈洞を損傷してはならないことである。無理をせず、強く癒着している部位は残し、この部の主たる腫瘍塊を切除した後、残存した静脈洞部の小腫瘍塊を二次的に処理することである。

- **A**：まず、頭頂部に残存する腫瘍被膜縁と内側の上矢状静脈洞に至る硬膜との癒着を注意深く剥離する。
　剥離には硬膜剥離子または、いろいろな種類のロートン剥離子などを用いるとよい。
- **B**：剥離は通常、前方から後方へ進めるが、特に決められているわけではなく、剥離しやすいところから開始する。
- **C**：この部位の腫瘍においては上矢状静脈洞に流入する大きな静脈に挟まれている場合が多いので、腫瘍前後の被膜縁と硬膜との癒着剥離には、特に慎重さを要求される。
- **D**：正中部の腫瘍被膜と硬膜との剥離が終わったら上矢状静脈洞部の腫瘍被膜は残して、余った腫瘍塊は切除してよい。

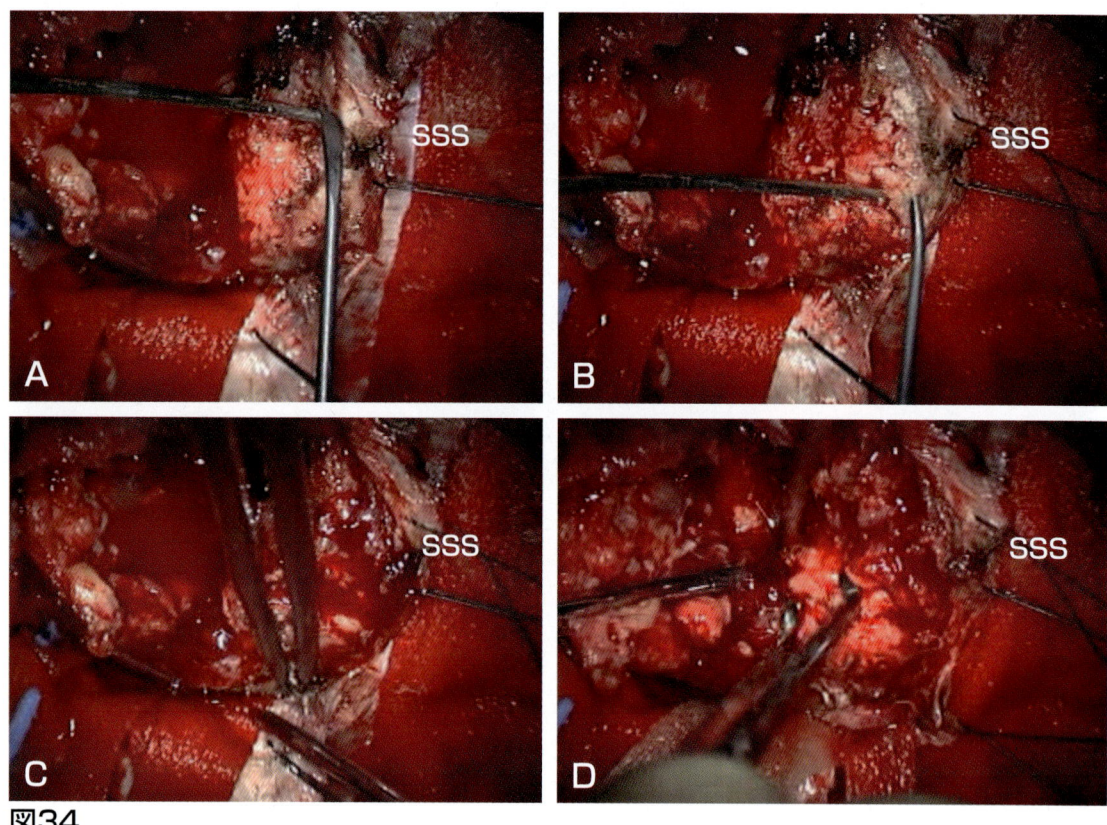

図34

第Ⅳ章　Parasagittal meningioma

● 周辺脳組織からの腫瘍被膜剥離の手順（7）（図35）

　腫瘍のpiecemealな摘出と内減圧により腫瘍被膜および腫瘍壁の薄くなったところで、いよいよ腫瘍の全周を脳組織から剥離して、切除の段階に入る。特に、大きな腫瘍の場合、正常脳の表面は長期間の腫瘍の圧迫による栄養障害からgliosisへと変化し、黄灰白色の軟らかで壊れやすい組織となっていることが多い。したがって、この部の腫瘍被膜の剥離にあたっては、出来る限り脳表に触れずに剥離を進めることが重要である。

- A：まず、薄くなった腫瘍被膜の上端を腫瘍鉗子でつかみ、適度な力で内方へ引き上げながら、腫瘍の上面（前面）および上側面の深部（裏面）を脳表から剥離する（決して、脳表面に直接触れないこと）。
- B：ついで、腫瘍側面の被膜を同様の手法にて、注意深く剥離し、少しずつ、この部位の腫瘍塊を脳表部に引き出す。
- C：さらに、腫瘍の側面から下面（後面）を同様の手法で注意深く剥離して、脳表へと持ち上げる。
- D：このようにして、腫瘍の裏面を完全に剥離すると、脳表のgliosisがはっきりと見えてくる。

　このgliosis面は直ちに、損傷されないようcotton plateでカバーすることが肝要である。

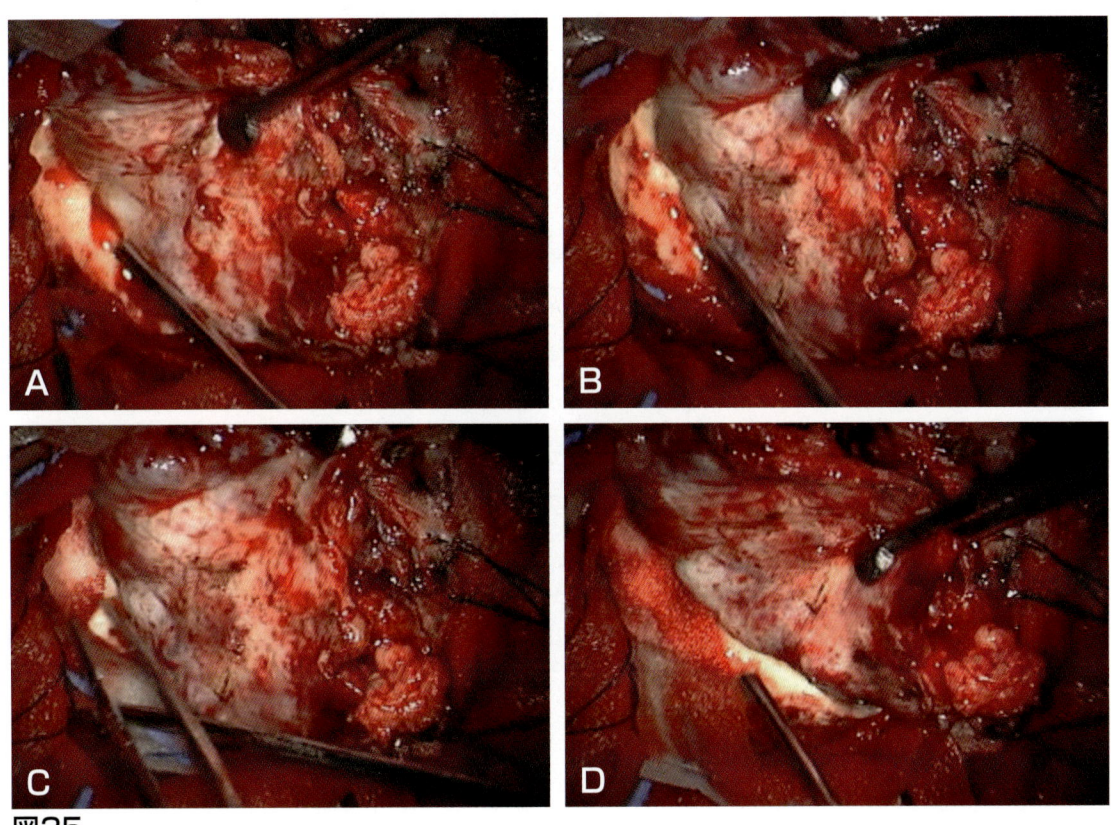

図35

●周辺脳組織からの腫瘍被膜剥離の手順(8)(図36)

　ここでは、腫瘍の正中側での上矢状静脈洞部の癒着を残して、腫瘍全周の被膜が脳組織から剥離された段階から、残存腫瘍を切除する際の注意点について述べる。この際の最大のポイントは、正中側の上矢状静脈洞部と癒着している腫瘍塊を一気に切除するのではなく、上矢状静脈壁に癒着している腫瘍塊を約1cm内外残して切除し、後に残存腫瘍を切除することである。その理由は一度に切除すると、上矢状静脈洞の損傷を極めて起こしやすいからである。

A：まず腫瘍の上面(前面)および上側面の腫瘍被膜が、完全に剥離されていることを確認する。

B：ついで腫瘍側面の被膜を十分に正中側に引き上げ、腫瘍の裏面被膜が完全に剥離されていることを確認する。

C：さらに腫瘍の正中側硬膜と腫瘍被膜との剥離が、十分になされているかを確認する。

D：すべての被膜剥離状況を確認した上で、上矢状静脈壁に癒着している腫瘍塊の一部を残して腫瘍切除を行う。

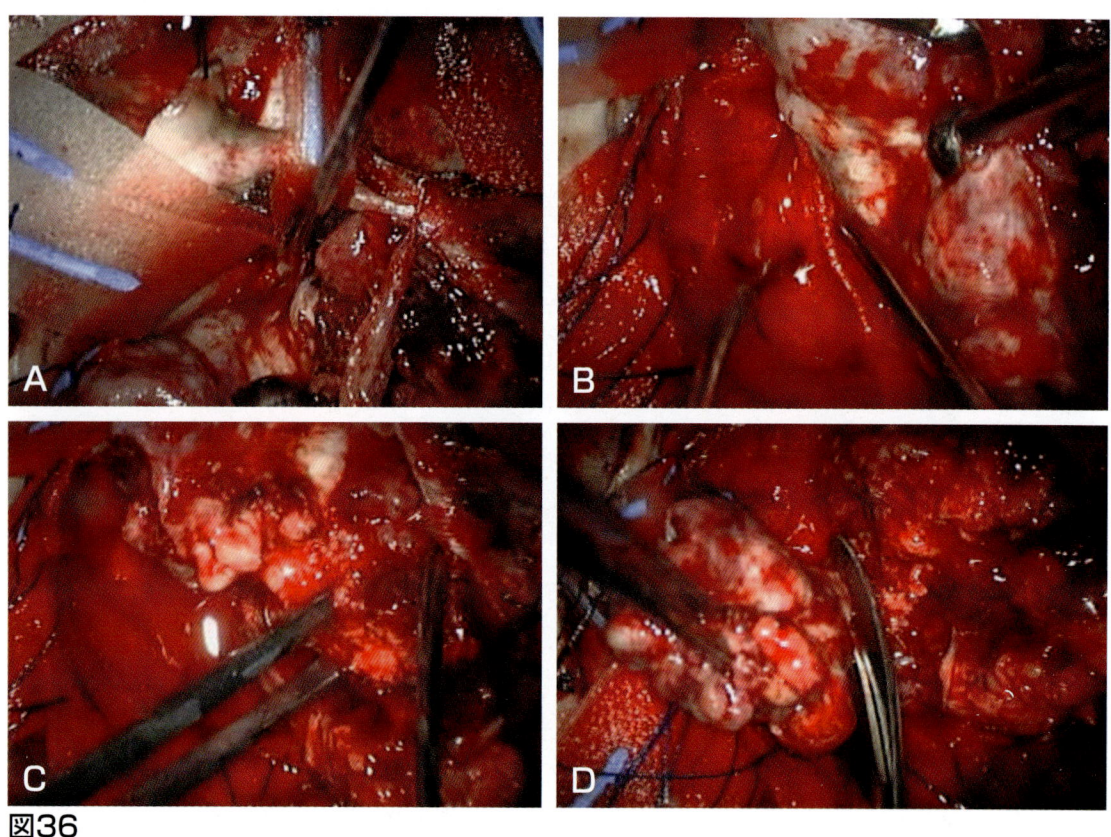

図36

●周辺脳組織からの腫瘍被膜剥離の手順（9）（図37）

　腫瘍塊摘出術の最終段階である上矢状静脈洞部の残存腫瘍摘出時の注意点について述べる。

　この部位の被膜剥離における最大の注意点は、無理な剥離をして、静脈洞壁を損傷しないことである。

　万が一、剥離時に静脈壁が裂けた場合は、慌てず、この部分をcotton plateで覆い、plate越しに注意深く血液を吸引、コントロールしながら、素早く縫合することである。決して、腫瘍を取りに行くべきではない。

　また、縫合出来ないほどの静脈洞壁の欠損を起こした場合には、慌てず、同様の手技にて、欠損面積よりやや大きめの筋膜や人工硬膜をすばやく欠損部にあてがい、欠損部位の静脈洞壁の断端ではなく、覆った筋膜や人工硬膜の断端と静脈壁とを素早く縫合して止血処置を行うことである。

A：まず上矢状静脈洞壁に付着した残存腫瘍組織を腫瘍鉗子にて注意深く、根気強く除去する。

B：ついで腫瘍被膜を軽く引きながら、鈍的に、あるいは鋭的に剥離できる範囲で剥離する。

C：残った腫瘍被膜は無理に剥がさず、丁寧にbipolar coagulatorで焼却凝固する。

D：このようにして上矢状静脈洞面の腫瘍付着部が処理された。Simpson's GradeⅡの手術の完成である。

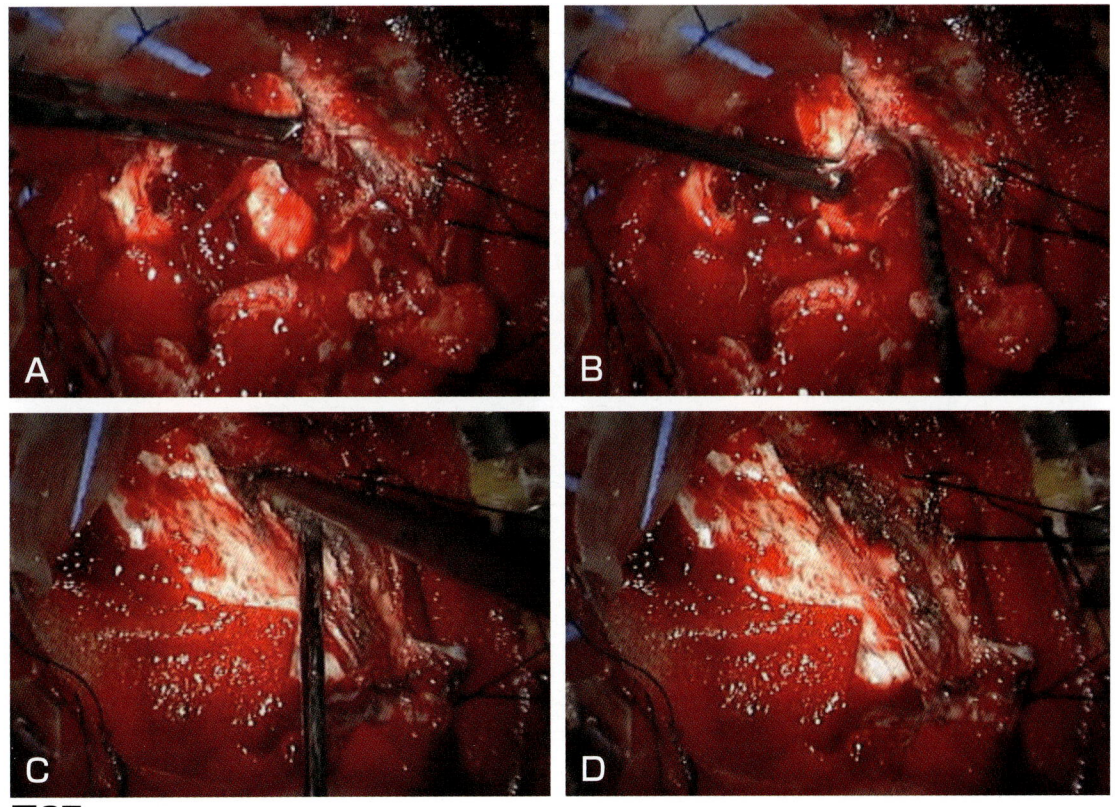

図37

7. 腫瘍摘出後の最終確認

●周辺脳組織からの腫瘍被膜剥離の手順（10）（図38）

最後に、腫瘍摘出後、必ず、確認しなければならない重要事項である腫瘍摘出腔壁の止血の確認について述べる。

A：まず、これまで腫瘍の摘出腔壁を覆っていたサージセルに生理食塩水をかけながら、注意深く剥がす。

B：ついで摘出腔内を生理食塩水で満たし、腔壁からのoozing部位を再確認し、この部分にサージセルを敷き、cotton plateをあてがって止血を待つ。

C：止血時間が長引くときは、サージセル上から軽くbipolar coagulatorを当てて凝固止血を試みるとよい。

D：少々の時間を費やしてでも、腫瘍摘出腔壁の止血が完全であることを確認してから閉頭操作へと移る。

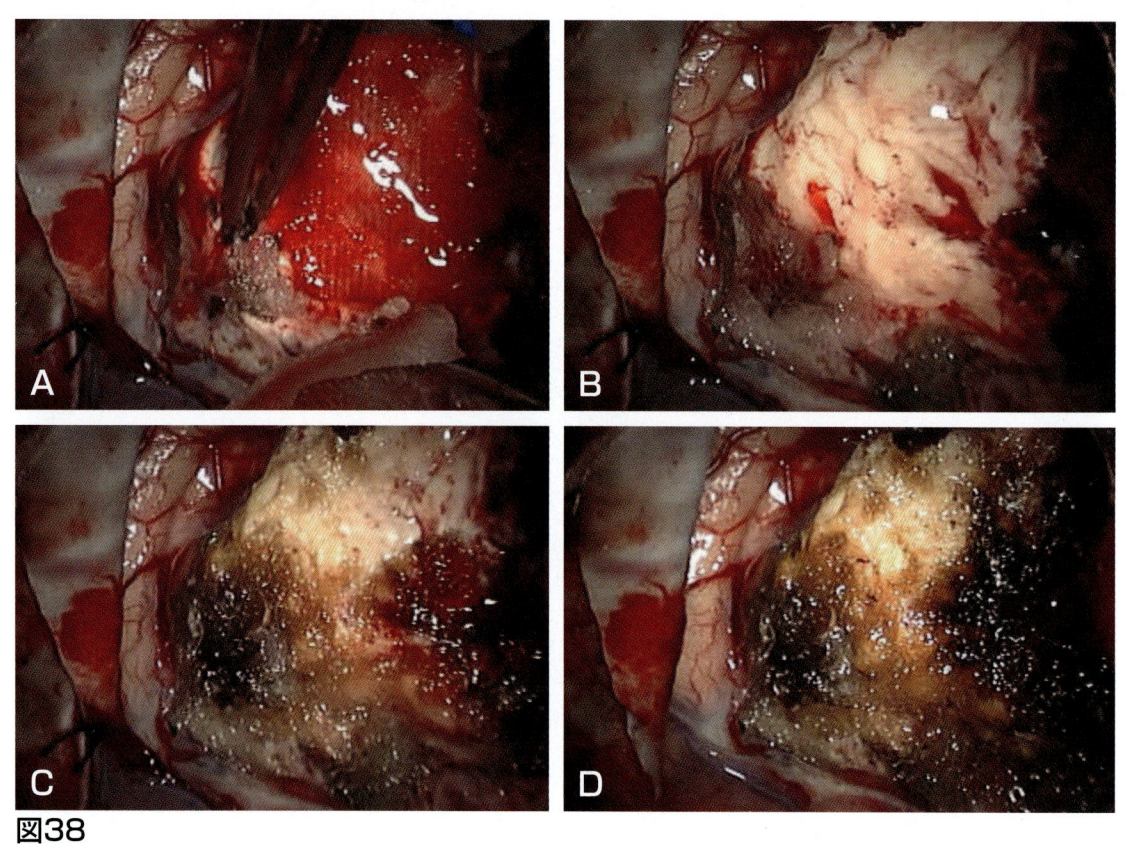

図38

このようにして腫瘍は、完全に摘出された。
あとは硬膜縫合、頭蓋骨の形成、頭皮下組織、頭皮の順序で閉頭操作を進め、手術を終了するだけである(図39)。

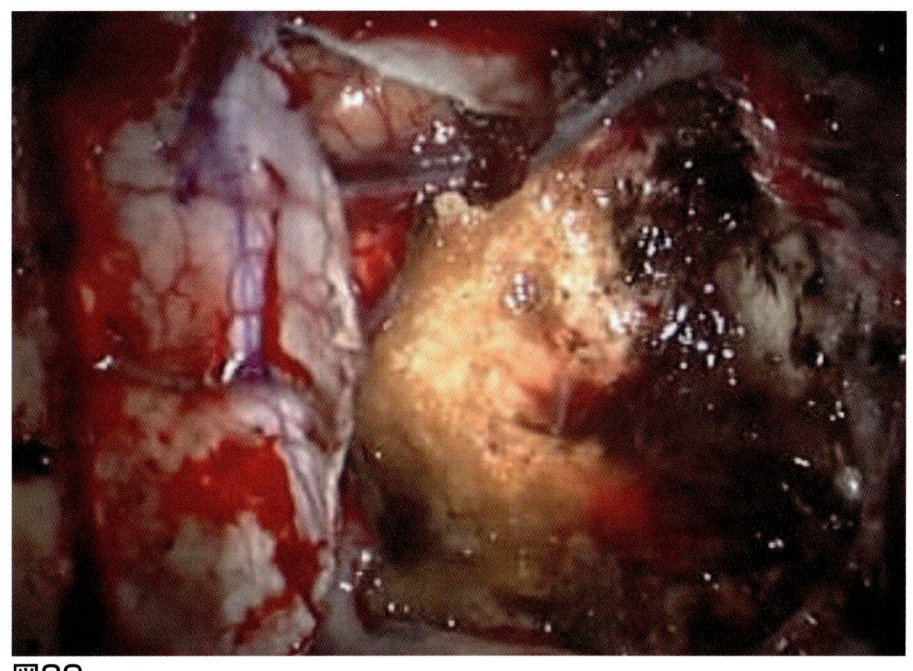

図39

(3) Post operative Gd-MRI

肉眼的には大きな髄膜腫は完全に摘出され、術後の出血や脳浮腫も認められない(図40)。

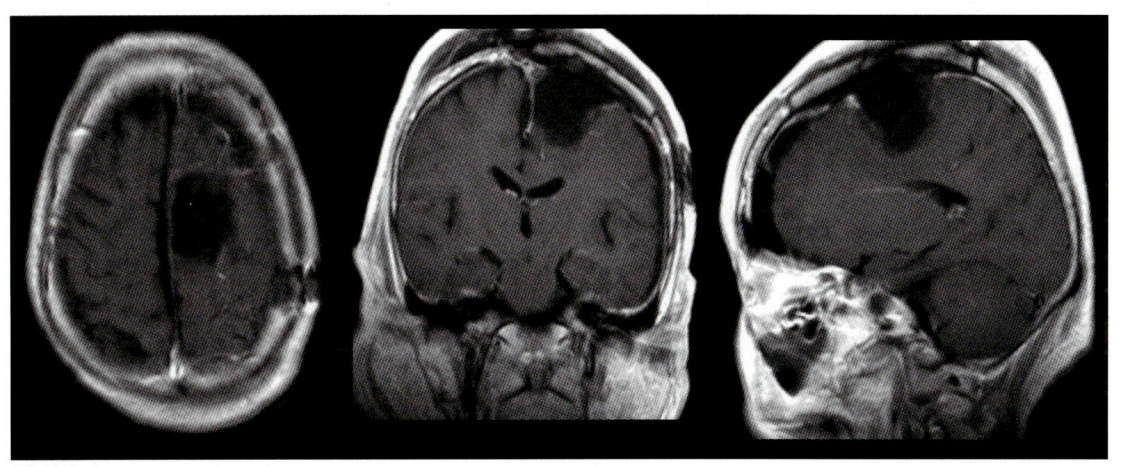

図40

第V章
頭蓋咽頭腫に対する interhemispheric trans-lamina terminalis approach

第 V 章

頭蓋咽頭腫に対する
interhemispheric trans-lamina terminalis approach

周郷 延雄

はじめに

　頭蓋咽頭腫は、胎生期の頭蓋咽頭管の遺残から発生する良性腫瘍であり、全摘出によって治癒が期待される疾患である。しかし、鞍上部から第3脳室に首座を置き、視神経、下垂体茎、視床下部などの重要な構造物と接していることから手術摘出は容易ではなく、これまでにpterional、transsphenoidal、orbitozygomatic、transpetrosal approachなど、さまざまな方法が報告されている。本稿では、一般的な手術方法の一つであるinterhemispheric trans-lamina terminalis approachについて、当施設で行っている開閉頭の工夫も合わせて解説する。

1. 術前画像評価

　腫瘍性病変の石灰化の有無と程度（図1A：CT）、嚢胞の有無や拡がり（図1B：CT、図1C：造影MRI）、脳血管撮影像静脈相でのbridging veinの数および位置（図1D：内頸動脈撮影）のほか、頭部単純レントゲンおよびCTで前頭洞の大きさや拡がりを評価しておく。

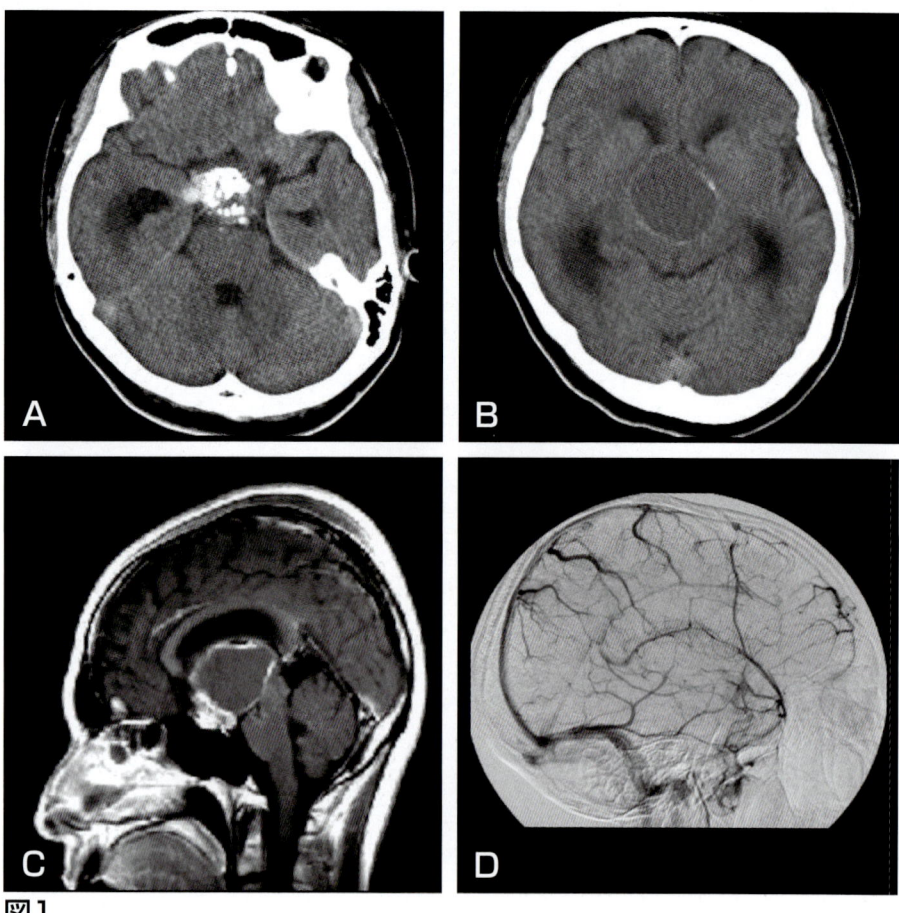

図1

2. 開頭前準備

(1) スパイナルドレナージ

①術前画像で閉塞性水頭症を認めなければ、全身麻酔後にスパイナルドレナージを挿入し、クランプしておく。非交通性水頭症や高度の頭蓋内圧亢進があれば、脳室ドレナージとする。急性水頭症で発症した場合は、腫瘍摘出術前にあらかじめオンマヤレザボアを留置しておき、術中に適時穿刺排液する。

②スパイナルドレナージの開放は、硬膜外からの余分な出血を抑えるために、硬膜のtentingを行った後とする。当施設では、一度に滴下するドレナージ量を約20〜30mLとし、必要であれば同量の排出を繰り返している。脳のretractが容易な程度に頭蓋内圧が低下したら、いったんドレナージを中止する。

(2) 腹部脂肪採取

①前頭洞開放に対する処置のために腹部脂肪を採取する。腹部の切開部位は、傍腹直筋切開よりもやや下方に3cm程度とし、下着内に隠れるように考慮する。

②前頭洞の大きさによるが、脂肪の摘出量は直径3〜4cmとしている。

(3) 手術体位

①仰臥位として、顕微鏡手術操作時に解剖学的orientationがつきやすいように頭部を正中位とする。

②頭蓋内圧の調節および術中出血を軽減するために、20〜30度のfowler位とする。

③前頭蓋底が床に対して垂直になるように固定する。Vertex down（頸部の過伸展）し過ぎると、術野に前頭蓋底が重なって視野の妨げになる。

3. 開頭

(1) 皮膚切開

冠状皮膚切開で、皮弁を可及的に底部まで翻転し、眼窩上縁を露出する(図2A)。皮弁翻転時には眼窩上神経の損傷に注意する。

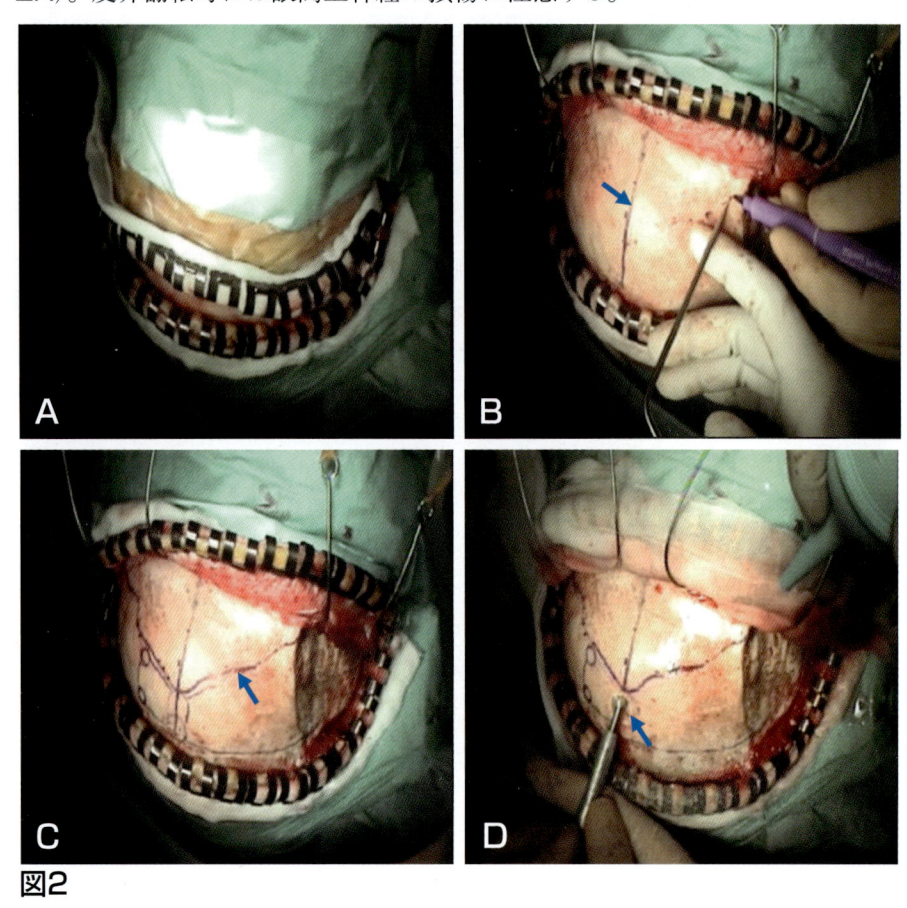

図2

(2) 前頭洞の解剖学的特徴と問題点

①前頭洞は前壁と後壁にわかれ、両者間の距離が円蓋部よりも厚いことから、特に大きな前頭洞では骨切離の難易度が高い。
②前頭洞前壁は薄い骨であり、開頭時に不要な骨折や損傷を引き起こしやすい。
③開頭後に前頭洞前壁をさらに追加削除すると、術後の骨欠損によって美容的問題を生じやすい。
③開頭正中部には上矢状洞が存在し、出血の危険性がある。
④前頭洞の開放によって頭蓋内外が交通し、術後髄液漏や感染の原因となる。

これらのことから、術者は術後の美容的観点を踏まえた開頭と閉頭時における前頭洞の完全な閉鎖を行う必要がある。当施設では、術後の美容的問題、上矢状洞からの出血、術後感染の問題を軽減することを目的として、ニューロナビゲータを用いて前頭骨上で前頭洞の拡がりを同定し、前頭洞を前壁と後壁に分けて切離する手技を用いている。

（3）前頭洞の切離および開頭法

①冠状皮膚切開後、ニューロナビゲータを用いて前頭骨上の上矢状洞（**図2B矢印**）および前頭洞の外縁（**図2C矢印**）を同定する。

②前頭洞上端よりも頭頂側にある上矢状洞上の骨を直線状に削除する（**図2D矢印**）。

  i. 本操作は上矢状洞の損傷を防ぐために行っている。

  ii. 開頭範囲のうち、前頭洞上端よりも頭頂側の上矢状洞上の骨において、その前後両端に、スチールバーでburr holeを設ける。上矢状洞上の硬膜は、骨とそれほど強く癒着しておらず、神経剥離子で丁寧に剥離すれば出血の危険性はほとんどない。

  iii. 2ヵ所のburr holeの間をスチールバーで削り、硬膜まで達したら残存する薄い骨を鋭匙で削除していく。神経剥離子による骨と硬膜との剥離、およびリュエルによる骨削除を繰り返して、上矢状洞上の骨を幅8〜10mmで直線状に開ける。この際、先細で曲がりのリュエルを用いて、左右交互に骨を削除して拡げながら進むようにする。

  iv. 骨と硬膜との癒着が強いのは、上矢状洞の正中よりも外側部である。また、実際に開頭時に出血をきたしやすいのは、その近傍のクモ膜顆粒である。クモ膜顆粒からの出血には、生体組織接着剤（ボルヒール®）のA液を塗布した酸化セルロース性可吸収性止血剤（サージセル・アブソーバブル・ヘモスタット®：以下サージセル®）を貼付し、その後にボルヒール®のB液を加えることで止血可能である。止血が不十分であれば、さらに貼付したサージセル®自体をバイポーラで凝固する。

③上矢状洞損傷時の止血方法

  i. 出血をきたした上矢状洞の孔が小さければ、ボルヒール®を塗布したサージセル®を貼付し、綿花で圧迫することによって止血できる。それでも止血が困難な大きさであれば、小さな筋膜片または筋肉片を孔にはさみ込むようにして6.0〜7.0針付ナイロンで縫合して止血する。孔を縫合のみで閉鎖しようとする操作は、さらに孔を拡大させてしまう危険性が高いため慎まなければならない。上矢状洞に大きな孔が開き、大量の出血をみた場合、綿花で孔を押さえながら太い吸引管で出血をコントロールする。ついで、適当な大きさの筋膜片で開いた孔をパッチする。この際、損傷した孔の縁は脆弱であるため、孔の縁と筋膜片の縁とを直接縫合することは困難である。すなわち、開いた孔を中心として、数mm離れた正常硬膜の四つ角に、6.0〜7.0針付ナイロンを用いて筋膜片を縫合固定する。筋膜片に緊張がかかるように縫合すると止血されやすい。さらに筋膜片と硬膜との縫合を追加し、ボルヒール®を塗布したサージセル®を貼付することで止血する。

④前頭洞を残して、左右別々に開頭する(図3A、B)。
　右側からのアプローチが主となるため、右側に大きい開頭が原則である。
　Bridging veinの存在や腫瘍の局在を考慮し、左側に大きい開頭が選択されることもある。
⑤前頭洞部以外の周囲骨縁にtentingを行って止血する。
⑥前頭洞後壁とその直下の硬膜を直視下に剥離する。
⑦前頭洞の前壁と後壁の間に存在する洞内中隔をノミで切離する(図3C)。
⑧前頭洞の前壁を可及的に底部で切離する(図3D)。

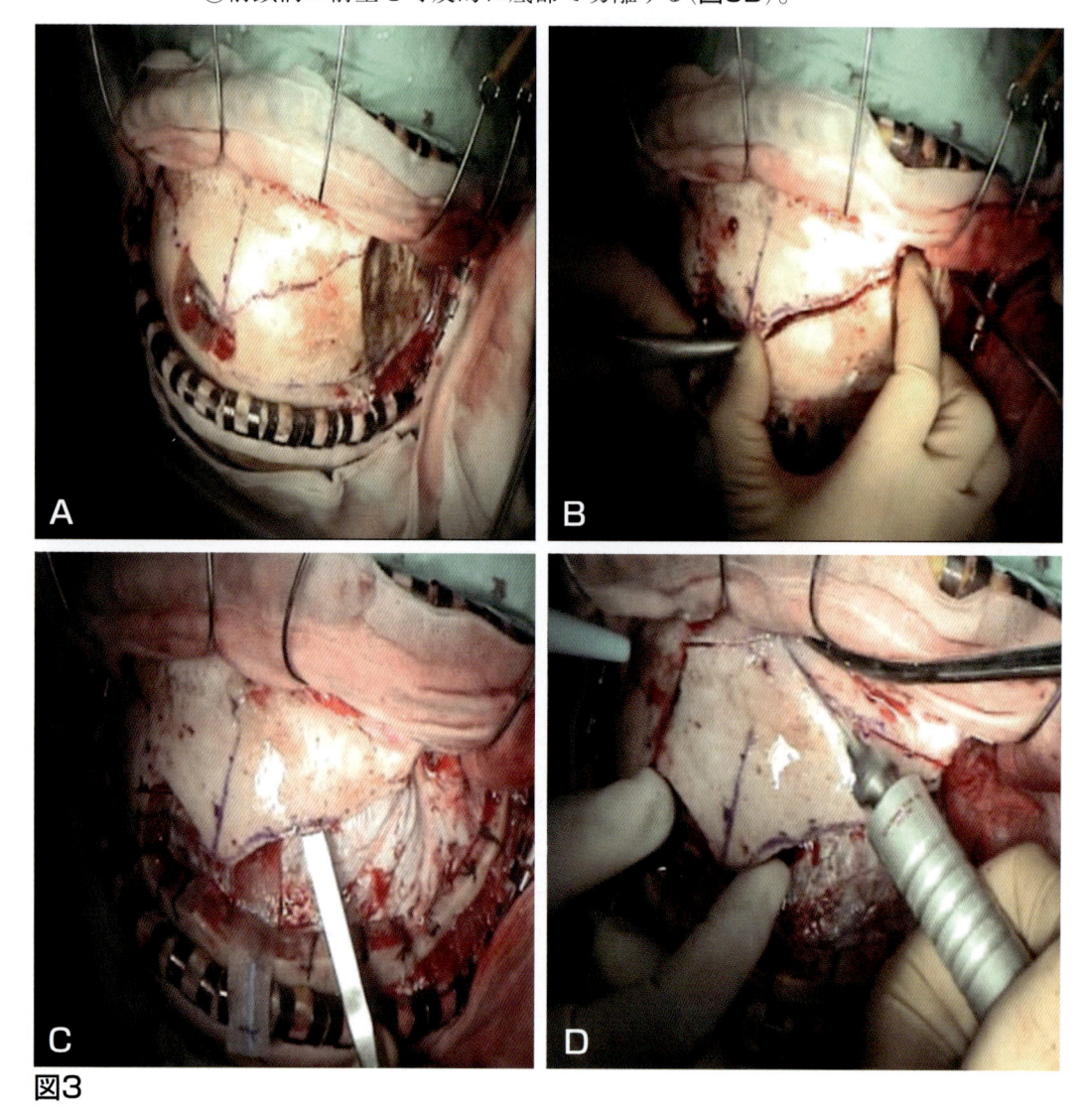

図3

⑨前壁のみを一塊として摘出する(図4A)。
⑩前頭洞内粘膜を剥離切除する(図4B)。
⑪後壁を直視下に切離除去し、後壁切離縁をリュエルで直線的に整える。これは、閉頭時における有茎骨膜弁による前頭洞の密閉性を高めるためである(図4C)。
⑫開放された前頭洞内には、イソジン®を湿らせた綿花を数枚挿入しておき、頭蓋内操作時における細菌散布を防ぐ(図4D)。
⑬前頭洞開放時に使用した手術機器は、術後感染を防ぐために頭蓋内操作では用いないようにする。

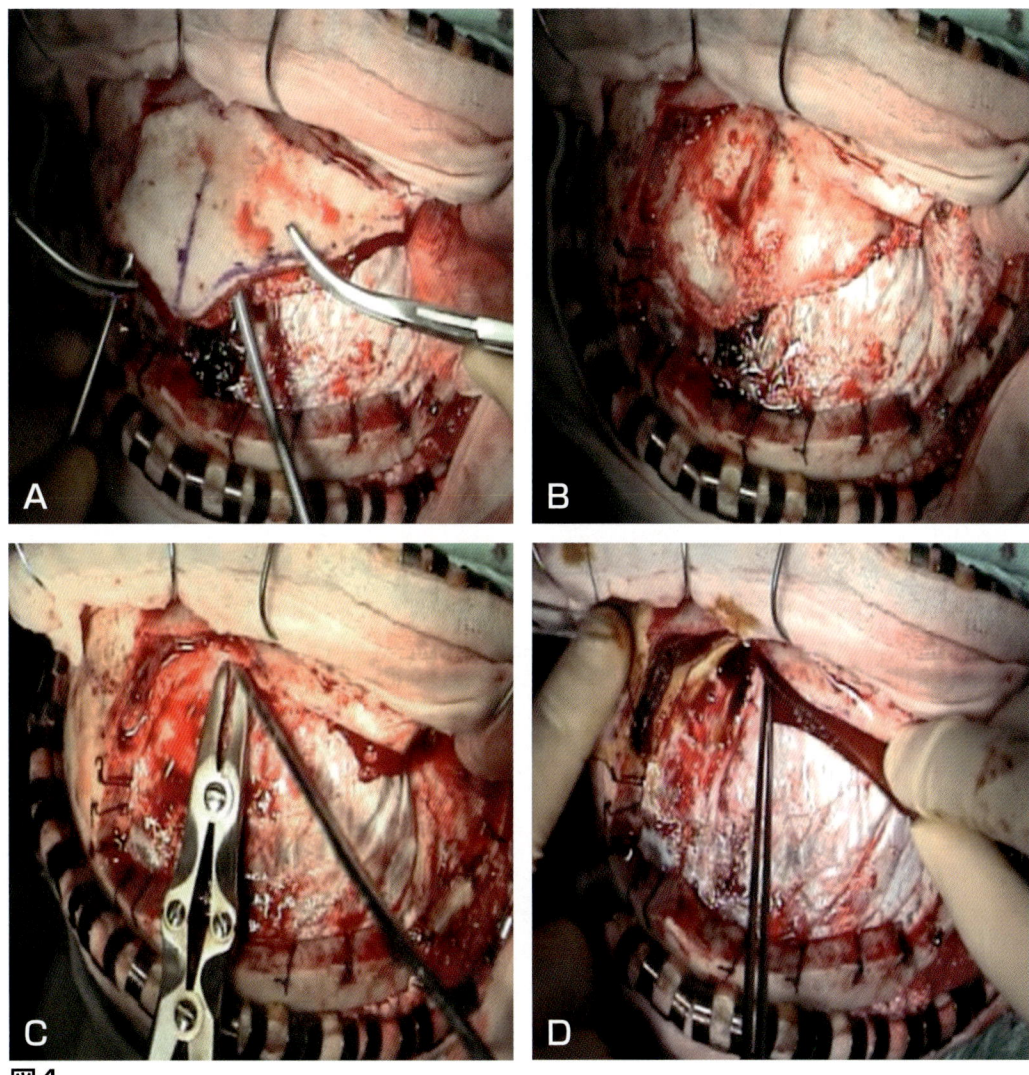

図4

(4) 硬膜切開

①スパイナルドレナージの開放

　硬膜切開前にドレナージを開放し、脳圧を低下させる。脳圧が調節できたら一時ドレナージを中止する。

②硬膜切開

　硬膜切開の基本は、右前頭蓋底部と正中部（大脳鎌側）が露出されるように切離することである。左側では、正中底部に達する切離を加える（**図5：青線部分**）。脳表のbridging veinが硬膜に入り込んでいる場合は、前述の切開線にこだわらず、veinの両側硬膜を切離して遊離するか、他の切離線に変更する。

③上矢状洞の結紮・切離

　i. Interhemispheric fissureを脳ベラで軽く開き、上矢状洞および大脳鎌周囲にスペースをつくる。

　ii. 前頭蓋底部の上矢状洞先端部を2ヵ所で結紮し、その間をバイポーラで凝固した後に切離する。連続している大脳鎌も切離する。

④Crista galli上の硬膜を剥離して、Crista galliを削除する。

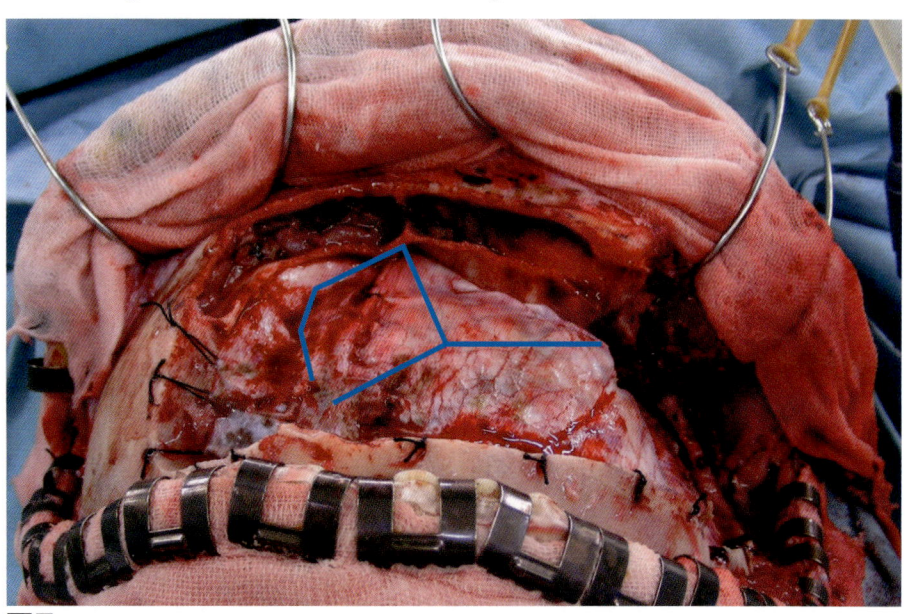

図5

4. 顕微鏡下での大脳縦裂の剝離

①基本的な前頭葉のretractの方向は、上外側（術野の手前外側）である。

②右前頭極から前頭蓋底に向かうbridging veinが存在する場合、temporary clipで一時的にbridging veinを遮断して脳に変化をきたさないことを確認してから凝固切断する（図6）。

③嗅神経の温存

　i. 嗅神経は、前頭葉底部に癒着し、浅い部位では正中に、深部では外側に存在している。また、篩板で固定されており、脆弱な組織であるために不注意なretractによって容易に損傷する。

　ii. 顕微鏡下手術開始時において、右前頭極を前頭蓋底から軽くretractし、嗅神経を同定する（図6矢印）。

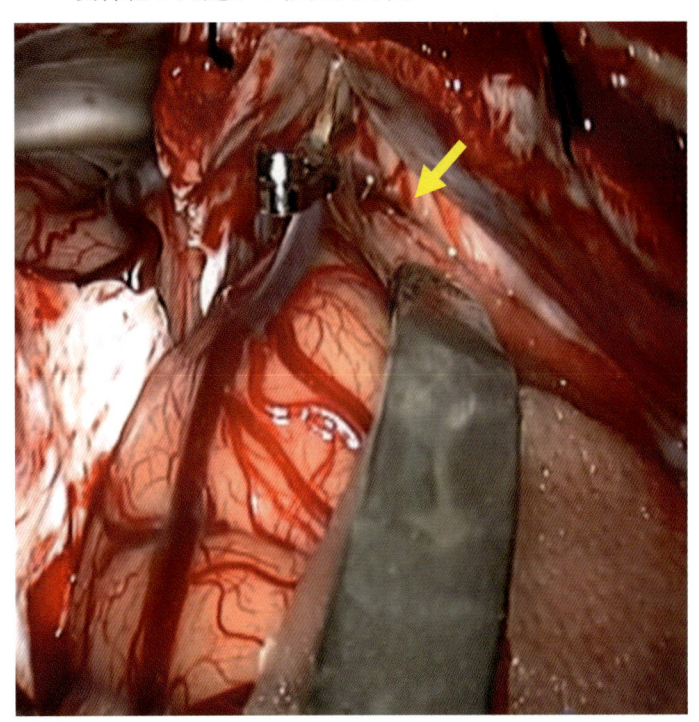

図6

iii. 右嗅神経と前頭葉底面との間のクモ膜を鋭的に切離し、嗅三角近傍まで剥離する(図7A)。
iv. 篩板で固定されている嗅球は、ボルヒール®を塗布したサージセル®で保護し(図7B矢印)、引き抜きを予防する。
v. 左嗅神経には剥離操作を加えない。左前頭葉の外側へのretractを、最低限に抑えることで左嗅神経の温存を図る。左前頭葉のretractは、左篩板の外側までを目安とする。

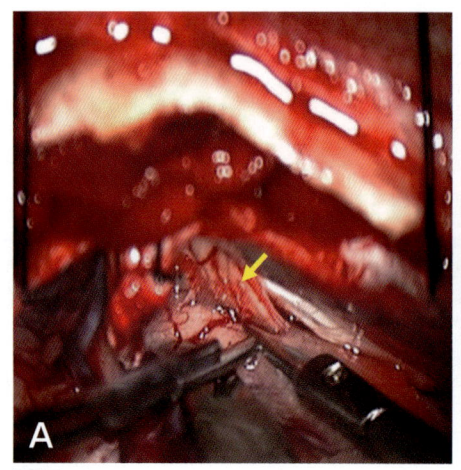

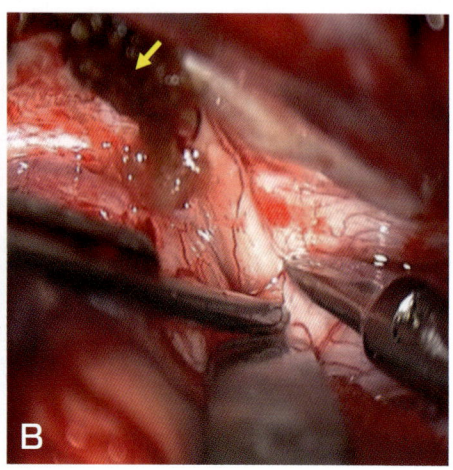

図7

第Ⅴ章 頭蓋咽頭腫に対するinterhemispheric trans-lamina terminalis approach

④大脳縦裂の剥離

　i. 手術操作部位の大脳縦裂間にbridging veinが存在する場合、bridging vein周囲のクモ膜を鋭的に切離し、bridging veinと脳表を剥離することによって、大脳縦裂間が開くようにする。剥離したbridging veinは、サージセル®を巻いて損傷を防ぐ。

　ii. 大脳縦裂を左右に軽くretractして、大脳縦裂であると容易に同定できるクモ膜から切離していく（図8A）。

　iii. 1ヵ所に限局して深く入っていくのではなく、広く浅く、クモ膜を切離する（図8B）。

　iv. 大脳縦裂剥離の早期において、右前頭葉を上外側（術野手前外側）に軽くretractし、前頭蓋底側から蝶形骨平面を確認しておく。これによって到達目的部位の深さと位置を認識することができ、その後の剥離操作時のorientationに役立つ（図8C）。

　v. クモ膜やtrabeculaの切離は、吸引管や脳ベラで操作部位を軽く緊張させて鋭的に切ることが重要である（図8D）。

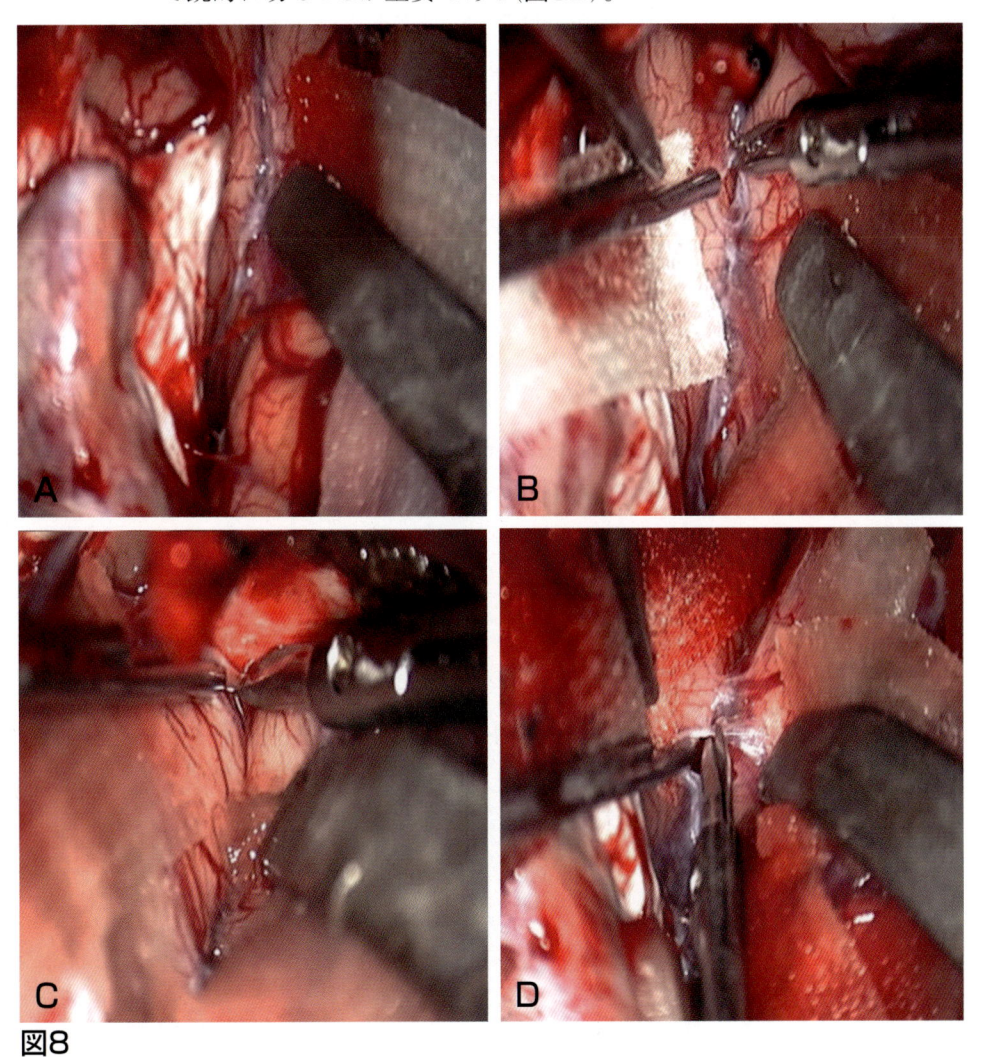

図8

vi. 深部では、大脳縦裂と脳溝との鑑別が困難になることがある。大脳縦裂深部における剥離操作では、手術操作を加えている部位が両側前頭葉の軟膜上であるか、血管が存在する腔であるかを常に意識する(図9A)。

vii. 大脳縦裂の剥離における重要な操作として、前頭蓋底部正中のクモ膜を蝶形骨平面に向かって鋭的に切離することが挙げられる(図9B、C)。前頭蓋底近傍では、左右の前頭葉間の癒着は弱く、大脳縦裂の同定は容易である。前頭蓋底部正中のクモ膜を切離した後、大脳縦裂を前頭蓋底部から上方(術野手前方向)に剥離していくとorientationがつけやすい(図9D)。

viii. 大脳縦裂と脳溝との鑑別が困難になったら、他部位への手術操作に移るのがさらなる軟膜下の脳挫傷を防ぐことになる。また、他部位の剥離を行うことによって、手術操作が困難であった部位の剥離が可能になる。

ix. 大脳縦裂の同定が困難になった場合の解決策の一つとして、前大脳動脈の分枝を露出し、その腔を辿っていく方法がある。

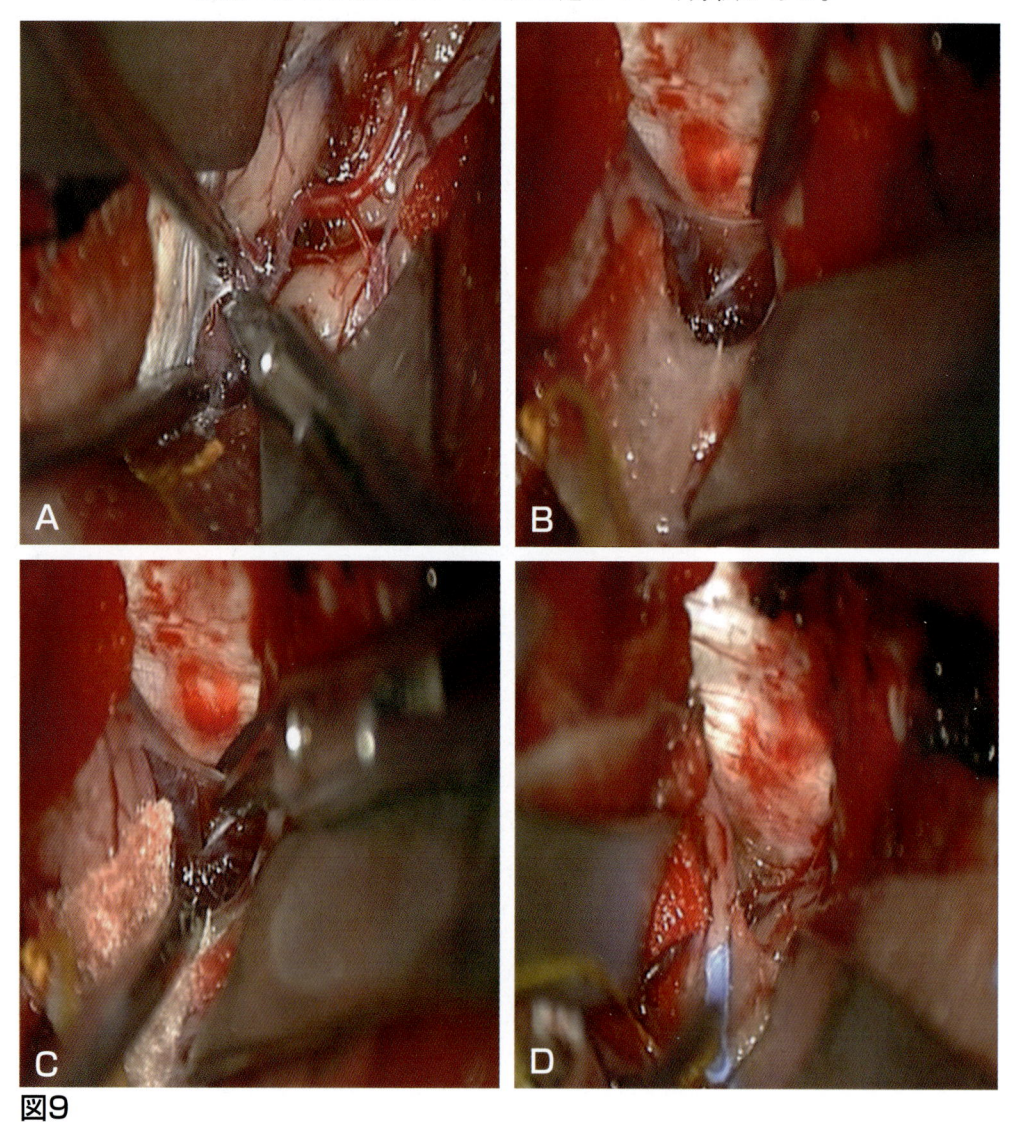

図9

（1）前交通動脈（A-com）を切除する場合

①大脳縦裂を十分に剥離して、前大脳動脈のA2（**図10A矢印**）または視神経から辿り、両側前大脳動脈のA1とA2、A-com、視神経、lamina-terminalisを露出する。

②本例のごとく、腫瘍が大きい場合は、腫瘍摘出のために広い術野が必要になる。また一方で、腫瘍が大きい場合には、視交叉やlamina-terminalisが前上方に圧排されることに伴って、A-comは伸展して細くなり（**図10B矢印**）、A-comの切断が容易であることが多い。

③A-comから分枝したhypothalamic branchを温存するように、ヘモクリップを2ヵ所にかける（**図10C**）。A-comを切断することによって、かなり広い術野が得られるようになる（**図10D**）。

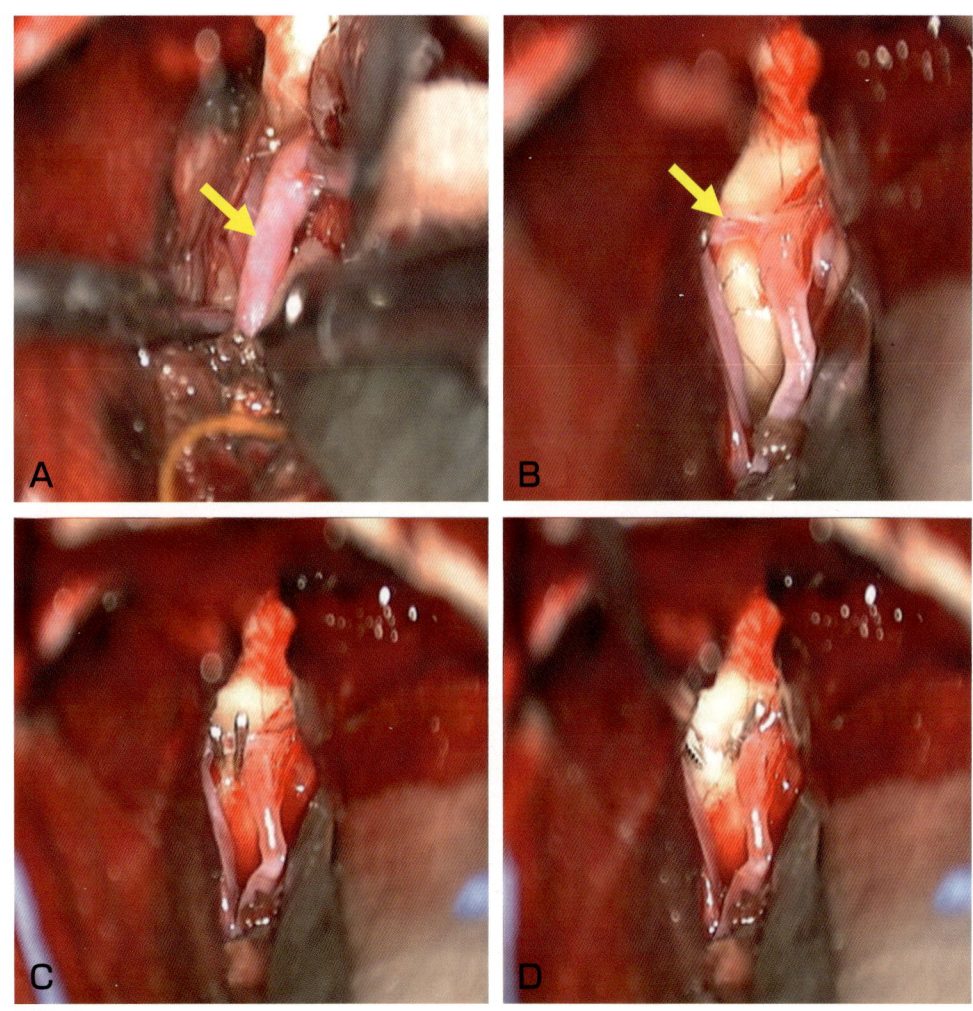

図10

(2) 前交通動脈（A-com）を温存する場合

① 腫瘍が小さく、視交叉やlamina-terminalisの前上方への圧排が少なく、A-comが伸展されていない場合、または、A-comが短い場合、その切断は困難である（図11A）。

② このような症例では、A-comを上方（術野手前）に牽引することで、lamina-terminalisを開放する間隙をつくる（図11B）。この際、A-comの牽引を十分行うために、両側A1、A2を周囲と十分に剥離することでA-com complexの全体的な可動性を高めておく。

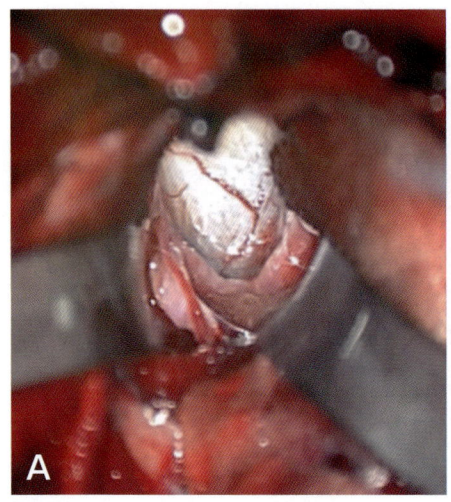

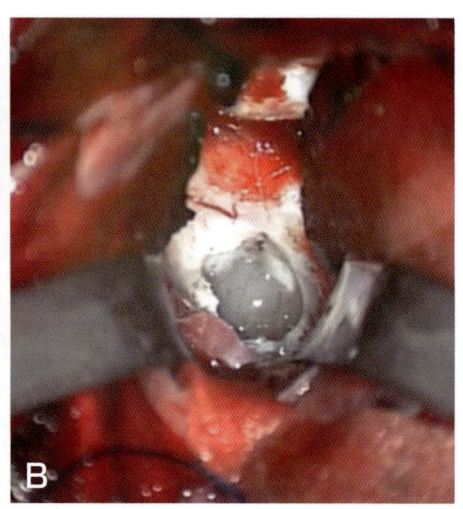

図11

5. 腫瘍摘出

①A-comを切断後、右前頭葉には脳ベラをかけ、左前頭葉は適時吸引管で圧排することで術野を確保する(図12A)。必要時には両側前頭葉に脳ベラをかけるが、左前頭葉のretractは軽微にとどめるように心掛ける。

②Lamina-terminalisを開放して腫瘍被膜を露出する(図12B)。

③腫瘍被膜を切開し、嚢胞内容液を吸引して減圧を図る(図12C)。

④吸引管および超音波吸引装置を用いて、嚢胞内から腫瘍被膜を破らないように腫瘍実質成分を摘出して内減圧する(図12D)。

⑤下垂体茎は、腫瘍摘出操作の早い段階で、視交叉の前から同定してその温存を目指す。しかし、必ずしも容易ではなく、術後の内分泌学的加療が重要となる。

⑥腫瘍は、第3脳室壁の側方(視床下部)と下方(第3脳室底)で癒着し、上方と後方では癒着していないことが多い。

⑦腫瘍被膜を軽く牽引しながら、腫瘍とその側方(視床下部)との間を少しずつ剥離していく。これを左右で行う。視床下部と腫瘍とは極めて近接しているため、腫瘍の側方における剥離は、吸引管ではなく剥離子を用いた操作とし、視床下部の損傷を防ぐ。

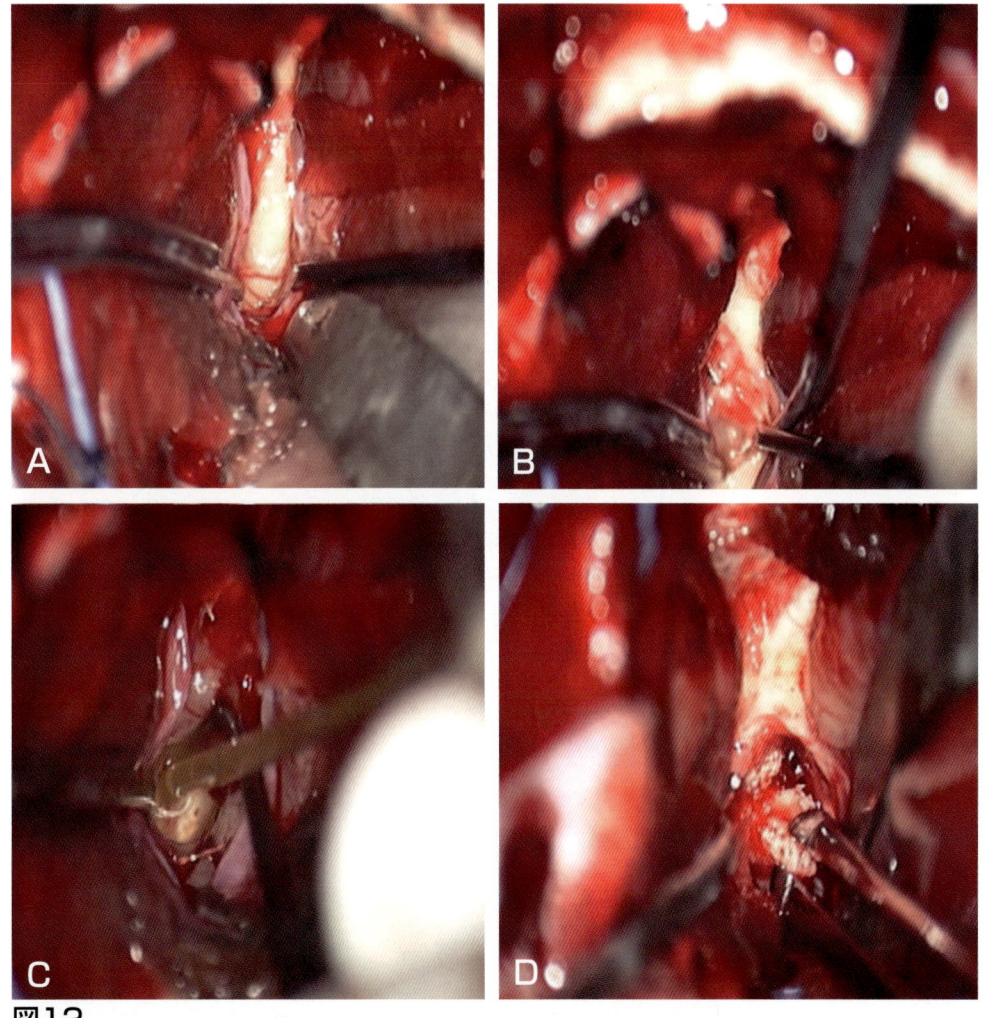

図12

⑧腫瘍の内減圧、腫瘍被膜の剥離、腫瘍被膜の切離除去を繰り返す。腫瘍被膜の切離範囲は、次の手術操作時に把持できる程度の"のりしろ"を残すようにする。

⑨腫瘍の摘出操作を進めていくと、腫瘍上部の可動性が増し、腫瘍上部を術野手前に引き出すことができるようになる。腫瘍の深部に、中脳水道開口部が確認できれば、それよりも底部の第3脳室壁が視床下部にあたる。

⑩腫瘍上部と外側部を摘出した後、腫瘍下部（第3脳室底部）の操作に移る。同部は強く癒着しており、また石灰化部分を伴うことが多い。石灰化した腫瘍部分に対しては、超音波吸引装置で細かく砕いてから摘出すると、周囲脳組織の損傷が少ない。

⑪本方法における死角は視交叉下面であり、残存腫瘍に対して神経内視鏡の併用も有用である。一方、死角部分に対する無理な操作は、視神経、穿通枝などの損傷によって合併症の危険性を高めるため、極めて小さな残存腫瘍であれば、術後の定位脳放射線治療を考慮する。

⑫腫瘍がほぼ摘出されると、術野深部の脳底槽内の脳底動脈先端部が観察される（図13）。

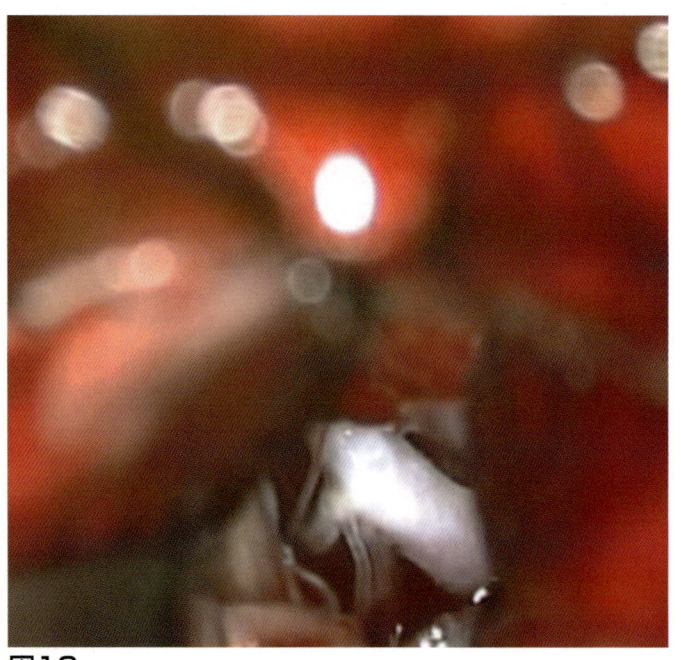

図13

6. 閉頭

①硬膜を密に縫合した後、皮弁の骨膜を剥離して有茎骨膜弁を作成する。この際、皮弁を牽引することによって皮弁が閉創された状態をシミュレーションしながら、有茎骨膜弁の剥離範囲を決定する。

②前頭洞の後壁に、7～8mm間隔で数ヵ所の小孔を設ける(**図14A矢印**)。前頭洞外側を完全に閉鎖する上で、前頭洞後壁の最外側に小孔を設けることが重要である。

③前頭洞後壁の小孔と有茎骨膜弁を密に縫合固定する。

　i. 前頭洞後壁の小孔に対応する有茎骨膜弁の部位に、小孔に向けて針糸を貫通させる。

　ii. 小孔に糸を通したら、再度、先の有茎骨膜弁貫通部位の近くに裏側から糸を通し、モスキートで把持しておく(**図14B矢印**)。

　iii. 前頭洞後壁の小孔と有茎骨膜弁の糸は、1対1ではなく、一つの前頭洞後壁の小孔に対して、2～3の有茎骨膜弁からの針糸を通すようにしている。

　iv. 腹部脂肪を前頭洞内に充填した後、前頭洞後壁の小孔と有茎骨膜弁とを前述の糸で結紮していき、前頭洞を密に閉鎖する(**図14C**)。

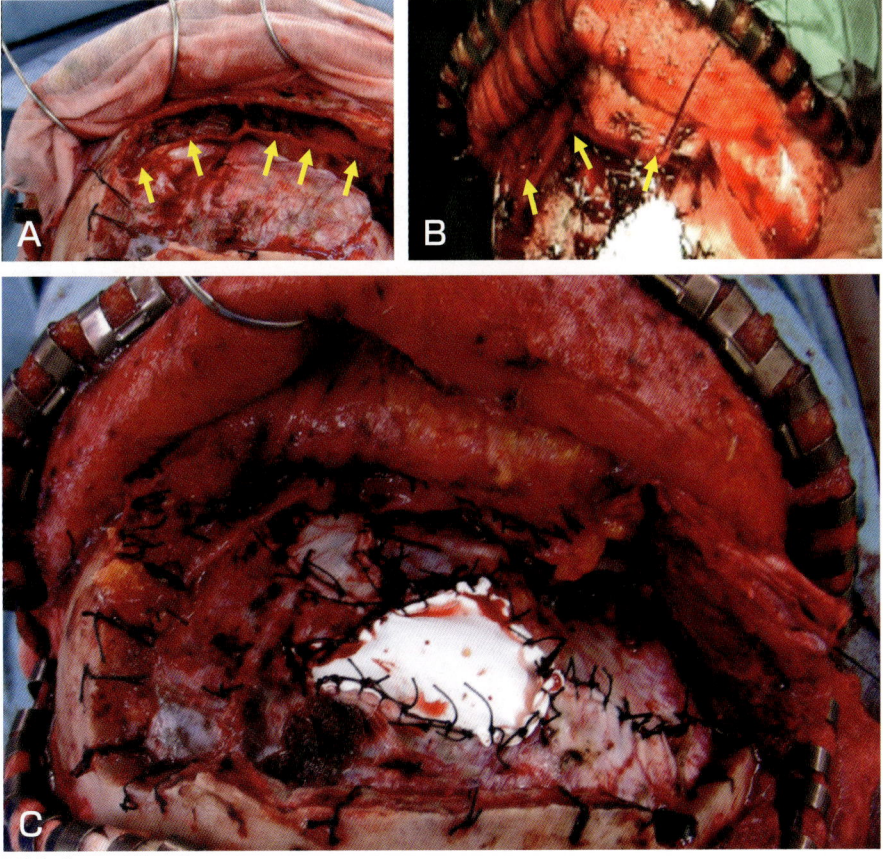

図14

④残存した腹部脂肪は、縫合した硬膜上に敷くことで髄液漏の予防に用いている(図15A)。

⑤骨片と硬膜とのcentral tentingを施し、骨片をチタンプレートで固定する(図15B)。

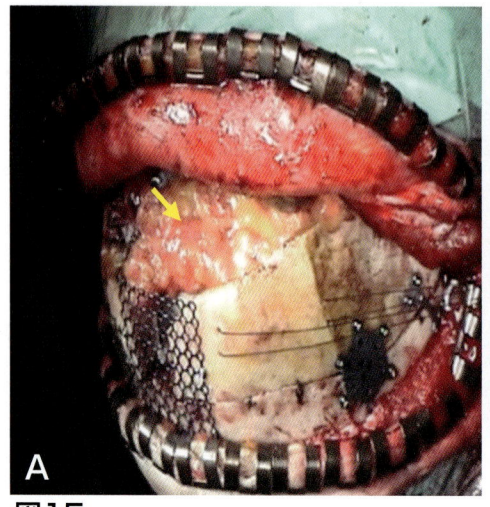

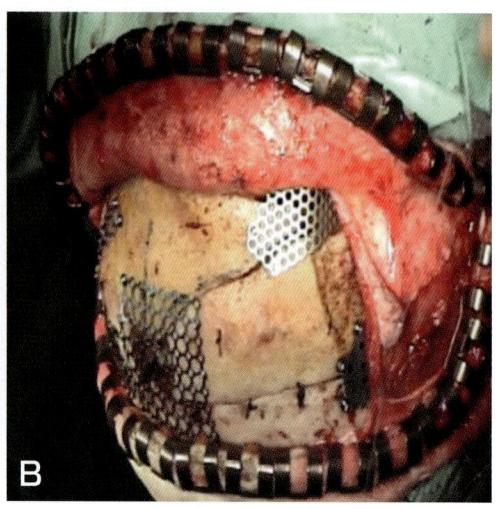

図15

⑥術後3D-CT上、頭蓋形成に美容的問題はなく(図16A)、また、術後MRIにて腫瘍は摘出されている(図16B)。

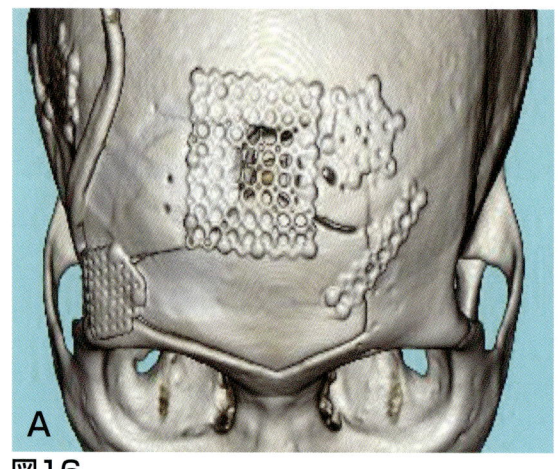

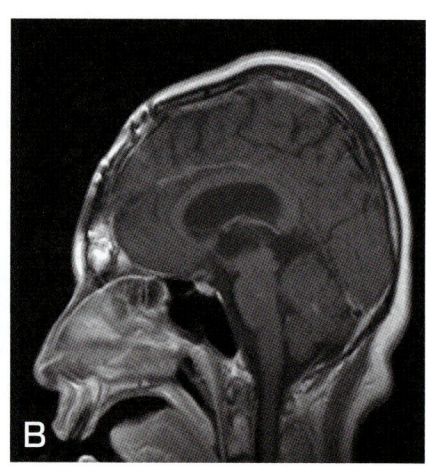

図16

おわりに

Interhemispheric trans-lamina terminalis approachによる頭蓋咽頭腫の手術では、腫瘍の摘出方法だけではなく、その開閉頭についても十分な知識と技術が必要であろう。

第Ⅵ章
脊髄硬膜内髄外腫瘍（脊髄神経鞘腫）の手術

第Ⅵ章

脊髄硬膜内髄外腫瘍（脊髄神経鞘腫）の手術

伊藤 昌徳

はじめに

　脊髄硬膜内髄外腫瘍は神経鞘腫と髄膜腫（4：1）が最も頻度が高く、その他まれに類皮腫、類上皮腫、神経膠芽腫、髄芽腫、胚細胞腫、孤立性線維性腫瘍（solitary fibrous tumor）、神経腸管嚢胞などが発生する。脊髄神経鞘腫（schwannoma）、神経線維腫（neurofibroma）は40〜60歳に好発するが神経線維腫症（neurofibromatosis：NF-1、NF-2）に合併する神経鞘腫は若年でも認められる。NF-2患者の脊髄神経腫瘍は神経鞘腫であり、神経線維腫ではない。まれに前根から発生する（特に神経線維腫）が、ほとんどが神経後根から発生し、硬膜内髄外腫瘍として診断される。約30％の症例で砂時計腫として硬膜外伸展を示す。完全に硬膜外に発育するもの、軟膜下・髄内に発生するものがまれにある。多発例は神経線維腫症（NF-1、NF-2）に合併するものがほとんどである。まれに、神経線維腫症の診断基準を満たさないもので多発性に発生するものがあり神経鞘腫症（schwannomatosis）と呼ばれる。また、神経鞘腫にはmobile tumorと呼ばれ脊柱管内を移動するもの、ancient schwannomaと呼ばれ長期間で退行変性をきたしたものもまれにみられる。

　病歴の長さは受診までの中央値が60週と非常に長いのが特徴である。発生神経根領域の痛み、すなわち神経根症状（radiculopathy）で発症することが多い。腫瘍が大きくなると脊髄症状（myelopathy）が起こり、緩徐に進行する。まれに、髄液中の蛋白濃度上昇のため水頭症をきたすことがある。

　単純レントゲン像では砂時計腫（dumbbell tumor、hourglass-shaped schwannoma）において椎間孔拡大がみられる。椎弓根の菲薄化、椎体のscallopingを生じることがある。CTでは脊椎変形、椎間孔の拡大をみる。MRIは不均一な信号をとり、腫瘍内容物に変性部位、cyst、陳旧性の出血などによるもので、造影も不均一となる。頸椎部のものはMRA（MR angiography）、3D-CTA（CTアンギオ）に椎骨動脈への圧迫・偏位、腫瘍との関係が把握できる。

　脊髄硬膜内髄外腫瘍は手順を踏んで慎重に摘出すれば術前の神経症状の改善が期待できる。一方、さまざまな神経鞘腫を確実に合併症なく手術をし、神経機能の改善を図るためには、かなり術者としての経験、技量を備えていなければならないとの警鐘にも真摯に耳を傾ける必要がある。脊髄膜内髄外神経鞘腫を中心に代表的症例で手術手技を解説する。

　発生頻度の低い胸椎部および仙椎部の手術と前側方アプローチについては他書に譲る。

第Ⅵ章　脊髄硬膜内髄外腫瘍（脊髄神経鞘腫）の手術

1．神経鞘腫の病理

　神経鞘腫の病理組織学所見にはAntoni A型とAntoni B型があり、両者が混在することが多い。細胞はAntoni Aでは緻密線維性（dense fibrillary）、Antoni Bでは遊離網状（loose reticular）に配列する。Antoni Aでは柵状配列（palisading）かつ川の流れのように細胞が合胞体を形成し密な配列を示す。桿状あるいはタバコ状の核はクロマチンに富んでいる。Antoni Bでは退行変性、すなわちヒアリン変性、脂肪変性を示す。海綿状血管腫でみられるような薄い血管がみられ、血管壁に小窓を有することが髄液中への蛋白漏出の原因とされる。脊髄神経鞘腫はAntoni Aが多く真の柵状配列（palisading）がみられる。一方、頭蓋内神経鞘腫ではAntoni Bが多い。免疫染色ではS-100蛋白、vimentin、Leu7が陽性である。

　神経線維腫（neurofibroma）は組織学的にSchwann cell、fibroblast、perineural cellから成る。典型的なAntoni AとAntoni Bの構造は存在しないが、局所的に柵状配列や渦巻き状配列がみられることがある。NF-1と無関係に発生するものとNF-1患者の脊髄神経根に発生するものがある。

WHO 分類：神経由来の腫瘍	
Schwannoma	WHO grade Ⅰ
Neurofibroma	WHO grade Ⅰ
Perineuroma	WHO grade Ⅰ
Malignant peripheral nerve sheath tumor（MPNST）	WHO grade Ⅲ or Ⅳ

左：Antoni A、腫瘍細胞の柵状配列（palisading）　右：波状の紡錘形細胞、H&E染色×40
　　H&E染色×100

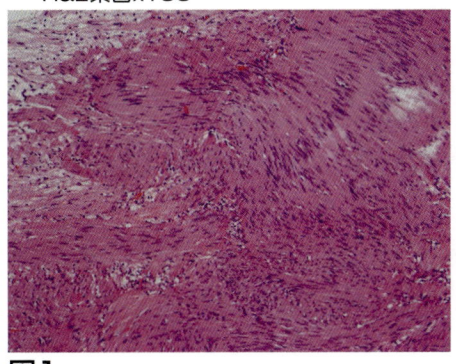

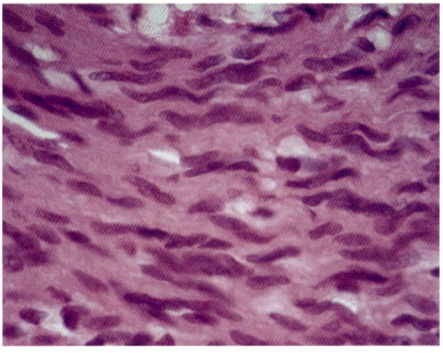

図1

2. 脊髄神経鞘腫の手術の基本

脊髄神経鞘腫の手術の基本を示す。

(1) 皮膚切開、筋肉切離/剥離、棘突起・椎弓切除（形成）

頸椎、胸椎、腰椎どのレベルの神経鞘腫でも片側椎弓切除術（hemilaminectomy）と棘突起基部の削開を行えば硬膜内腫瘍の摘出は可能である。多くは2椎体レベルのexposureで十分であるが、骨削開の範囲は必要かつ十分に行う。術中エコーが利用できる施設では半椎弓切除術後に硬膜上から腫瘍の局在と広がりを把握でき骨削開を決定できるが、必須ではない。頸椎では術後の後彎変形や不安定性を少なくする目的で、単純な椎弓切除とせず椎弓形成術を行うのが一般的である。正中切開で片側のみの傍脊柱筋肉剥離を行い、棘突起基部切断を行って棘間靭帯を付着したまま傍脊柱筋肉を一塊として反対側剥離展開する方法が最も一般的である。棘突起に付着する頸半棘筋を切離せずに筋肉を付着したまま、棘突起縦割を行う方法もとられる。Hemilaminoplasty（片側椎弓形成術）またはlamimoplasty（椎弓形成術）を行う方法で椎弓に側溝を設けヒンジとして挙上する方法もとられる。硬膜外静脈叢からの出血のコントロールは症例により難渋することがある。バイポーラ凝固、サージセルなどで止血を行う。

正中切開で片側のみの傍脊柱筋肉剥離を行い、棘突起基部切断を行って棘間靭帯を付着したまま傍脊柱筋肉を一塊として反対側剥離展開する方法が最も一般的である。

(2) 硬膜切開、クモ膜切開

この段階で手術用顕微鏡を用いる。硬膜は縦方向に切開する。硬膜の一部をフックまたは摂子で挙上しメスで数ミリ切開する。硬膜の両端を摂子でつかみ硬膜を縦方向に裂いていくか、マイクロ剪刀で切っていく。硬膜切開端に糸をかけ両外側に開き筋肉に牽引固定しておく。クモ膜をマイクロ剪刀切開し両外側に開く。切開したクモ膜断端を切開した硬膜の断端にヘモクリップで固定するが、必須の操作ではない。

(3) 腫瘍摘出

脊髄硬膜内髄外腫瘍は手順を踏んで慎重に摘出すれば術前の神経症状の改善が期待できる。露出された腫瘍の表面の血管をバイポーラで凝固しておくと後の操作に伴う出血を少なくできる。腫瘍の頭尾側に各々綿片を挿入しておき、血液、デブリスのクモ膜下腔への流れ込みを抑えておく。血液がクモ膜下腔に残存すると癒着性クモ膜炎が数年後に起こることがあるので注意が必要である。腫瘍に切開を加え超音波吸引器等を用いintracapsular debulkingを開始する。腫瘍中心部の摘出が十分になされると腫瘍被膜は自然に落ちてきて周囲脊髄および脊髄神経からの可動性が出現する。神経鞘腫が脊髄と強く癒着していること

は、極めて少ない。

手術操作においていくつかの外科的手術操作上の問題が提起されている。腫瘍と脊髄神経が強く癒着している症例や軟膜下への伸展を示す症例は極めてまれであるが、剥離操作に注意を要する。歯状靱帯よりも前方に存在する腫瘍では脊髄が行く手を阻むので一塊として摘出するのは困難であるため内減圧を十分に行えば、引きずり出すように摘出できる。発生母地である脊髄神経の機能は廃絶して他の脊髄神経に代償されていることが多く、その切断後に神経脱落症状が出現することはまれであるが、発生母地ではない脊髄神経が腫瘍と強く癒着している症例もある。誤って切断しないよう注意を要する。

(4) 脊髄神経鞘腫の手術における神経根の切断の是非

脊髄神経鞘腫の手術でその発生源の神経根を完全切断することにより根治が達成されるが、神経根切断による神経脱落症状の程度やその回復についてはよくわかっていない。切断しても重大な永続性の神経脱落症状は生じないという見解が大方の意見である。当該神経根は腫瘍が大きくなるときまでには、すでにほとんどの機能を廃絶していて、感覚障害が起こることはまずない。高見らの検討では脊髄神経鞘腫24例（内NF-2 4例）中19例（79%）で術後早期より神経症状の改善がみられ、神経根切断に起因する重大な神経症状が遷延した症例はなかったと報告している[12]。Kimらは脊髄神経鞘腫31例中7例（23%）で術後運動感覚麻痺を認めたが、いずれも部分的なものであった。砂時計腫瘍15例でも11例（76%）では新たな神経脱落症状は認めず、神経根切断による神経脱落症状出現のリスクは小さいと結論している[6]。Celliは、まれに神経根切断に伴い深刻な筋力低下が生じうる危険性を述べているが、神経根切断に伴う合併症の頻度は少ないと結論している。神経根切断27例中4例（14.8%）で術後運動障害の悪化がみられたが、永続性のものは2例（7.4%）であった。求心路遮断性疼痛の発現はなかった[4]。

(5) 脊髄神経鞘腫の手術：局在によるテクニック

① 砂時計腫瘍

頸椎部の砂時計神経鞘腫では脊椎外で椎骨動脈を囲むように発育している腫瘍がある。MRI、MRA、3D-CTangiography、必要であればDSA、balloon occlusion testを行い腫瘍と椎骨動脈の関係を評価しておく。しかし実際の症例では椎骨動脈と腫瘍が癒着している症例は少ない。むしろ傍椎骨動脈静脈叢からの出血のコントロールに難渋することの方が多い。椎間関節の削除を必要とすることも少なくないが、部分的な削開であれば、固定術を併用する必要が生じる症例は少ない。

② 脊髄腹側部腫瘍

前根から発生した例や後根からの発生例で歯状靱帯をまわりこんで前側方に存在する腫瘍に遭遇することがある。歯状靱帯を切断すれば腫瘍背側に到達で

き内減圧を開始できる。歯状靱帯を切断してもさらに前方に存在していて腫瘍の内減圧操作のworking spaceが確保できない場合は、歯状靱帯に8-0ナイロン糸をかけて軽く牽引することにより脊髄をrotationさせるようにすると内減圧を行う術野を確保できる。

3. 第2頸髄神経鞘腫

(1) 術前準備

はじめに

1. 環椎・軸椎（C1・C2）の砂時計腫（dumbbell-shaped neurinoma）発生頻度は高い。腫瘍が脊柱管内に存在していても硬膜外腫瘍であることが多い。
2. 後方アプローチで摘出が可能な場合が少なくない。側方伸展、前方側方伸展が強い例ではまず後方アプローチで脊柱管内の腫瘍を摘出し、二期的に脊柱管外の腫瘍を摘出する方針をとる。前側方アプローチを選択することもある。CT、MRIで頸椎の浸食程度、腫瘍の伸展範囲、椎骨動脈との関係を把握しておく。
3. 神経鞘腫では椎骨動脈とは剥離は困難ではなく、慎重な剥離操作を行えば、損傷の危険は少ない。むしろ傍脊椎動脈静脈叢からの大出血にみまわれることがある。
4. CT、MRIで頸椎の浸食程度、腫瘍の伸展範囲、椎骨動脈との関係を把握しておく。
5. 神経鞘腫では椎骨動脈とは剥離は困難ではなく、慎重な剥離操作を行えば、損傷の危険は少ない。むしろ傍脊椎動脈静脈叢からの大出血にみまわれることがある。

第Ⅵ章　脊髄硬膜内髄外腫瘍（脊髄神経鞘腫）の手術

〔症例1〕56歳男性。手指巧緻運動障害、両下肢感覚障害。Gd造影MRI矢状断（**図2左**）、体軸断（**図2右**）：腫瘍は脊柱管内で頸髄を圧迫している。前側方アプローチにて摘出した。C2神経根は切断して腫瘍を摘出したが、すでに神経機能が廃絶しているため後頭部のしびれなどは訴えなかった。硬膜外腫瘍であった。

　Extraspinal tumorが外側に大きく伸展しており、後方アプローチにて脊柱管内腫瘍を摘出し、二期的に前側方アプローチにて脊柱管外腫瘍を摘出した。

左：C2神経鞘腫の造影MRI矢状断　　右：C2神経鞘腫の造影MRI体軸断

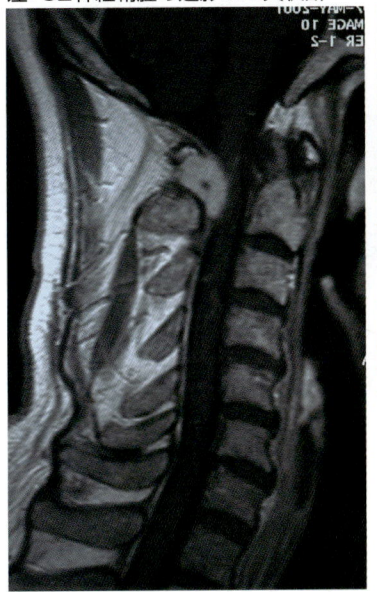

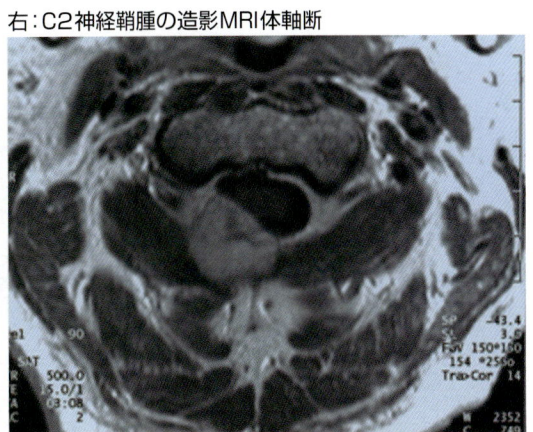

図2

左：C2神経鞘腫の造影MRI矢状断　　右：C2神経鞘腫の造影MRI体軸断

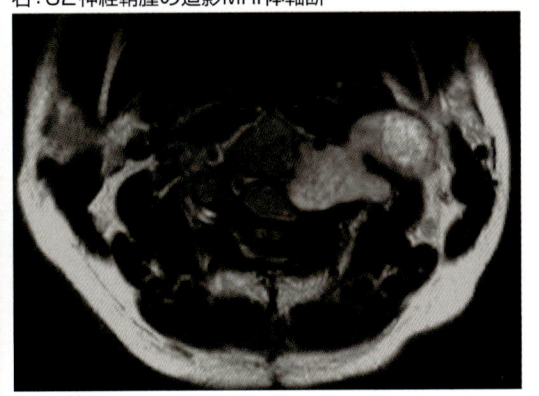

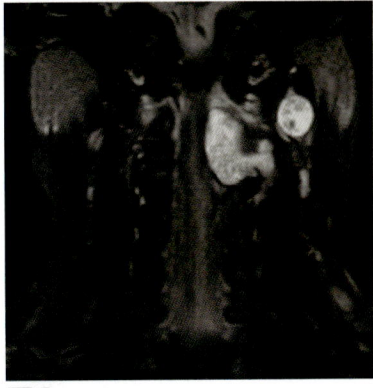

図3

〔症例2〕41歳男性、NF-1症例。他施設にて後方アプローチにて摘出術を受けたが、2回再発した。後側方アプローチにて全摘することができた。大きな硬膜欠損部位を人工硬膜にて修復し、髄液瘻防止のため脊髄ドレナージを6日間行った。上位頸椎前側方到達法に関しては他書に譲る[1]。

左：C2神経鞘腫の造影MRI前額断　中：C2神経鞘腫の造影MRI体軸断　右：C2神経鞘腫の造影MRI矢状断

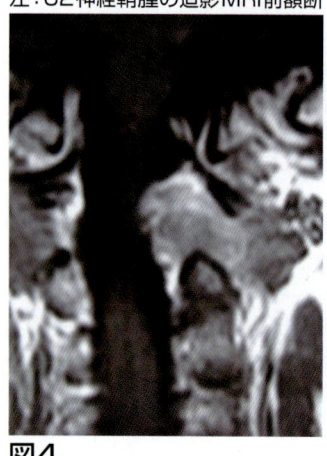

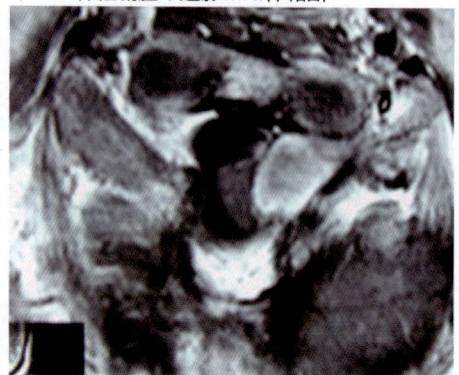

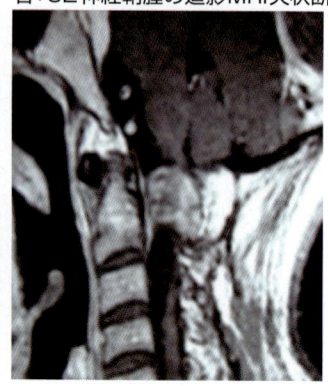

図4

第Ⅵ章 脊髄硬膜内髄外腫瘍（脊髄神経鞘腫）の手術

①MRI検査

〔症例3〕20歳女性、NF-1症例。多発性皮下腫瘍で当院皮膚科受診。神経線維腫症の診断を受け、全身精査目的に施行された頭部MRI上腫瘍性病変を認めた。脳室内腫瘍（上衣腫）に対して開頭腫瘍除去術とV-Pシャント術を施行し、ついで頸髄神経鞘腫に対して摘出術を行った。

左：Gd増強MRI矢状断　　右：Gd増強MRI前額断

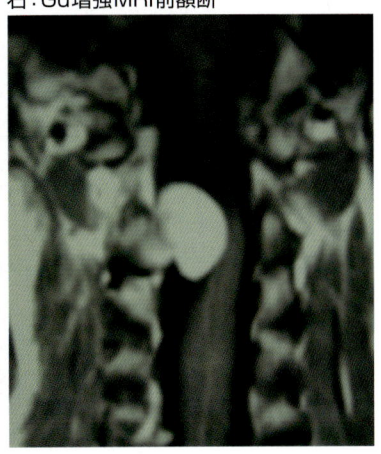

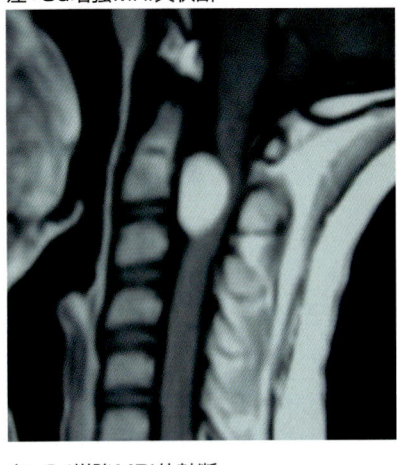

左：Gd増強MRI体軸断
MRI T2強調画像体軸断：C高位で頸髄を圧迫する髄外硬膜内は椎間孔から脊柱管外に伸展している。

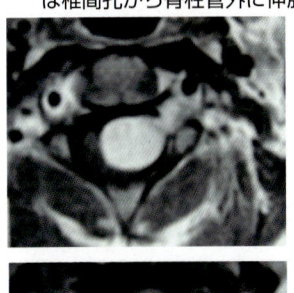

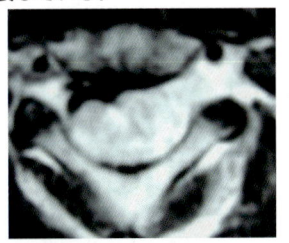

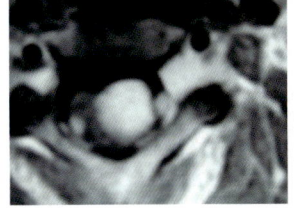

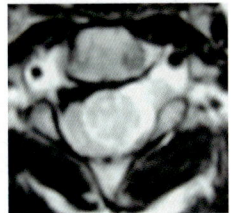

図5

(2) 手術手技：後方アプローチ

①皮膚切開、筋肉切離/剥離、棘突起・椎弓形成

　片側アプローチで片側のC2付着筋群を切離し、C1後弓切除、C2半椎弓切除を行えばC1-2砂時計腫の摘出術が可能である。頸半棘筋の切離をしないで済むこともある。一方、症例によってはC3の片側椎弓切除を必要とする例もある。多くの症例では片側侵入で片側椎弓切除（hemilaminectomy）を行い、棘突起基部を反対側まで削除するのみで十分である。反対側の傍脊柱筋は温存される。腫瘍のレベルの頭側と尾側の半椎弓切除（hemilaminectomy）は、惜しみなく十分に行う。半椎弓切除（hemilaminectomy）での硬膜内操作が不安であれば、片側侵入で棘突起基部を切断し、反対側に倒しながら椎弓を反対側まで剥離し、椎弓切除（laminectomy）を行ってもよい。

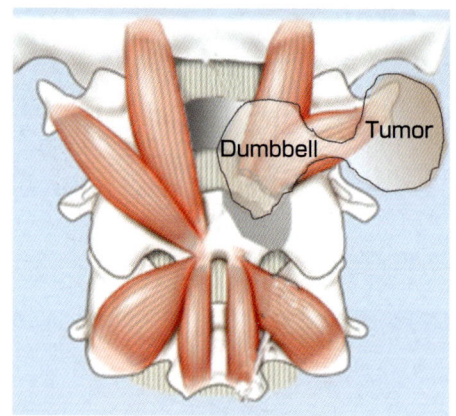

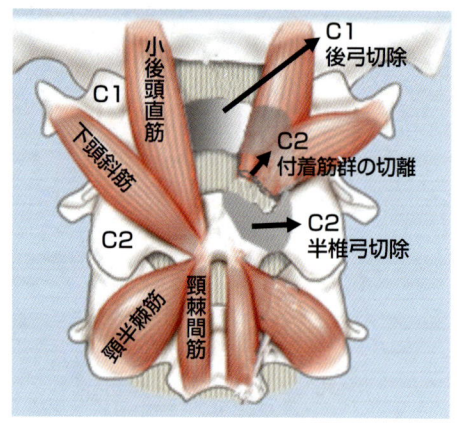

図6

②筋肉剥離、棘突起・椎弓形成

　頸半棘筋の切離をしない方法：片側アプローチで片側のC2付着筋群を付けたまま棘突起縦割し、頸半棘筋と下頭斜筋を頭尾側に剥離し、C1後弓切除、C2片側椎弓形成術を行えばC1-2砂時計腫の摘出術が可能である。C3の半椎弓切除を必要とする症例もある。

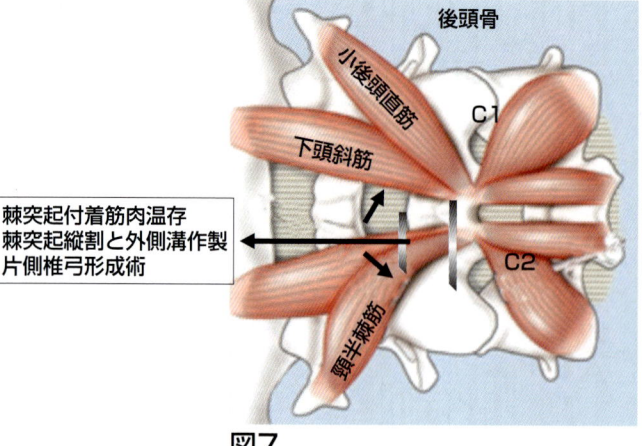

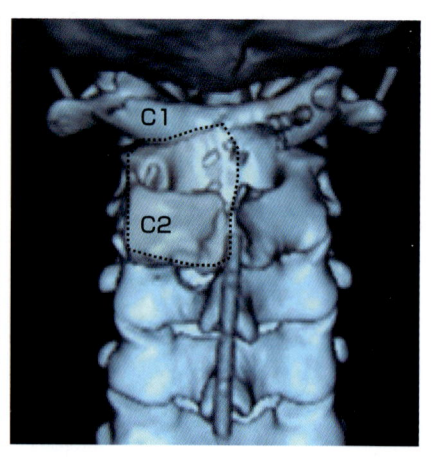

図7

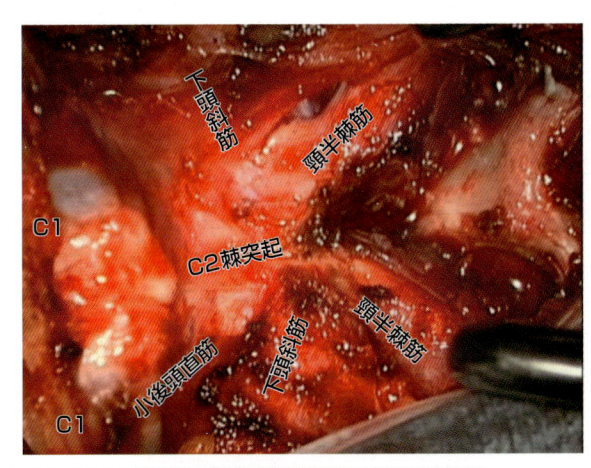

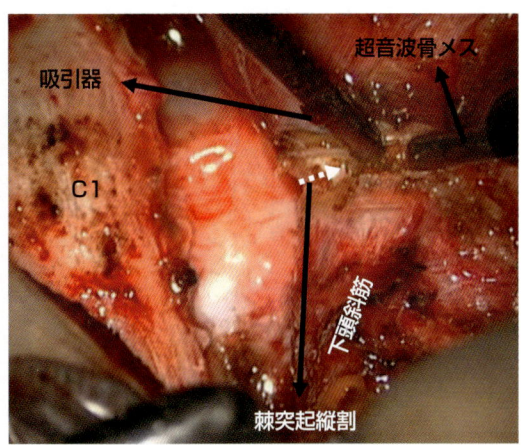

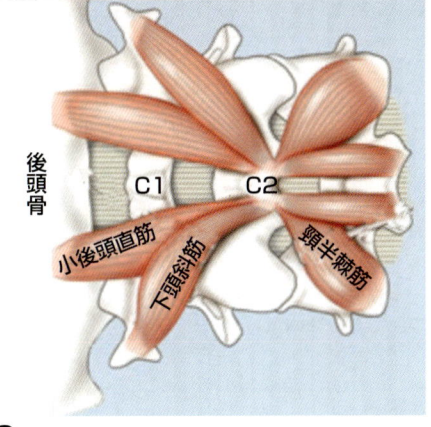

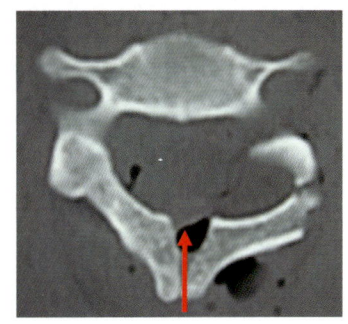

第Ⅵ章　脊髄硬膜内髄外腫瘍（脊髄神経鞘腫）の手術

図8

C2付着筋群を付けたまま棘突起縦割し、頸半棘筋（→）と下頭斜筋（←）を頭尾側に剥離し、ヒンジとなる外側溝を作製し、C2棘突起に頸半棘筋（→）と下頭斜筋（←）を付着したままヒンジで骨折（green wood fracture）させて、C2片側椎弓を外側に挙上する。C1後弓部分切除を行う。

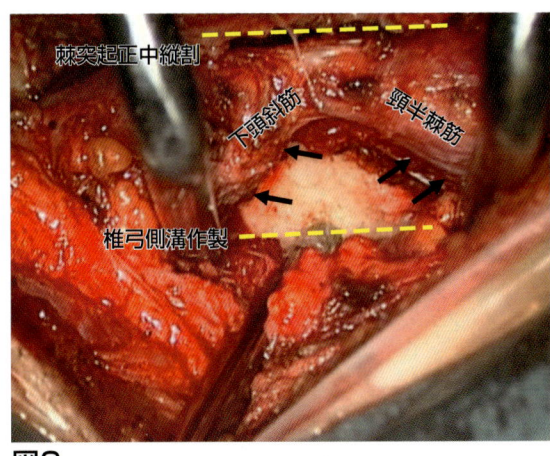

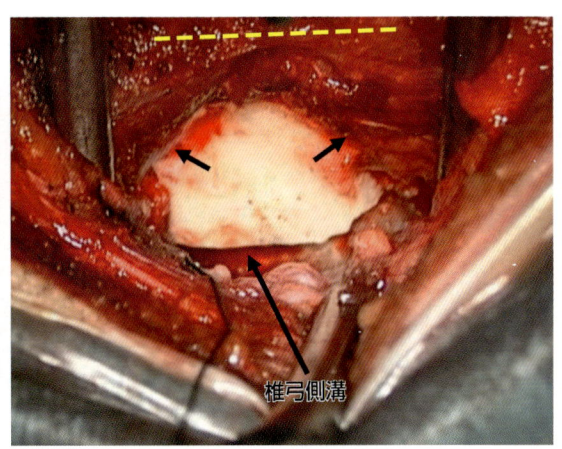

図9

C1-2間には太い後内椎骨静脈、発達した硬膜静脈叢があり、止血に難渋することがある。静脈叢からの出血には、アビテン®、サージセル®、インテグラン®、スポンジェル、トロンビン液、フィブリングルーなどを駆使して止血する。どの組み合わせを使用するかは術者の経験による。

　下頭斜筋、頸半棘筋を付着したままC2棘突起を硬膜まで正中縦割する（2mmダイヤモンドバー）。この筋肉間を上下に剥離し外側溝（lateral gutter）を削り込み（3〜4mmダイヤモンドバー）ここをヒンジにして若木骨折させ、骨弁として外側に挙上する。

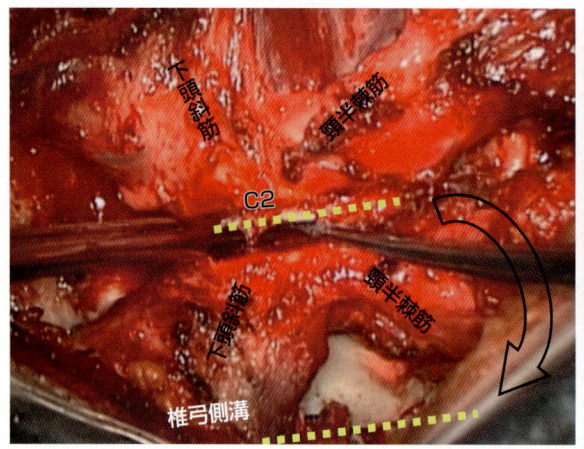

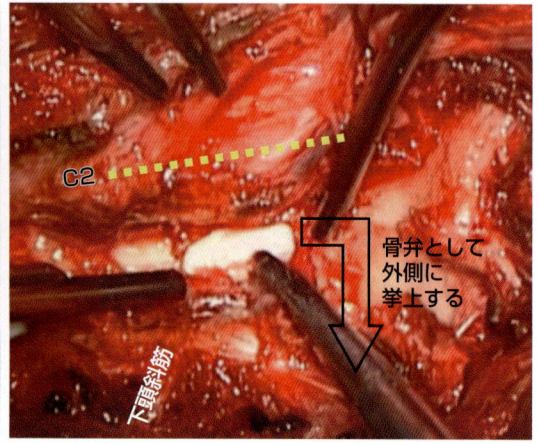

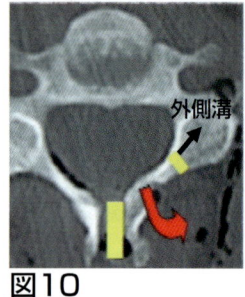

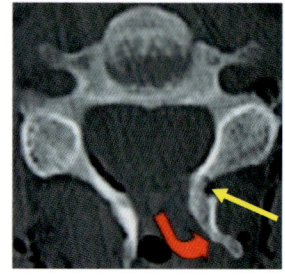

図10

③硬膜切開、クモ膜切開

硬膜に小切開をおき、両端を鑷子で把持し硬膜の線維の方向、縦方向に割くように広げていく。クモ膜を切開し断端を硬膜切開の断端にヘモクリップで留める。

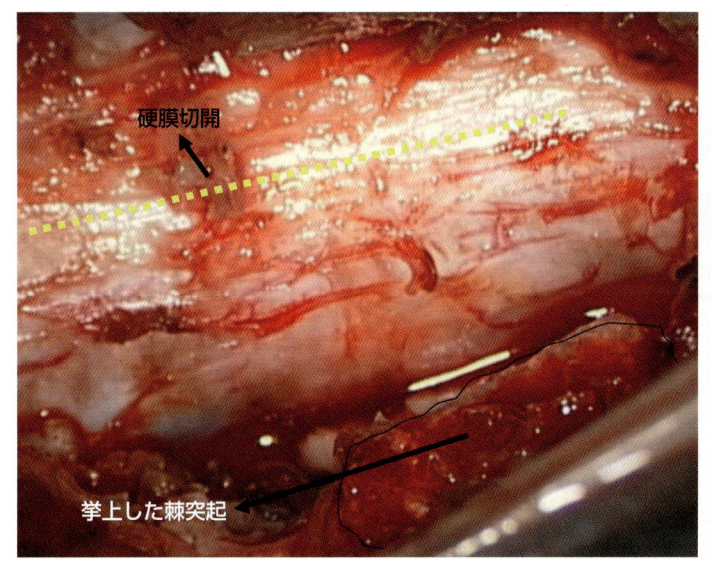

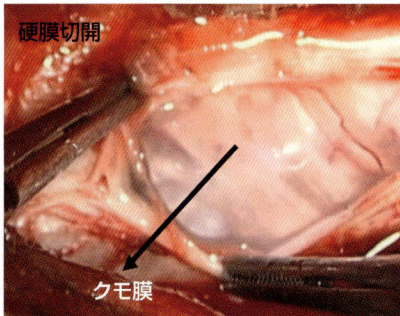

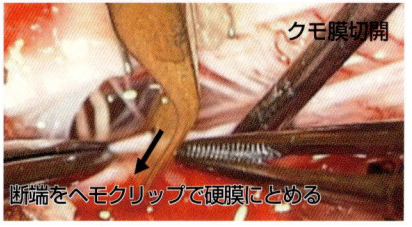

図11

④歯状靱帯切断、腫瘍の露出

腫瘍は歯状靱帯の腹側にまわりこむように存在しており、歯状靱帯を切断して腫瘍の上極を露出する。

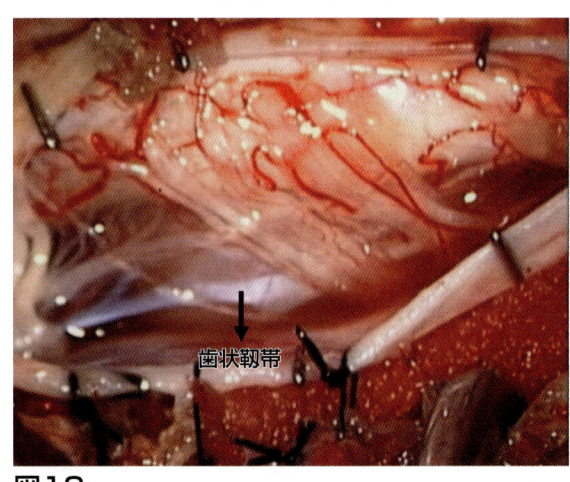

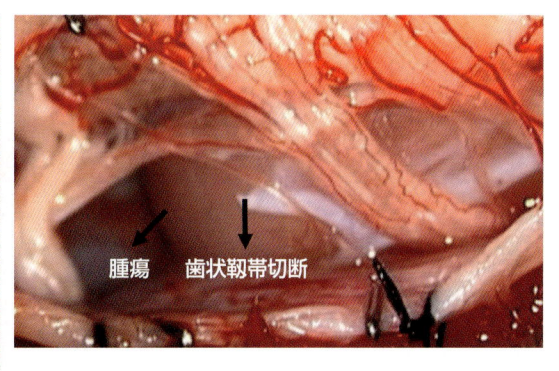

図12

⑤腫瘍の内減圧と腫瘍の摘出

　治療は外科的全摘出を目指し、一塊として摘出できるものもあるが、この症例のように内減圧して摘出したほうが安全で効率的である。十分に内減圧した後には腹側の腫瘍を引きずり出すことができる。超音波メスを用い、腫瘍の内減圧を行う。神経根と神経根の間から腫瘍を吸引除去していき、付着部以外の神経根は切断せずに温存する。十分にvolumeを小さくすると残存部を引き出すことができる。

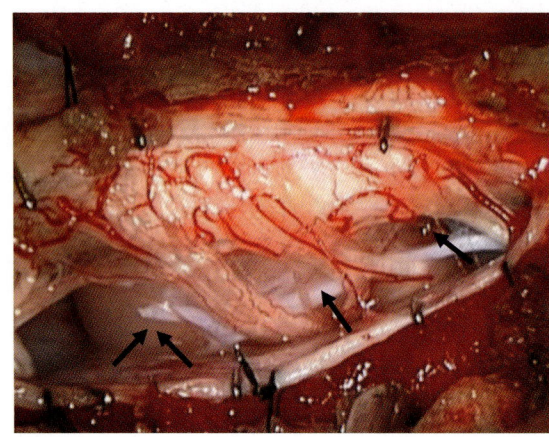

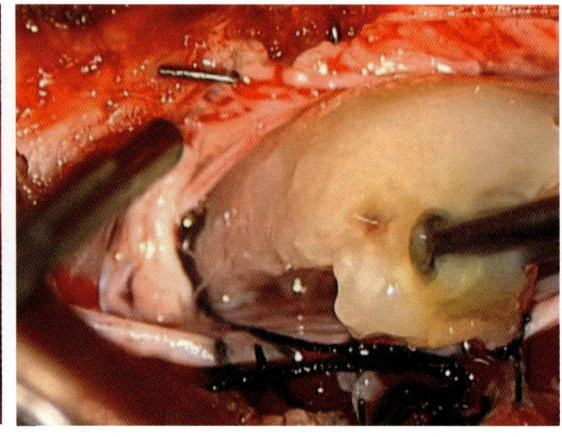

図13

⑥脊柱管内腫瘍摘出

　腫瘍摘出後の腫瘍腔を示す。脊柱管腹外側の硬膜組織である。綿状のものは、止血のためのコラーゲンスポンジ（インテグラン®）。腫瘍は発生部位の神経根の一本の細糸（rootlet）部で強く癒着しており、その部位で切離した。

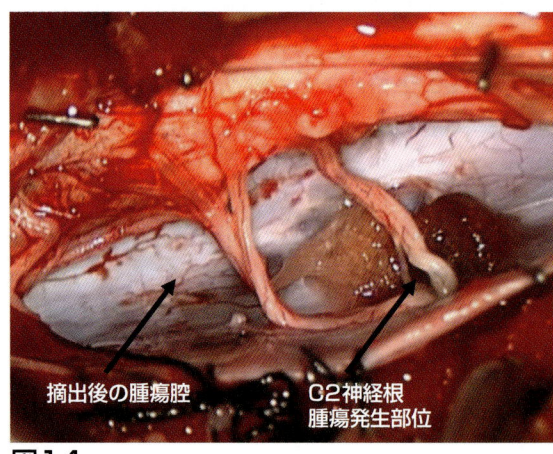

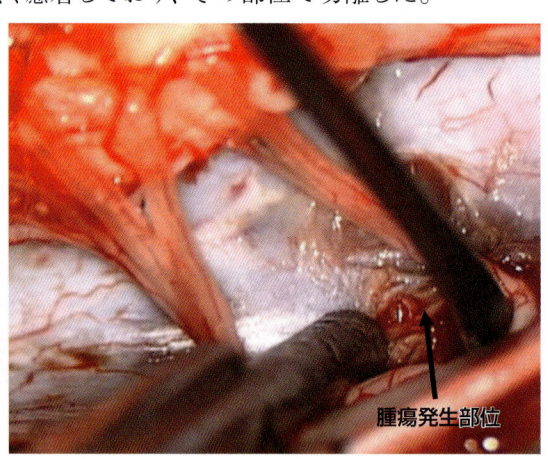

図14

第Ⅵ章　脊髄硬膜内髄外腫瘍（脊髄神経鞘腫）の手術

⑦脊柱管内daughter tumor摘出

腫瘍を摘出した後に術前MRIでは主要腫瘍と一体化して描出されにくかったdaughter tumorがあり、rootletを切断して摘出した。

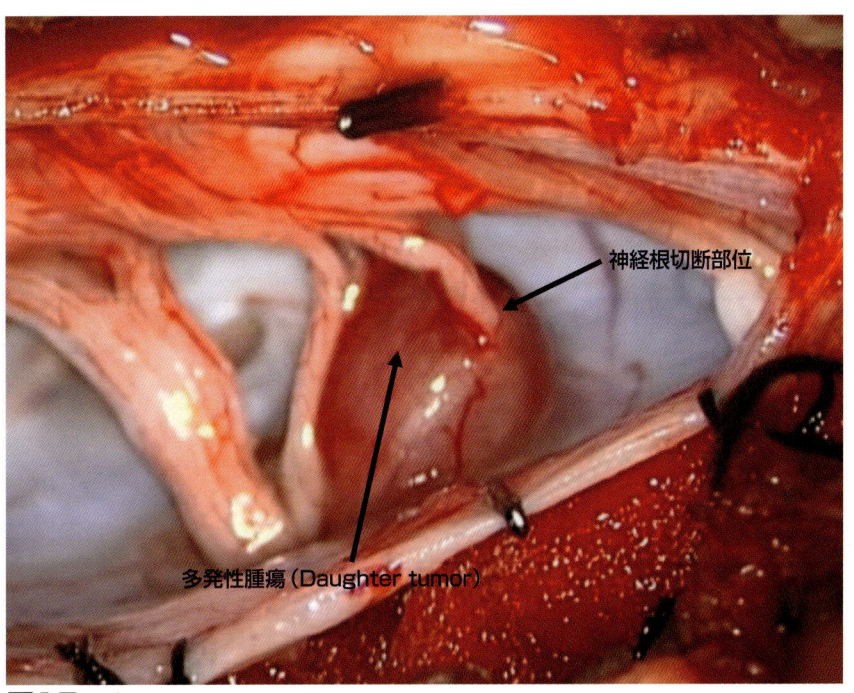

図15

⑧椎間孔内腫瘍と脊柱管外腫瘍の摘出、椎骨動脈、静脈叢からの出血のコントロール

椎間孔内と脊柱管外の腫瘍を摘出した。椎骨動脈との癒着はなく剥離できた。

椎骨動脈周囲の静脈叢からの出血があり、コラーゲンスポンジ（インテグラン®）で止血した。創部から皮下脂肪を採取し、インテグラン®の上にのせフィブリン糊でシールする。

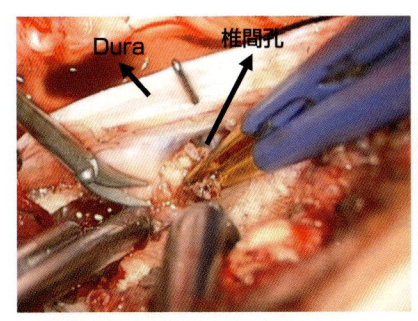

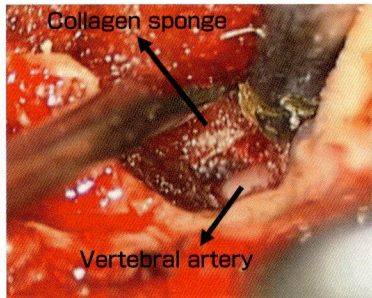

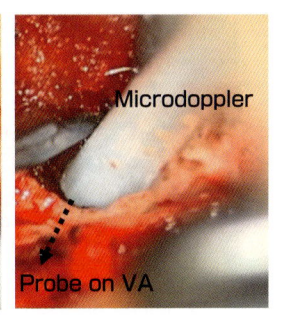

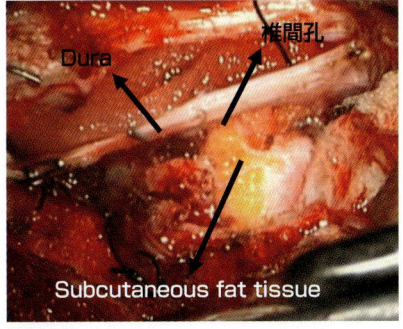

図16

⑨硬膜縫合、骨弁を戻し筋肉縫合

硬膜縫合を行い、フィブリン糊を塗布する。硬膜外ドレーンを挿入する。筋肉を付着したままの半切棘突起＋椎弓を元に戻す。傍正中筋、項靭帯を縫合する。皮膚はステープラで閉鎖する。

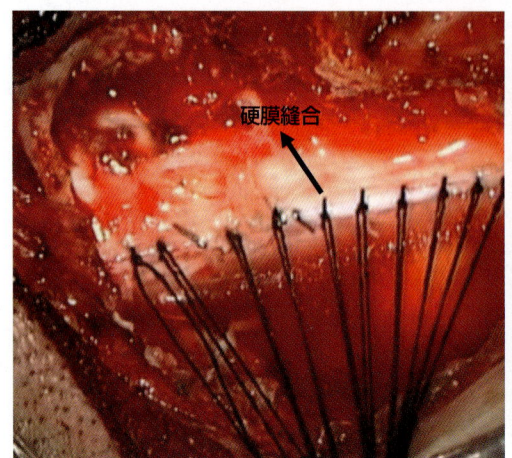

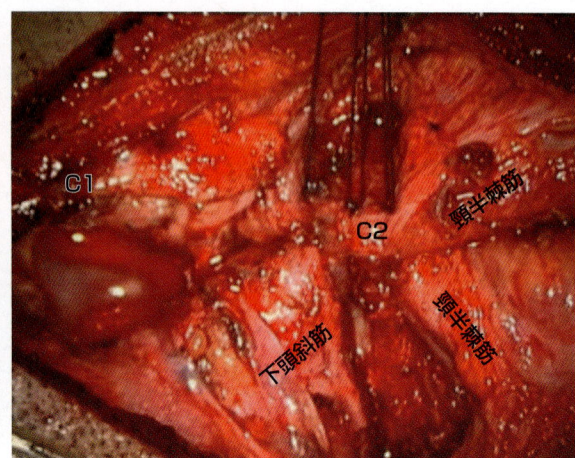

図17

4. 第4/5頸髄神経鞘腫

(1) 術前準備

〔症例4〕33歳男性。3年前に左上肢痛と硬直があったが、不安神経症と診断された。6ヵ月前から歩行が困難となり、来院した。神経学的所見：左下肢運動麻痺、左深部腱反射亢進。

①単純撮影

頸椎単純写（左：正面像）：C4、C5 椎体のscalloping（骨のくぼみindentation、骨浸食erosion）

頸椎単純写（右：斜位像）

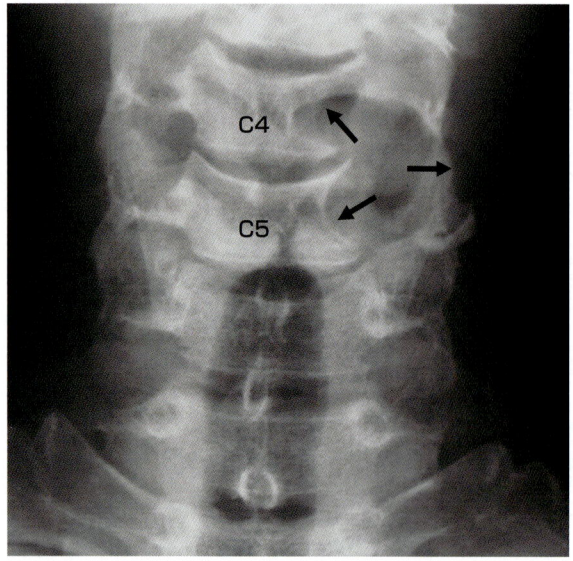

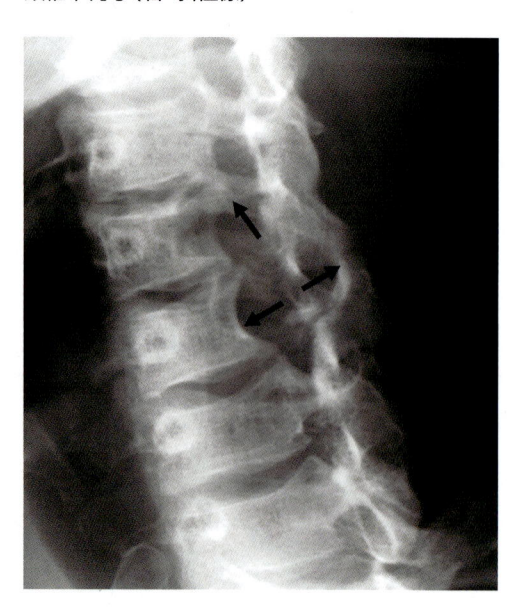

図18

第Ⅵ章 脊髄硬膜内髄外腫瘍（脊髄神経鞘腫）の手術

②CT検査

C4、C5椎体、椎間孔、外側塊のscallopingを認める。

左：CT体軸断　　　中：矢状断　　　右：前額断

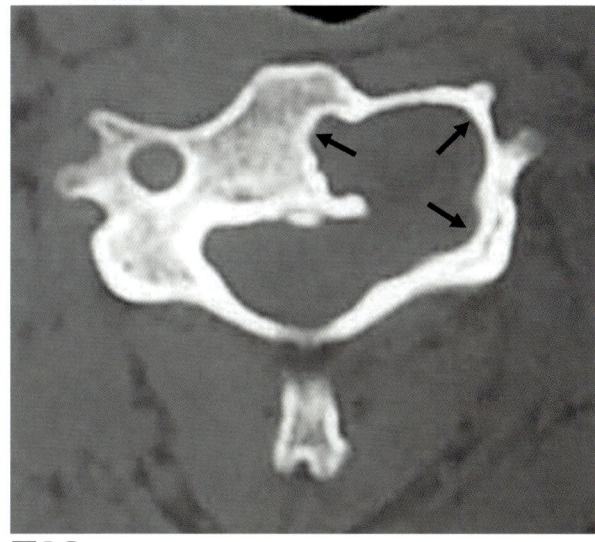

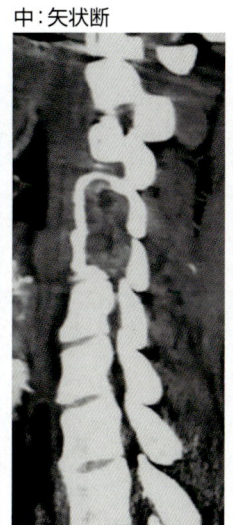

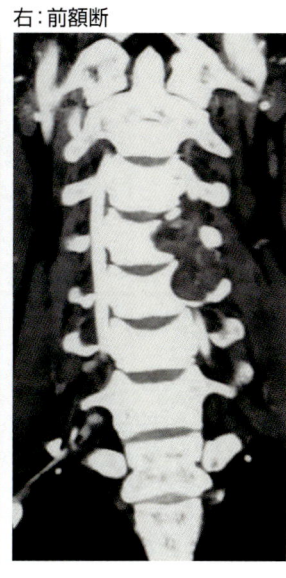

図19

③MRI検査

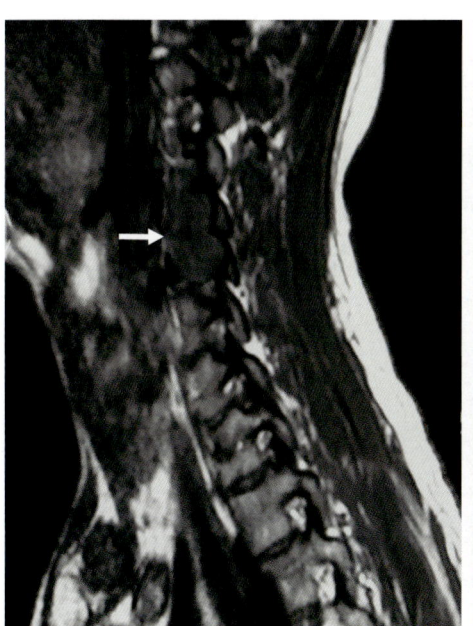

左：MRI造影T1強調画像　　　中：T2強調画像矢状断　　　右：T2強調画像前額断：硬膜外腫瘍

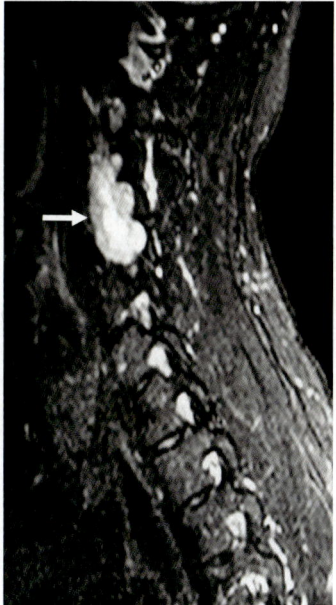

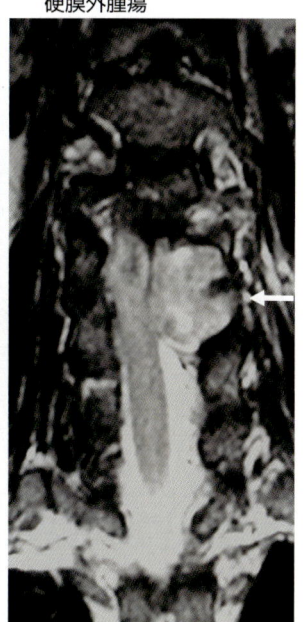

図20

椎骨動脈の偏位、狭窄はない。腫瘍は椎骨動脈と接している。画像からは癒着しているのか、自然に剥離できるのかは不明である。

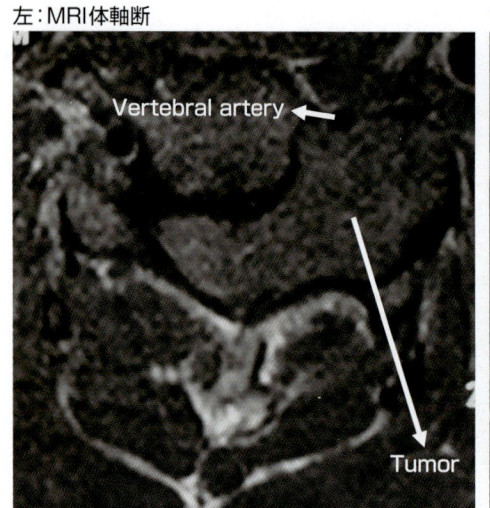

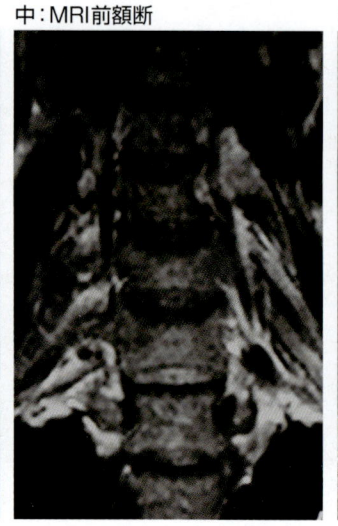

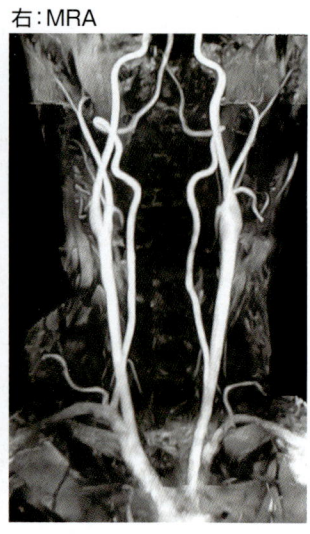

左：MRI体軸断　　中：MRI前額断　　右：MRA

図21

(2) 手術手技

①皮膚切開、筋肉剥離、棘突起・椎弓形成

片側侵入で片側椎弓切除（hemilaminectomy）を行い、反対側の傍脊柱筋を温存、棘突起基部を反対側まで削除するのみで十分である。ただし腫瘍のレベルの頭側と尾側の半椎弓切除（hemilaminectomy）は惜しみなく十分に行う。片側椎弓切除（hemilaminectomy）での硬膜内操作が不安であれば、片側侵入で棘突起基部を切断し、反対側に倒しながら椎弓を反対側まで剥離し、骨形成的椎弓切除（laminectomy）を行ってもよい。外した椎弓はチタン製ミニプレート（閉頭で使用するもの）で椎間関節に固定する。椎間関節が1～2レベルで犠牲になっても、椎体への腫瘍浸食があっても後方固定は行わない。

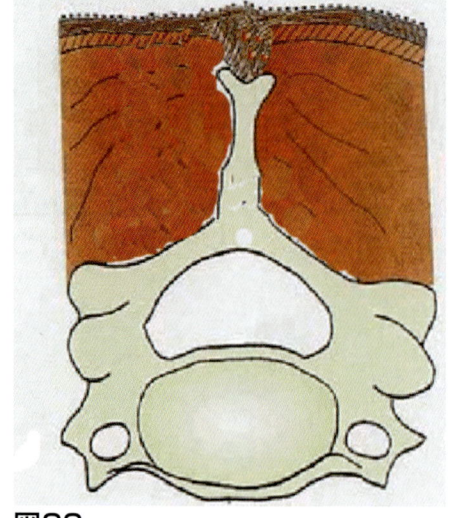

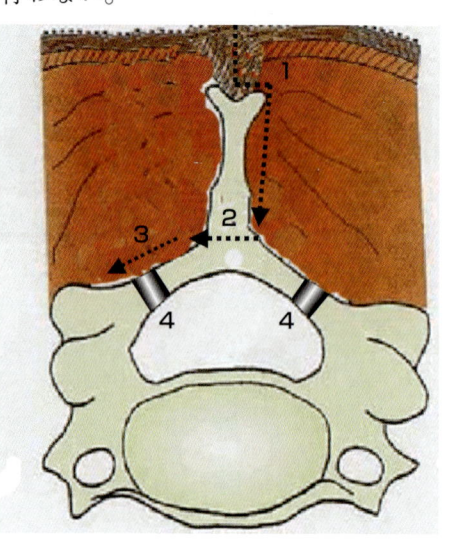

図22

第Ⅵ章　脊髄硬膜内髄外腫瘍（脊髄神経鞘腫）の手術

②硬膜外腫瘍の露出

CT前額断でC4-C5レベルの腫瘍を示す。

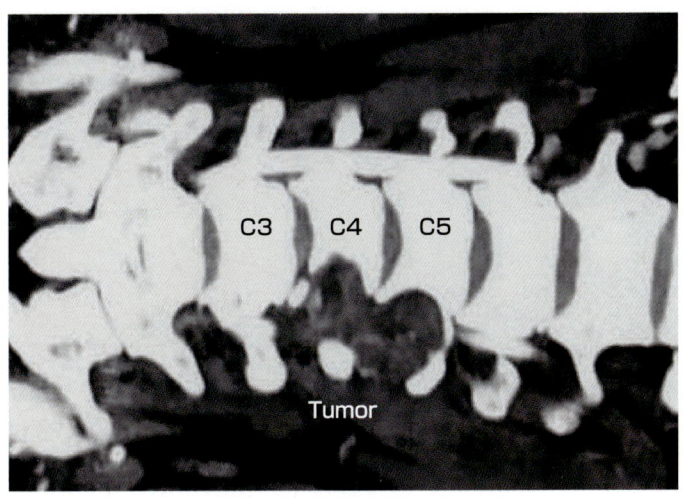

図23

腫瘍は硬膜外に存在しており、腫瘍表面血管を凝固した後、超音波吸引器にて内減圧を開始する。

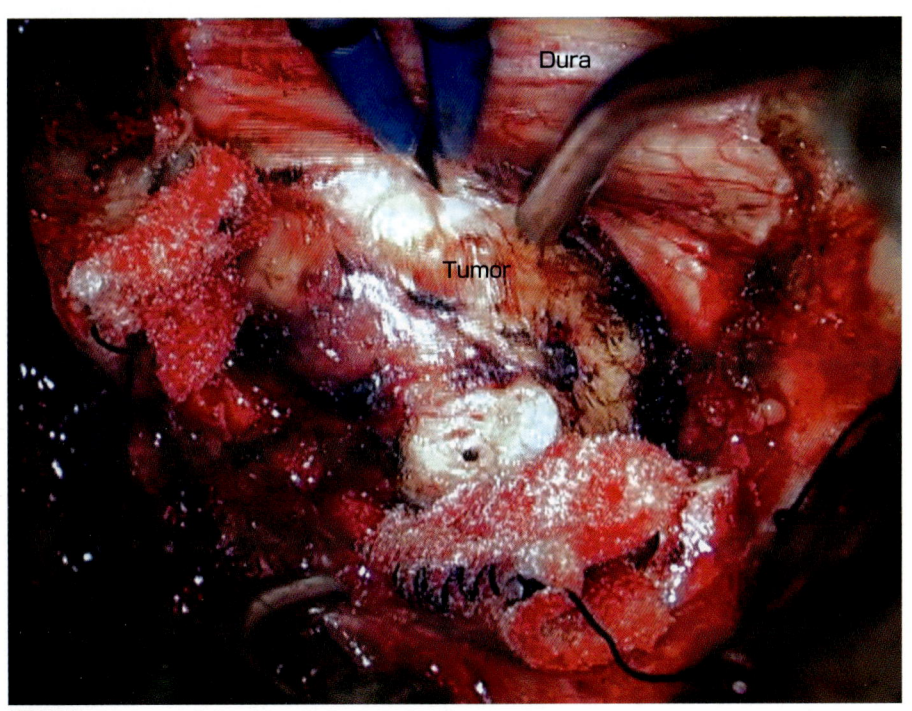

図24

③硬膜外腫瘍の摘出

腫瘍はC5神経根より発生しており、図の部位で腫瘍を離断する。

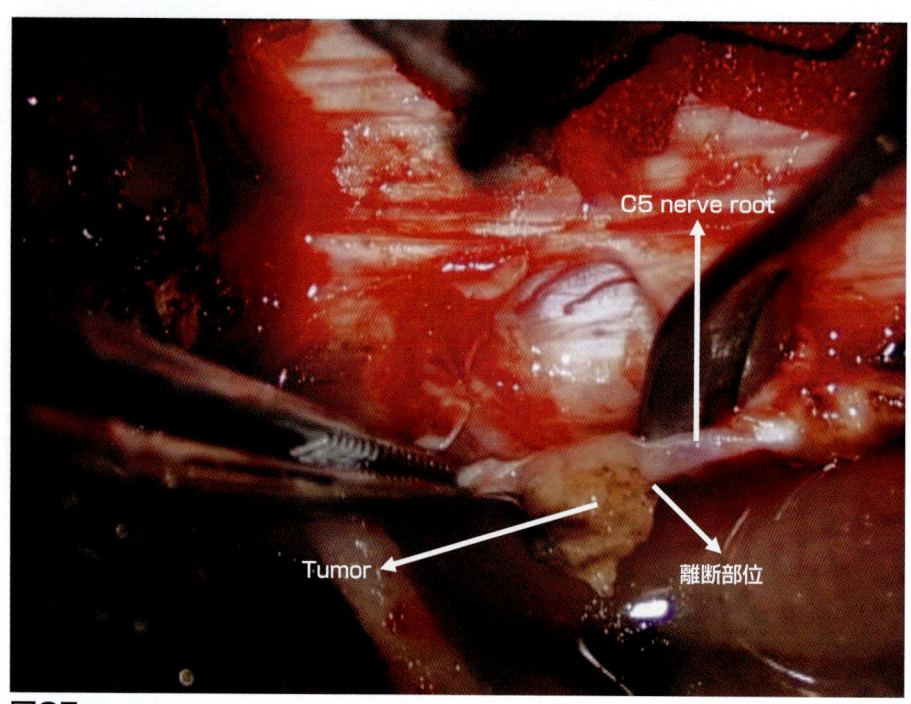

図25

④腫瘍の椎骨動脈からの剥離、摘出

椎骨動脈と腫瘍の癒着はなく、摘出後椎骨動脈が出現した。

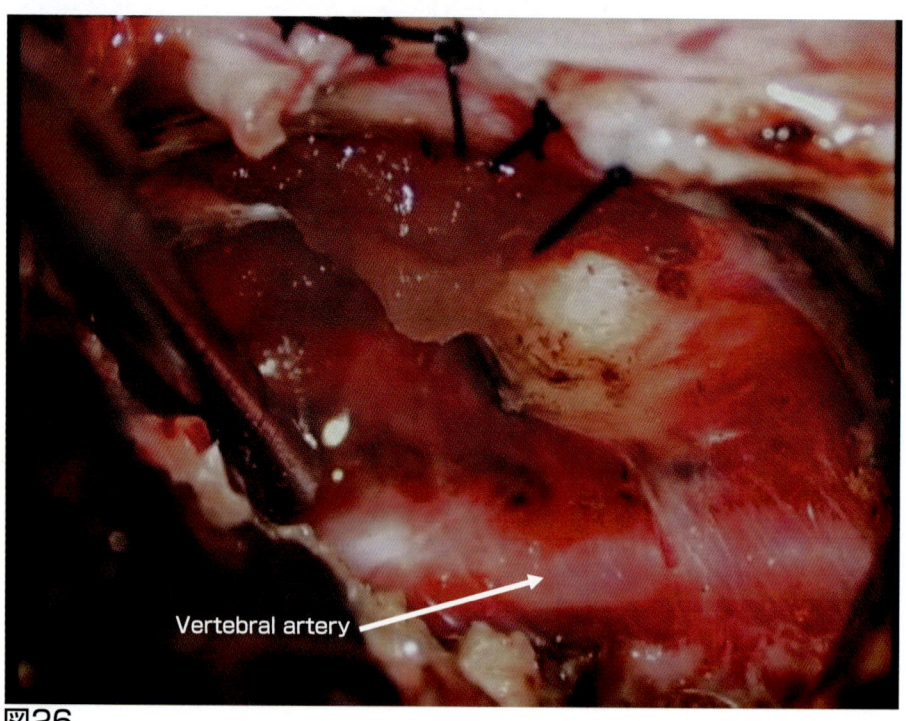

図26

第Ⅵ章　脊髄硬膜内髄外腫瘍（脊髄神経鞘腫）の手術

⑤椎骨形成、椎弓形成

　C4、C5椎体、椎間孔、外側塊の骨浸食による欠損部にはハイドロキシアパタイトの顆粒を充填する。自家骨、バイオペックスでもよいし、充填の必要はない場合もある。椎弓を戻してチタンプレートで固定する。

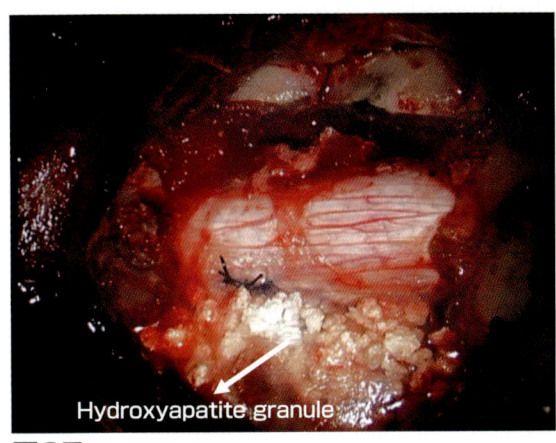

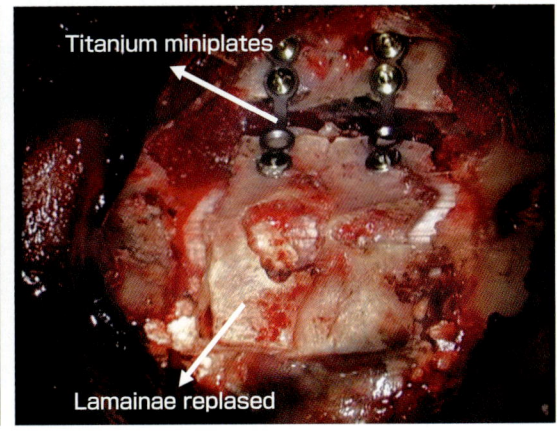

図27

　腫瘍は全摘されており、脊髄圧迫は解除されている。ハイドロキシアパタイトが充填されている。頸椎単純撮影の前屈、後屈位での不安定性、運動制限は認めていない。

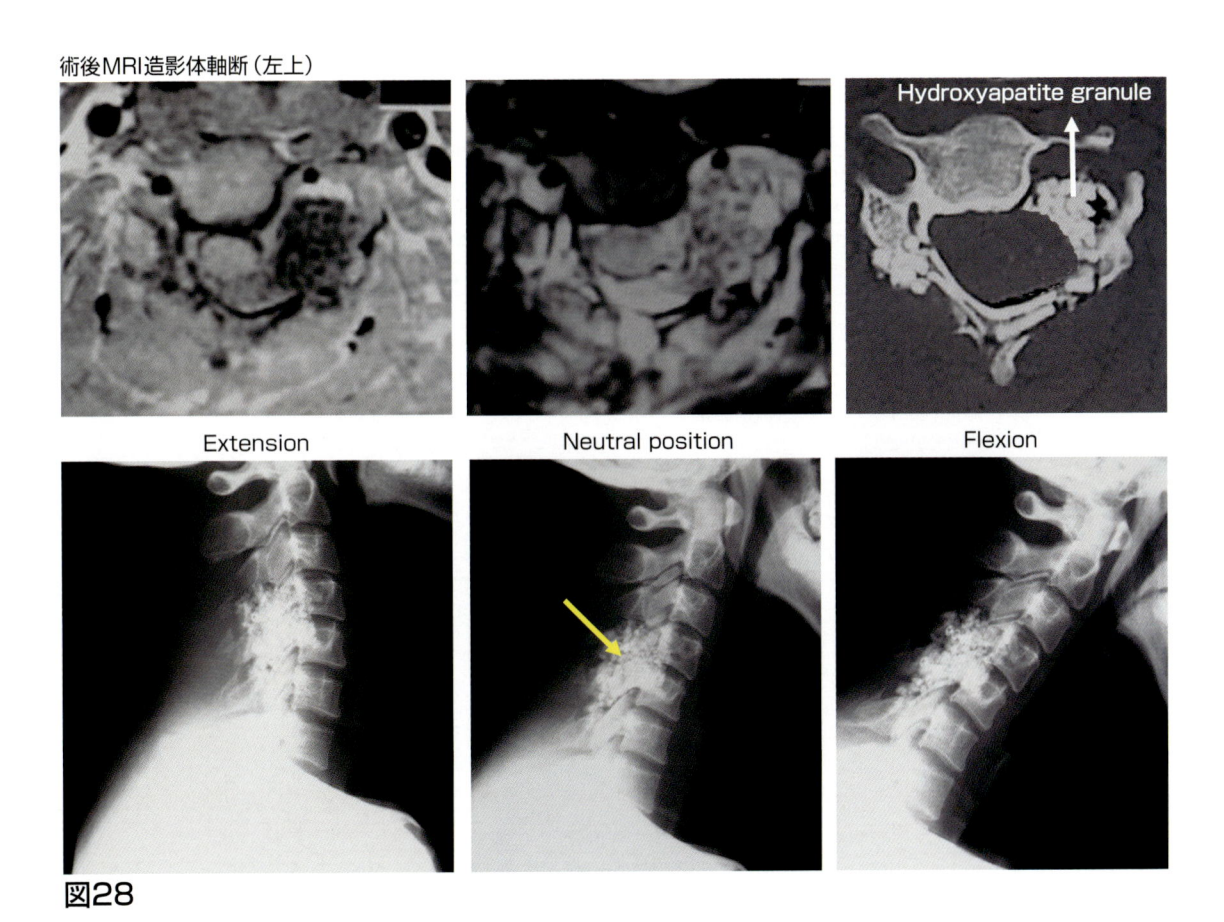

術後MRI造影体軸断（左上）

図28

5. 腰椎部Eden Type Ⅳ砂時計腫

Eden分類：砂時計腫（dumbbell tumor）	
Type Ⅰ	Intraspinal canal tumor
Type Ⅱ	Intra-and extradural and paravertebral tumor
Type Ⅲ	Extradural and paravertebral tumor
Type Ⅳ	Foraminal and paravertebral tumor

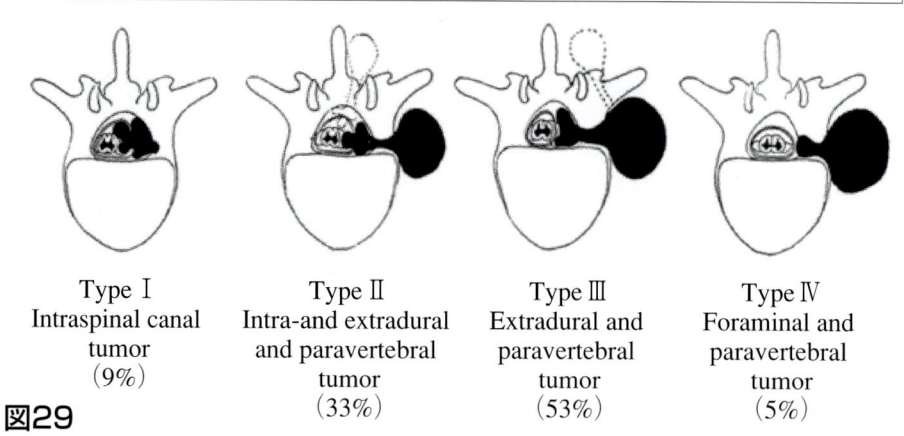

Type Ⅰ
Intraspinal canal tumor
(9%)

Type Ⅱ
Intra-and extradural and paravertebral tumor
(33%)

Type Ⅲ
Extradural and paravertebral tumor
(53%)

Type Ⅳ
Foraminal and paravertebral tumor
(5%)

図29

(1) 術前準備

〔症例5〕63歳女性。2年前より左下肢痛が続いていたが、独歩は可能であった。2ヵ月前より左側腹部痛が出現し、次第に耐え難くなってきた。さらに左側腰痛と左側大腿前面とふくらはぎの痛みが出現し、夜間痛みで眼が覚めるようになった。左膝の屈曲が不能となり、寝返りが打てなくなった。神経症状：左iliopsoasおよびquadriceps musclesの筋力低下（MMT4/5）。左L3-L4 dermatomeの全感覚低下。左膝蓋腱反射、アキレス腱反射の消失を認めた。

第Ⅵ章　脊髄硬膜内髄外腫瘍（脊髄神経鞘腫）の手術

MRI検査

CT（左上）：L3-L4椎間孔より脊柱管外に伸展する腫瘍は腎臓を頭側に偏位させている。

MRI Gd造影T1強調画像前額断（中上）：腸腰筋に腹側に嚢腫様低信号域を含む軽度増強される腫瘍は脊柱管外に認められる。

血管造影像（右上）：腫瘍はほとんど造影されない。

MRI Gd造影T1強調画像体軸断（左下、右下）：L3-L4椎間孔より脊柱管外に伸展する腫瘍。

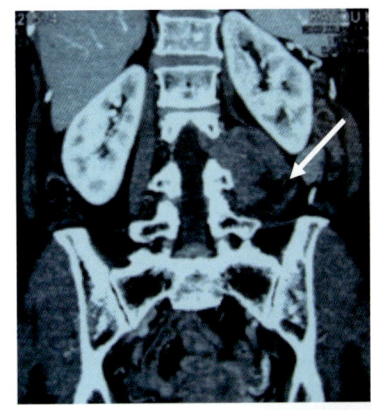

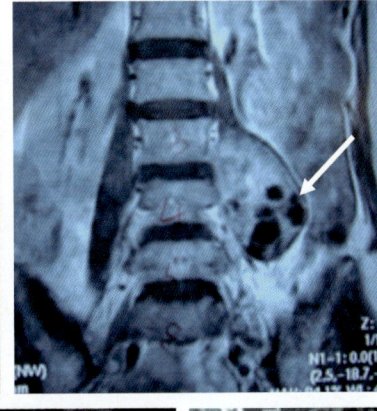

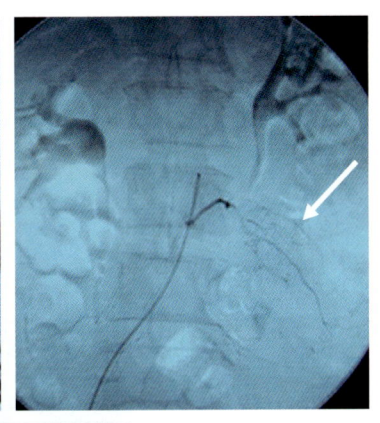

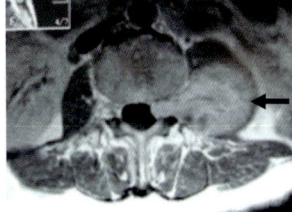

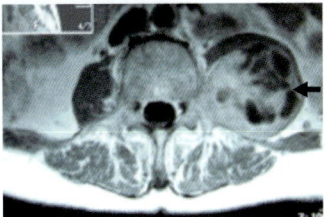

図30

（2）手術手技

①アプローチの種類

腰椎部では、後腹膜成分が大きいことが多い。

i) **後方アプローチ**：後方アプローチで椎間関節切除と椎間孔拡大を行って椎間孔の外側で両横突起の間に腫瘍を同定しておく。必要に応じ横突起を一部削除する。腫瘍の内減圧を根気よく行う。腫瘍の容積が縮小すると周囲組織からの剥離が可能となり、腫瘍の発生神経根の同定が可能となりそこで腫瘍を切断する。椎間孔内の腫瘍がわずかであるEden type Ⅳの場合は硬膜を切開しないでも椎間孔内の腫瘍をきっちりと切除できる。Eden type Ⅲでも硬膜外腫瘍なので椎間孔拡大操作のみで硬膜を切開しないで腫瘍を摘出できることが多いが、硬膜切開を行い硬膜内腫瘍の有無を確認し残存させないようにする。

ii) **後方アプローチ＋前側法アプローチ**：後方アプローチで椎間関節切除を行って椎間孔の外でいったん腫瘍を切断する。体位を変えて前側方アプローチで斜切開で後腹膜腔に侵入し、大腰筋を分けて入り、腫瘍にアプローチする方法をとる。1～2椎間関節が犠牲になるが、後方固定は必要ない[9]。

iii) 傍脊柱筋アプローチ：CTで計測しておき正中より3〜5cmの部位に皮膚切開をおく。多裂筋と最長筋の間をfinger dissectionで進み、椎間関節と横突起を触れる。両横突起の間の筋肉と靱帯（横突起間筋、横突起間靱帯）を切開すると腫瘍表面に達する。椎間関節切除は行わず、椎間孔をエアードリル、超音波骨メス（ソノペット）で拡大する操作のみで腫瘍の内減圧を開始する。

②傍脊柱筋肉の剥離の違い

i）アプローチ1

術後3ヵ月の腰椎CTで椎弓のドリリングの範囲と傍脊柱筋を示す。本症例では棘突起と傍脊柱筋を剥離して椎弓、椎間関節を露出した。矢印は棘突起と椎弓からの傍脊柱筋を剥離する方向を示す。

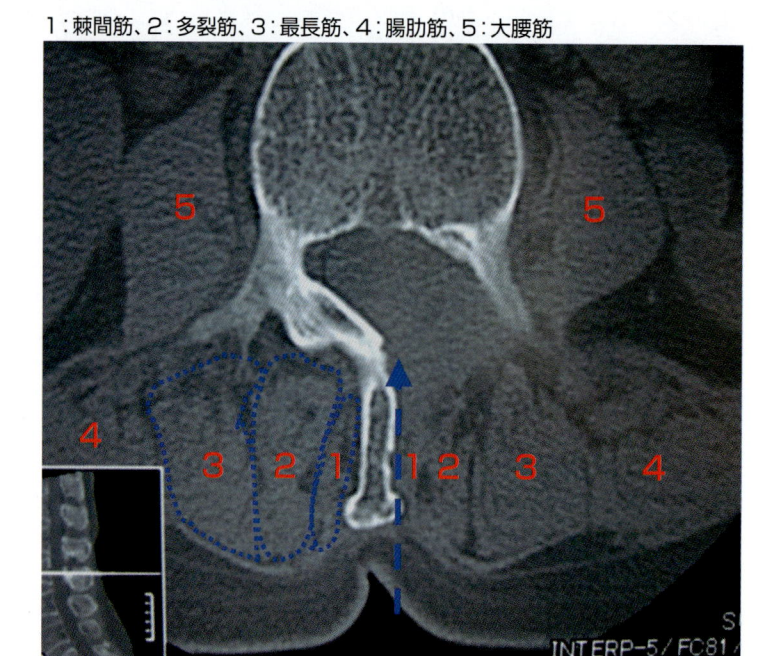

1：棘間筋、2：多裂筋、3：最長筋、4：腸肋筋、5：大腰筋

図31

ii) アプローチ2

傍脊柱筋アプローチ（paraspinal approach）では、正中より3〜5cm外側で皮膚切開をおき、2：多裂筋と3：最長筋の間からfinger dissectionで深部に侵入する。深部で椎間関節を触れ、その外側深部に横突起を触れる。

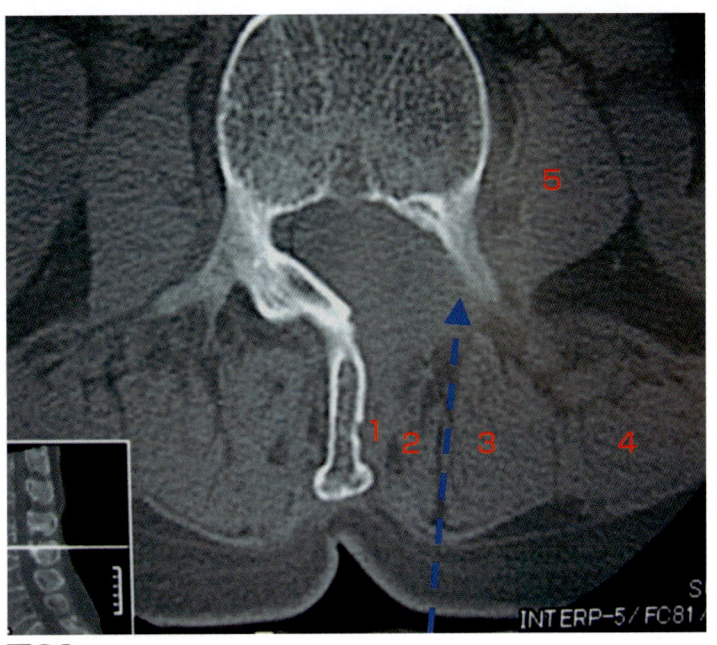

図32

③ 皮膚切開、筋肉剥離、腰椎削除範囲

前額断再構成CT像（上左）と3D-CT（上中）から腰椎、椎間孔と腫瘍の位置を把握しておき皮膚切開、傍脊柱筋剥離、椎弓、椎間関節の露出範囲を決定しておく（上右）。椎間関節（中:赤点線）は温存しつつ、hemilaminectomyを行う。右下：左側L3-L4レベルの硬膜を露出し、脊柱管外の腫瘍の一部が露出されている。

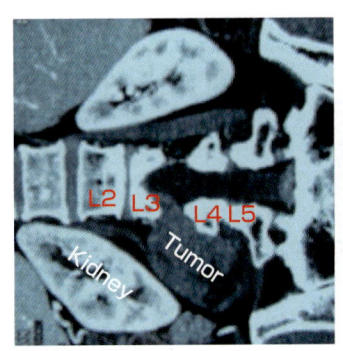

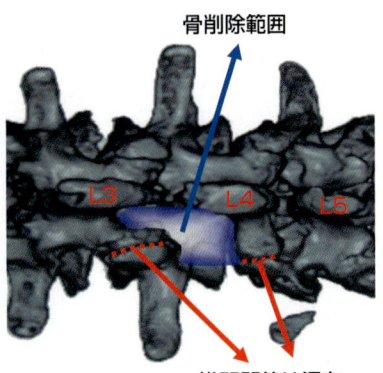

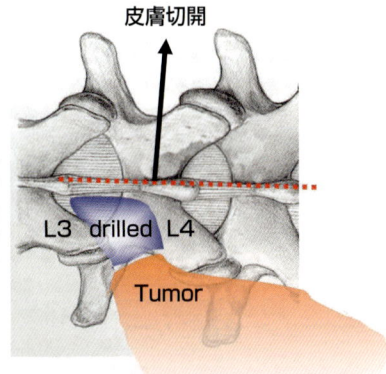

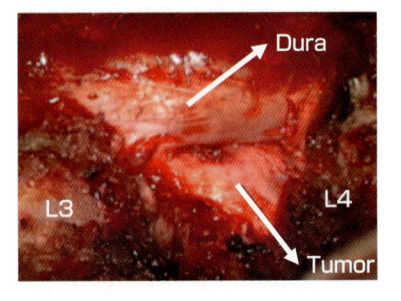

図33

術後腰椎3D-CTステレオview：Hemilaminectomyの範囲、赤の点線は椎間関節を示す。

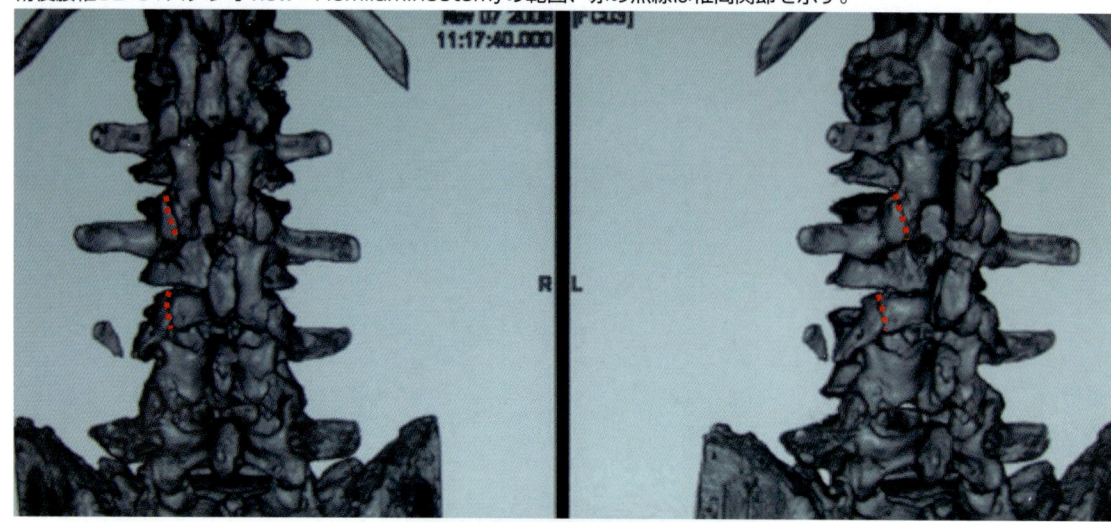

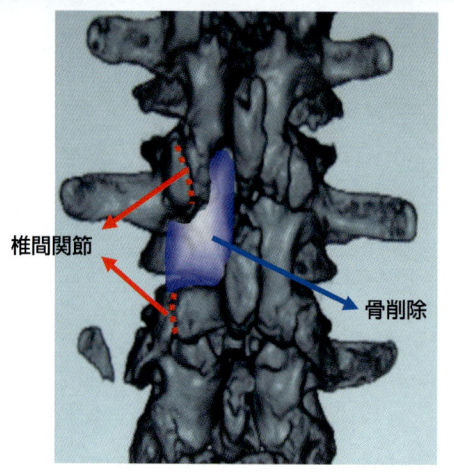

椎間関節

骨削除

図34

④ 腰椎骨削除範囲

左：模型での骨削除範囲　　　　　　　右：骨削除により露出された硬膜と硬膜外腫瘍の一部

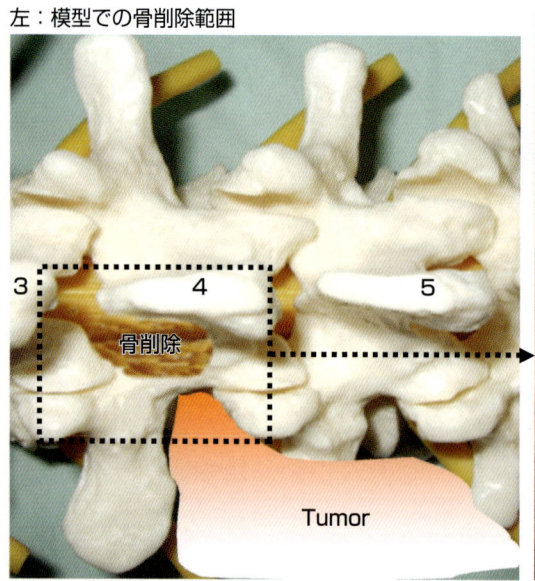

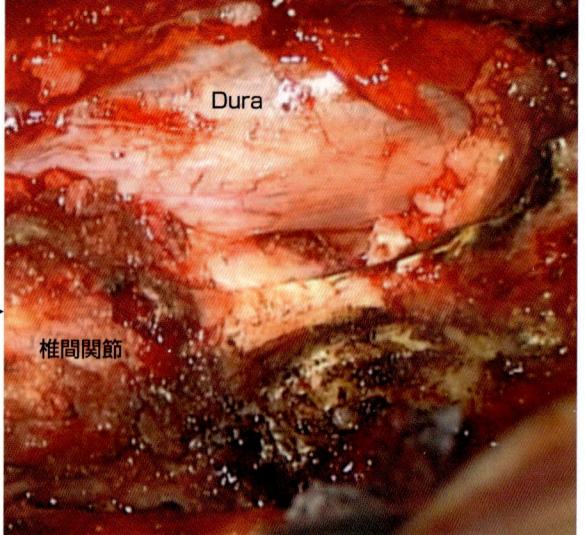

3　4　5
骨削除
Tumor

Dura
椎間関節

図35

第Ⅵ章　脊髄硬膜内髄外腫瘍（脊髄神経鞘腫）の手術

⑤神経根と硬膜外腫瘍の露出

　　L3椎弓の尾側とL4椎弓の頭側をエアードリル（4mm位のダイヤモンドバー）で削開し、L3-L4椎間腔（intervertebral space）で硬膜と硬膜外腫瘍を露出し、さらに椎間孔を外側にドリリングを進め、L3神経根の硬膜と椎間孔内およびこれに連続している脊柱管外の腫瘍を露出する。

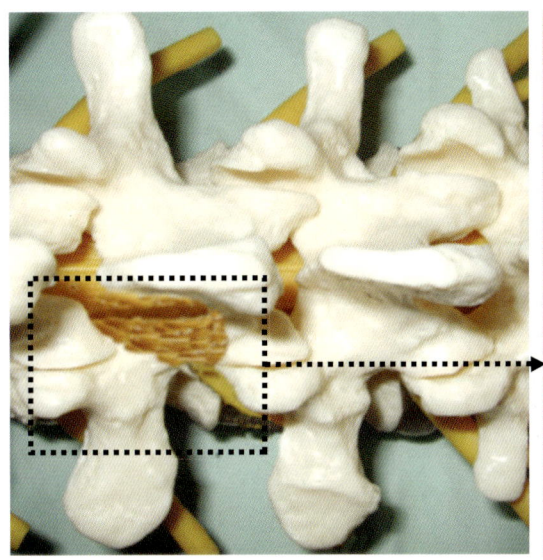

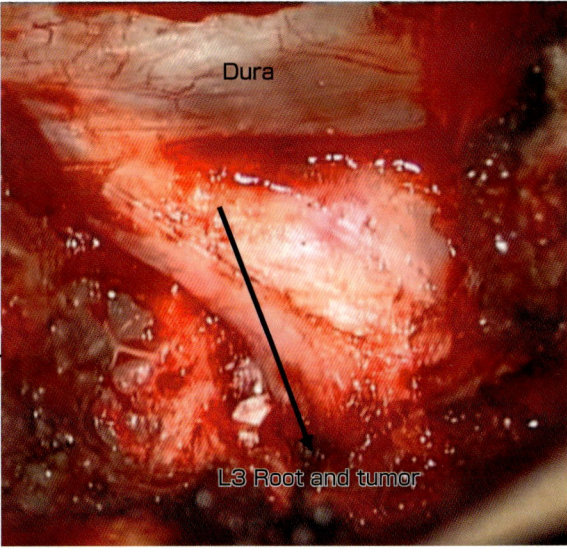

図36

⑥神経根と硬膜外腫瘍の露出

　　椎間孔から外側に伸展した部分の腫瘍から超音波メスにより内減圧操作を進める。

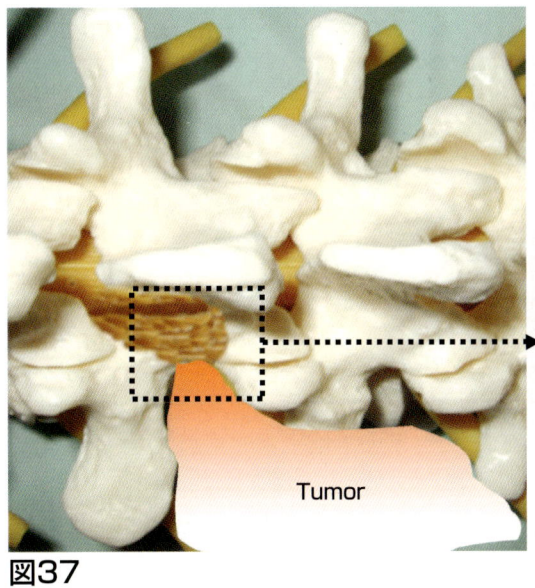

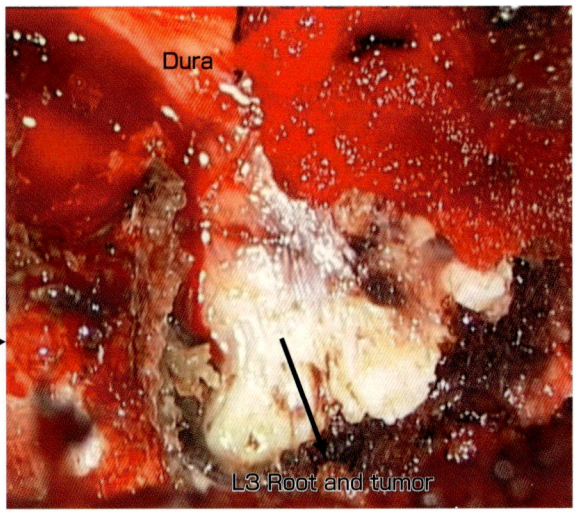

図37

⑦硬膜外腫瘍の内減圧

脊柱管外の腫瘍を時間をかけて超音波メスで内減圧を進めていく。なるべく薄い腫瘍被膜になるまで、減圧し上方の腎臓、腹側の腸腰筋と剥離する。

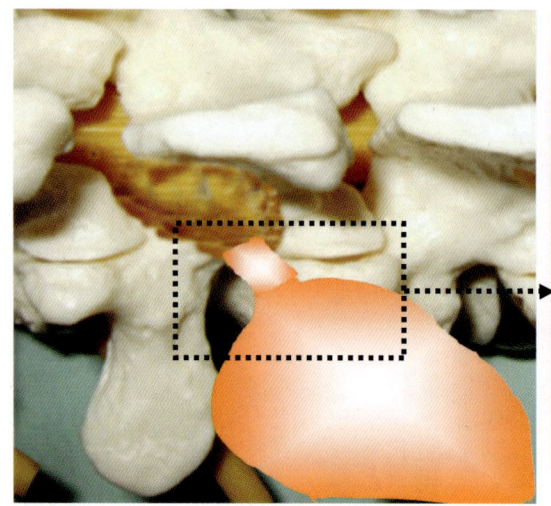

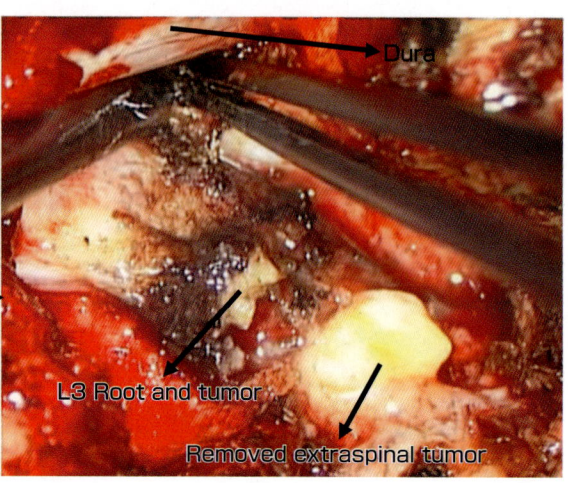

図38

⑧神経根硬膜周囲の静脈叢からの出血の制御

神経根硬膜周囲の硬膜外静脈叢からかなりの出血があり、種々の止血材料でも止血のコントロールに手間取ることがある。皮下脂肪の小片を採取し、これを出血部にもっていき、圧迫止血する。その上からサージセルをあてがう。摘出後の腫瘍腔、大腰筋を示す。

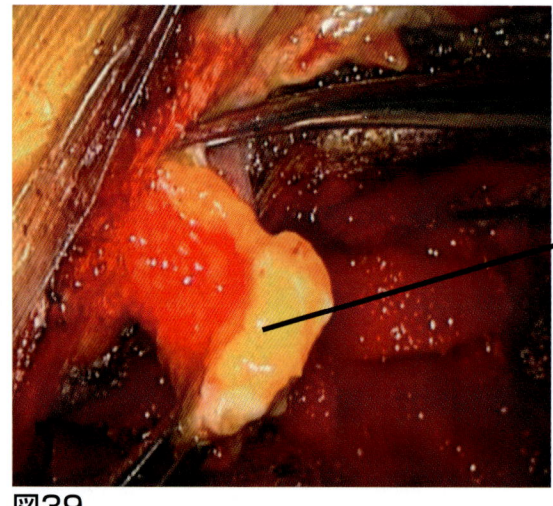

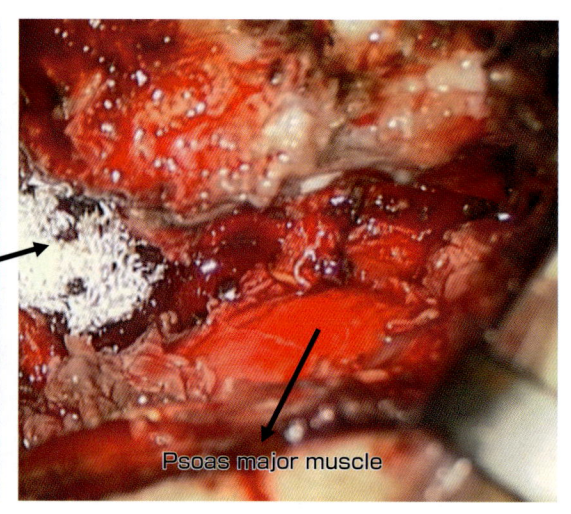

図39

第Ⅵ章　脊髄硬膜内髄外腫瘍（脊髄神経鞘腫）の手術

⑨ 腫瘍摘出完了

L3神経根から離断し腫瘍摘出術を終了。摘出後の腫瘍腔、大腰筋を示す。

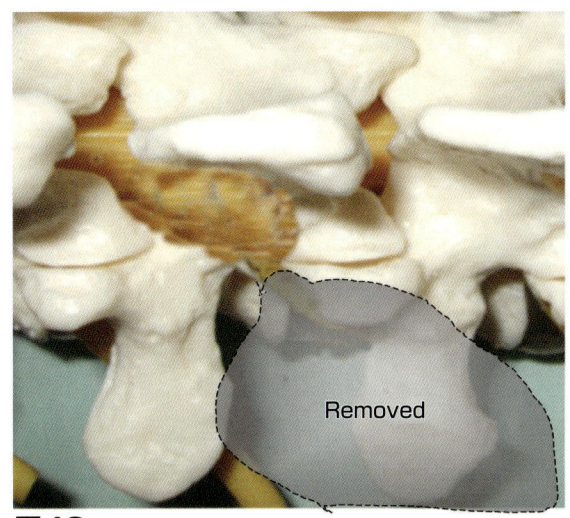

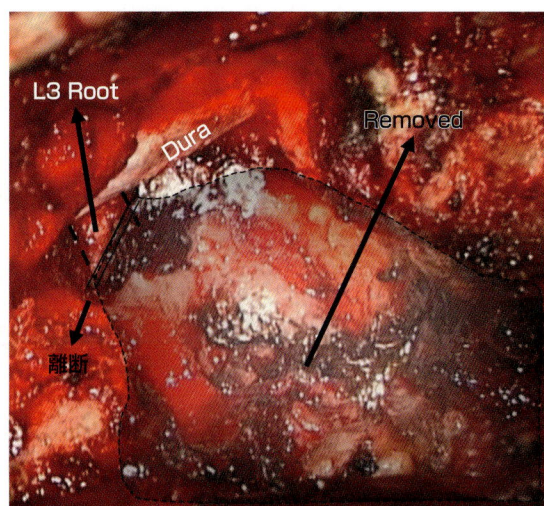

図40

⑩ 腫瘍摘出後のMRI所見

術後造影CT前額断（左）、Gd造影MRI前額断（中、右）腫瘍は全摘されている。

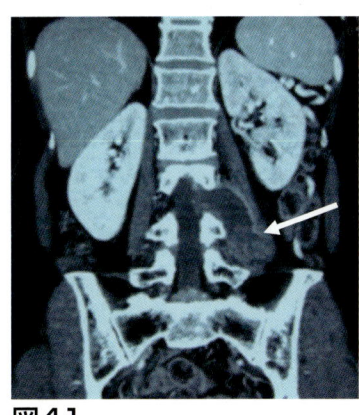

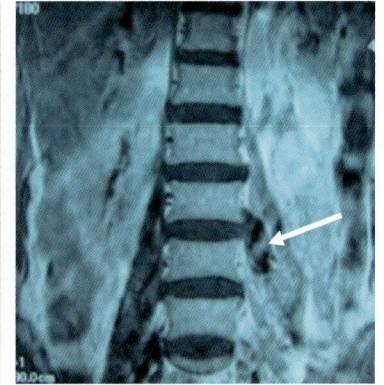

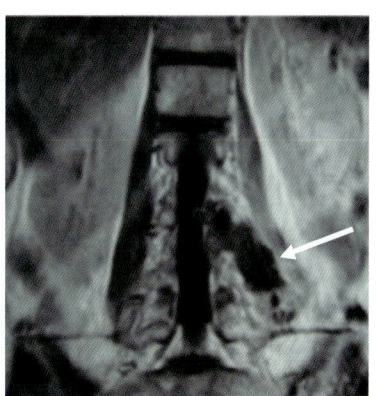

図41

6. 腰椎馬尾神経神経鞘腫

(1) 術前準備

〔症例6〕58歳男性。1ヵ月前から両殿部大腿外側にしびれ、痛みを自覚。神経所見では、左下腿前面L4とL5領域の知覚障害、左側膝蓋腱反射低下を認めたが、運動障害は認めなかった。腫瘍はen-blockに摘出し、術後は順調に経過し、左下腿の知覚障害も改善した。

MRI検査

L2-3高位に均一に造影される腫瘍を認める。馬尾神経レベルの体軸断では腫瘍は脊柱管全体を占めている。

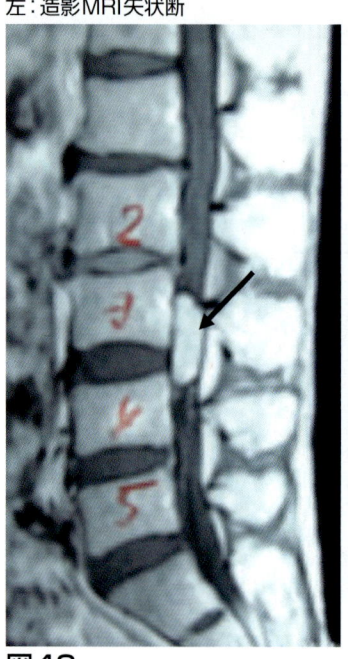

左：造影MRI矢状断　中：造影MRI前額断　右：造影MRI体軸断

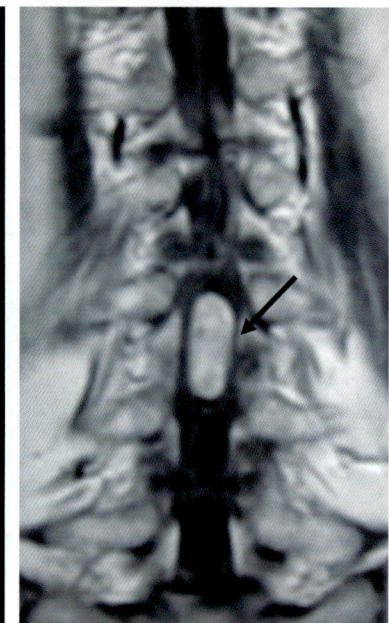

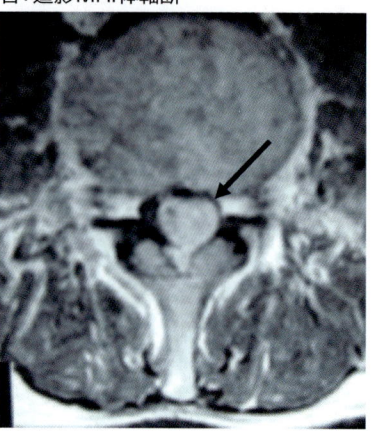

図42

第 Ⅵ 章　脊髄硬膜内髄外腫瘍（脊髄神経鞘腫）の手術

（2）手術手技

①皮膚切開、筋肉展開

　正中切開で傍脊柱筋は左側のみ棘突起、椎弓から剥離、術後CT（3D-CT後方、側方、CT体軸断）棘突起はサジタルソーを用い基部で切断する。右側の傍脊柱筋は棘突起に付着したまま右側椎弓上を右側に剥離する（**矢印**）。

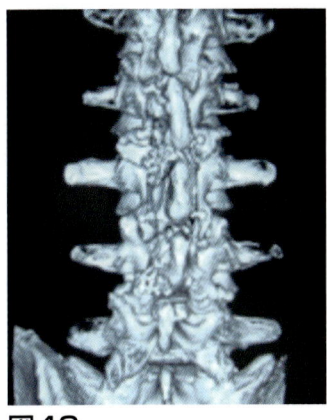

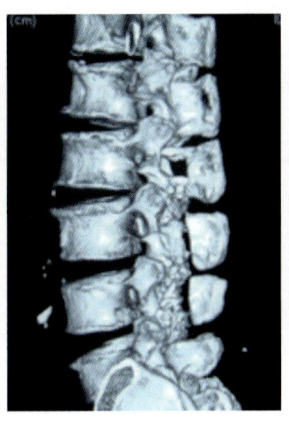

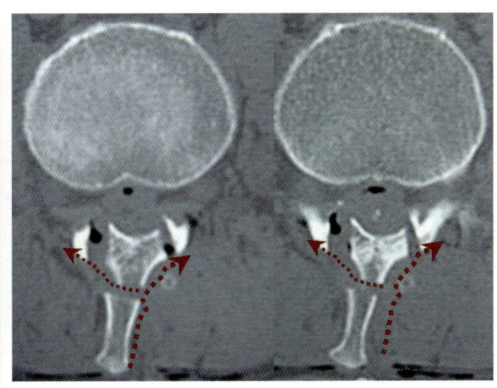

図43

②硬膜切開

　硬膜に小切開をおき、両端を鑷子で把持し硬膜の線維の方向、縦方向に割くように広げていく。腫瘍で圧迫された馬尾神経が背側に脱出してくる傾向にある。ここでクモ膜が少し切れることもあり、その場合は髄液も噴出してくる。

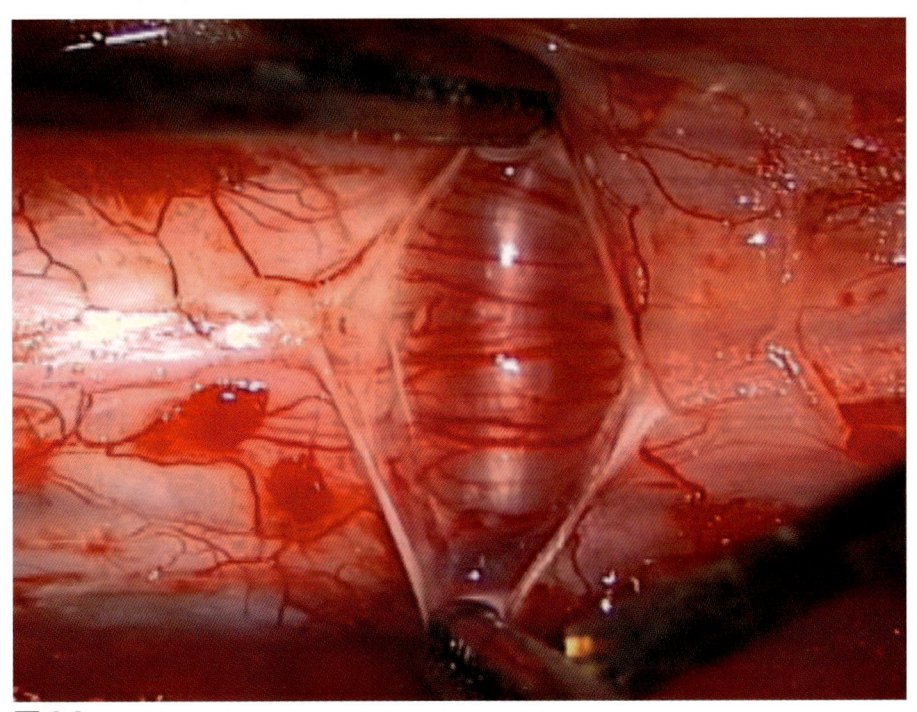

図44

硬膜切開を進めると腫瘍が背側方向に脱出しはじめ、その圧力で馬尾神経は自然に両外側に分けられ、その間隙からさらに腫瘍が脱出してきた。

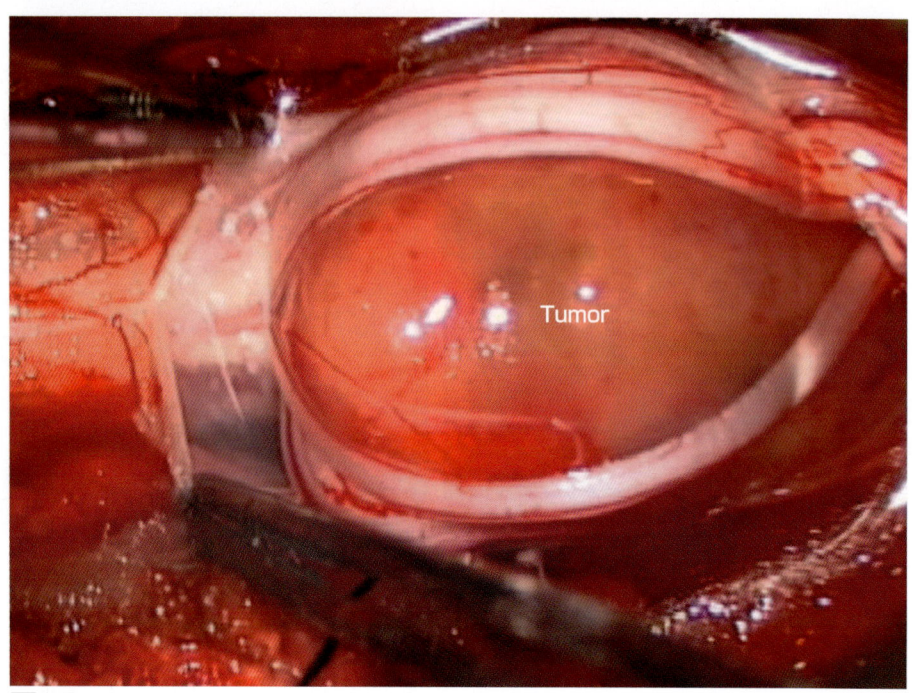

図45

③腫瘍の挙上

　腫瘍の表面で血管に富んでいる部分をbipolarで凝固しておく。腫瘍を挙上し、神経束と癒着部位を探していく。

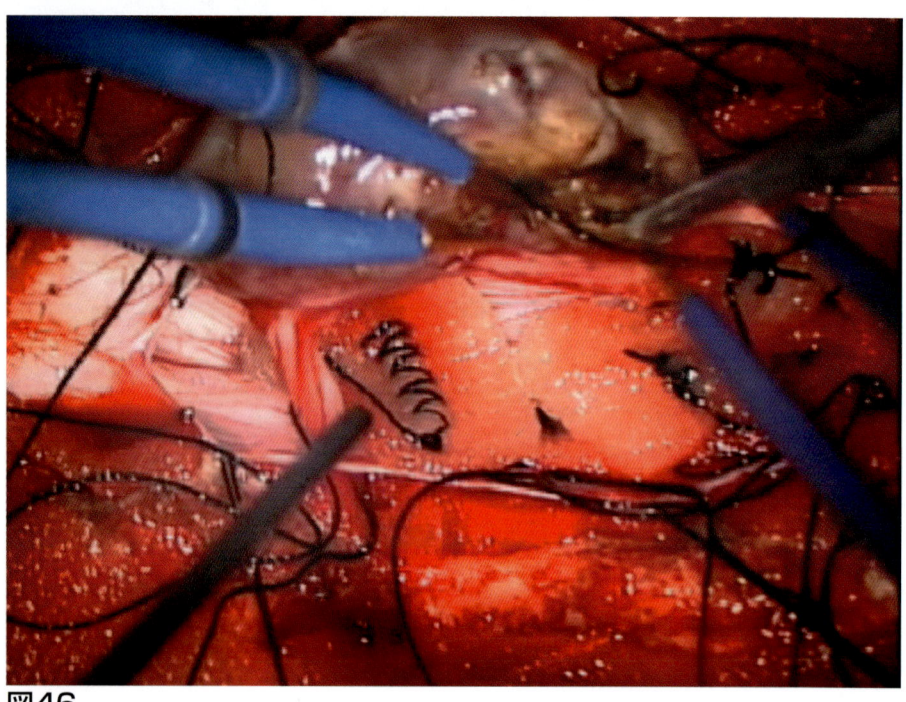

図46

④腫瘍を反転

馬尾神経の何本かのrootletの束と腫瘍は癒着していて、この部位が発生部位かにみえる。

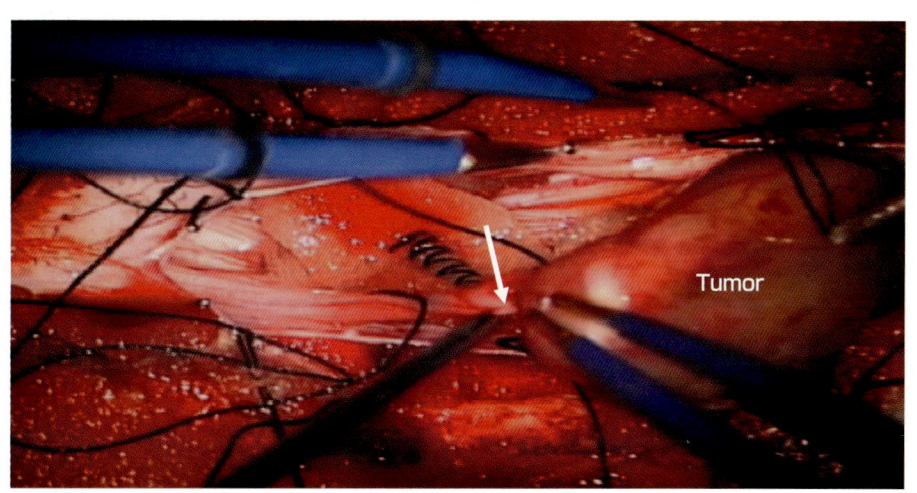

図47

⑤腫瘍を反転、馬尾神経の細糸（rootlet）を同定する

腫瘍を反転して馬尾神経のrootletの束を一本一本ばらばらにするように丁寧に剝離すると、腫瘍は一本の細糸（rootlet）より発生しており、腫瘍への移行部で切断し腫瘍と切離し一塊として摘出した。

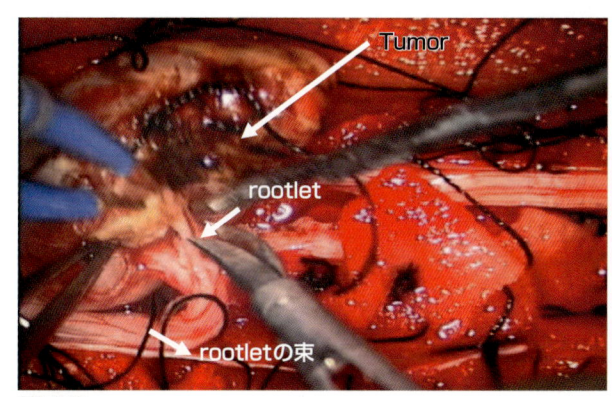

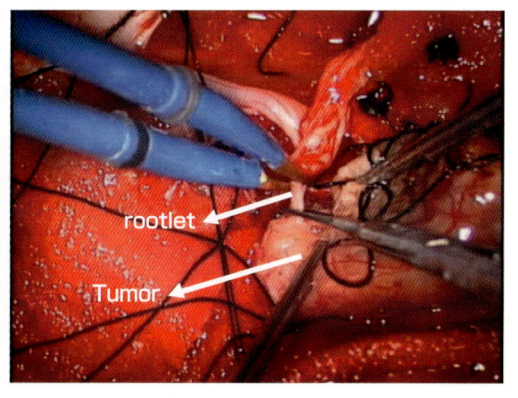

図48

電気刺激による筋電図モニタリング

バイポーラ刺激器にて10〜1mAで刺激する（腫瘍の表面は10mAで、神経の直接刺激では1mAの強度で）。四頭筋、二頭筋、ヒラメ筋、前脛骨筋の筋電図モニタリングを行う。大多数例で後根から発生するので、腫瘍発生部の神経根の切除は問題ない。神経根切断による神経症状の悪化は一過性のものを含めて10〜15％、永続的増悪は2〜7％との報告もあり、術中電気生理的モニタリングを行って切断した方が安全であるとされている。一方、神経根を残して砂時計腫瘍をきちんと切除できないことも事実である。術前のしっかりとした説明が重要である。

⑥腫瘍の摘出、硬膜閉鎖

　馬尾神経の細糸（rootlet）から切離した腫瘍を摘出する。

　腰椎部馬尾神経神経鞘腫では理由は不明であるが、著明な髄液瘻をきたすことがある。腰椎部は立位により大きな静水圧がかかることと、クモ膜炎などによる髄液循環障害が関係していると推定されている。

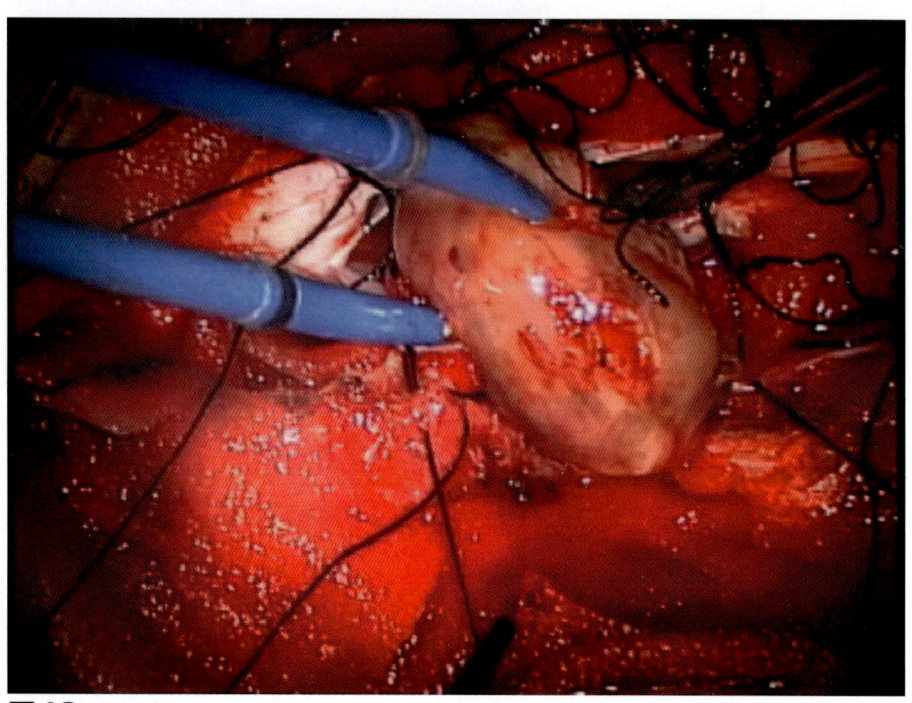

図49

第Ⅵ章　脊髄硬膜内髄外腫瘍（脊髄神経鞘腫）の手術

【参考文献】

1) 伊藤昌徳：上位頸椎前側方到達法：NS Now 脳神経外科医のための脊椎外科　必須手技と合併症回避のコツ（大畑建治編）メジカルビュー、東京、2008, pp32-41.
2) 岩崎嘉信、飛騨一利（編）：脊椎・脊髄疾患の外科、三輪書店、東京、2006.
3) Brotchi J: Spinal intradural extrameullary tumors. In Principles of Neurosurgery（Eds: Rengachary SS, Ellenbogen RG）, Elsevier Mosby New York, 2005, pp 681-688.
4) Celli P: Treatment of relevant nerve roots involves in nerve sheath tumors: removal or preservation? Neurosurgery 51: 684-692, 2002.
5) 金彪：頸椎・頸髄のガイドブック：初診から顕微鏡手術まで、メジカルビュー、東京、2007.
6) Kim P, Ebersold MJ, Onofrio BM, et al: Surgery of spinal nerve schwannoma. Risk of neurological deficit after resection of involved root. J Neurosurg 71: 810-814, 1989.
7) Ozawa H, Kokubun S, Aizawa T, et al: Spinal dumbbell tumors: an analysis of a series of 118 cases. J Neurosurg Spine. 2007 Dec; 7(6): 587-93.
8) 寳子丸稔、木原俊壱、小泉徹、他：硬膜内髄外腫瘍の摘出術における問題点の検討. 脊椎・脊髄神経手術手技10(1): 105-108, 2008.
9) 星地亜都司：Critical thinking 脊椎外科、三輪書店、東京、2008.
10) 井須豊彦：脊椎脊髄手術、三輪書店、東京、2007.
11) Shiraishi T: A new technique for exposure of the cervical spine laminae. J Neurosurg（Suppl 1）96: 122-126, 2002.
12) 高見俊宏、露口尚弘、大畑建治：脊髄神経鞘腫切除後の機能回復に関する検討. 脊椎・脊髄神経手術手技10(1): 101-104, 2008.

第Ⅶ章
髄膜腫・シュワン細胞腫・頭蓋咽頭腫の必須病理所見

第Ⅶ章

髄膜腫・シュワン細胞腫・頭蓋咽頭腫の必須病理所見

久保 長生

はじめに

　脳腫瘍は、神経外胚葉組織いわゆる神経上皮性系細胞からなる腫瘍と髄膜、末梢神経、下垂体、間葉系組織などからなる腫瘍とさらにリンパ組織、転移性腫瘍なども含まれる。
　このように脳腫瘍の病理の分類は多岐にわたっているが、わが国では脳腫瘍臨床病理カラーアトラス（日本脳腫瘍病理学会監修）、脳腫瘍取扱い規約第2版（金原出版）、国際分類としてはWHO分類の中枢神経系腫瘍2007、内分泌系腫瘍2004、さらにTumors of the CNS、Tumors of the Pituitary Gland（Armed Forces Institute of Pathology）などが脳腫瘍の病理診断における参考教科書と考える。

1．腫瘍分類

　分類は、中枢神経系腫瘍WHO分類2007をもとに記載する。

（1）Tumors of neuroepithelial tissue

①Astrocytic tumors

a) Pilocytic astrocytoma：（WHO gradeⅠ）
　　Pilomyxoid Ast
b) Subependymal giant cell astrocytoma：（WHO gradeⅠ）
c) Pleomorphic xanthoastrocytoma（WHO gradeⅡ）
d) Diffuse astrocytoma
　　Fibrillary astrocytoma
　　Protoplasmic astrocytoma
　　Gemistocytic astrocytoma
e) Anaplastic astrocytoma（WHO gradeⅢ）
f) Glioblastoma（WHO gradeⅣ）
　　Giant cell glioblastoma
　　Gliosarcoma
　　Glioblastoma with oligodendroglial components
g) Gliomatosis cerebri（WHO gradeⅢ）

②Oligodendroglial tumors

Oligodendroglioma（WHO gradeⅡ）
Anaplastic（malignant）oligodendroglioma（WHO gradeⅢ）

③ Oligoastrocytic tumor

　　Oligoastrocytoma（WHO grade Ⅱ）
　　Anaplastic oligoastrocytoma（WHO grade Ⅲ）

④ Ependymal cell tumors

　　Subependymoma（WHO grade Ⅰ）
　　Myxopapillary ependymoma（WHO grade Ⅰ）
　　Ependymoma（WHO grade Ⅱ）
　　　Cellular
　　　Papillary
　　　Clear cell
　　　Tanycytic
　　Anaplastic ependymoma（WHO grade Ⅲ）

⑤ Choroid plexus tumor

　　Choroid plexus papilloma
　　Atypical Choroid plexus papilloma
　　Choroid plexus carcinoma

⑥ Other neuroepithelial tumors

　　Astroblastoma（WHO grade Ⅳ）
　　Chordoid glioma of the third ventricle
　　Angiocentric glioma

⑦ Neuronal and mixed neuronal-glial tumors

　　Dysplastic gangliocytoma of cerebellum（Lhermitte-Duclos）
　　Desmoplastic infantile astrocytoma/ganglioglioma
　　Dysembryoplastic neuroepithelial tumor
　　Gangliocytoma
　　Ganglioglioma
　　Anaplastic ganglioglioma
　　Central neurocytoma
　　Extraventricular Central neurocytoma
　　Cerebellar liponeurocytoma
　　Papillary glioneuronal tumor
　　Rosette-forming glioneuronal tumor of the fourth ventricle
　　Paraganglioma

⑧ Tumor of the Pineal Region

　　Pineocytoma
　　Pineal Parenchyma Tumors of intermediate differentiation
　　Pineoblastoma

Papillary tumor of the pineal region

⑨ Embryonal tumor
Medulloblastoma
Desmoplastic/nodular medulloblastoma
Medulloblastoma with extensive nodularity
Anaplastic medulloblastoma
Medullomyoblastoma
Large cell medulloblastoma
CNS primitive neuroectodermal tumors
CNS neuroblastoma
CNS ganglioneuroblastoma
Medulloepithelioma
Ependymoblastoma
Atypical teratoid/rhabdoid tumor (AT/RT)

(2) Tumor of the meninges

① Tumor of the meningothelial cells
Meningioma（図1）
  Meningothelial（図2左）
  Fibrous（fibroblastic）（図3右）
  Transitional（mixed）（図3）
  Psammomatous（図4左）
  Angiomatous（図4右）
  Microcystic（図5左）
  Secretory（図5中）
  Lymphoplasmacyte-rich（図6）
  Metaplastic（図7）
  Chordoid（図6上）
  Clear cell（図5右）
  Atypical（図8）
  Papillary（図9）
  Rhabdoid（図10）
  Anaplastic（malignant）meningioma（図11）

② Non-meningothelial tumor

③ Primary melanocytic lesion

第Ⅶ章　髄膜腫・シュワン細胞腫・頭蓋咽頭腫の必須病理所見

④Other neoplasms related to the meninges
Hemangiopericytoma（図12）

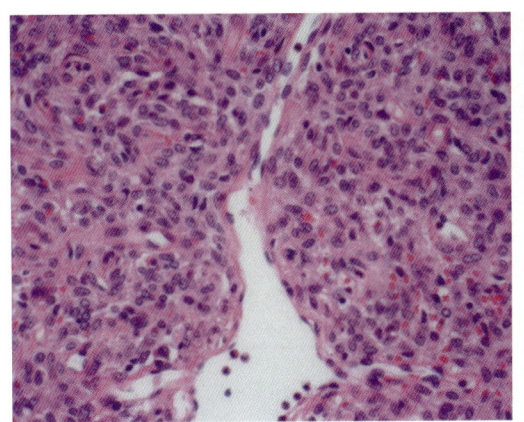

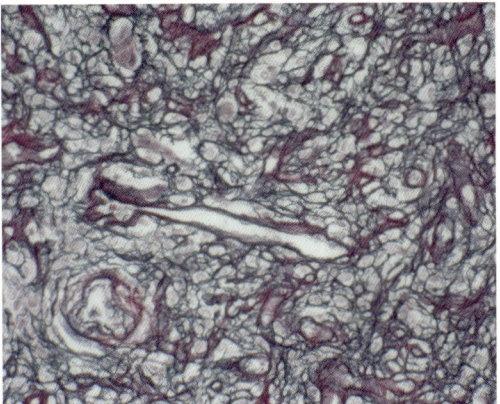

図12　Hemangiopericytoma

(3) Lymphoma and haematopoietic neoplasm

  Malignant lymphoma

  Plasmacytoma

   Granulocytic sarcoma

(4) Germ cell tumor

  Germinoma

  Embryonal carcinoma

  Yolk sac tumor（endodermal sinus tumor）

  Choriocarcinoma

  Teratoma

   Mature

   Immature

  Teratoma with malignant transformation

  Mixed germ cell tumors

(5) Tumor of the seller region

  Craniopharyngioma

   Adamantinomatous

   Papillary

  Granular cell tumor of the neurohypophysis

  Pituicytoma

  Spindle cell oncocytoma of the adenohypophysis

(6) Metastatic tumors

(7) その他

　さらに中枢神経系腫瘍としてWHO分類のみではすべてを網羅できないので、日本病理学会との共同企画である「脳腫瘍取扱い規約」からさらに日常診療で遭遇する脳腫瘍を追加する。

　Cysts and Tumor-like Lesionsとして以下の組織診断がなされ、これらの病変は間脳下垂体近傍に多く発生する。

　　Craniopharyngioma
　　　Rathke cleft cyst
　　　Epidermoid
　　　Dermoid
　　　Arachnoid cyst
　　　Colloid cyst of the third ventricle
　　　Ependymal cyst
　　　Endodermal cyst
　　　Pineal cyst
　　　Choroid plexus cyst
　　Local Extensions from Regional Tumorsは斜台から傍鞍部に多く見られる。
　　　Paraganglioma（chemodectoma）
　　　Chordoma
　　　Chodroma
　　　Chondrosarcoma

　また、下垂体腫瘍としての下垂体腺腫などは内分泌臓器の腫瘍WHO2004で詳細に分類されているので、この内容を参考にして追加する。

　　Pituitary adenoma and hypophysitis
　　Pituitary adenoma（Tumor of endocrine organ：WHO分類2004）
　　　GH producing adenoma
　　PRL producing adenoma
　　　Thyrotropin producing adenoma
　　　ACTH producing adenoma
　　　Gonadotropin producing adenoma
　　　　Null cell adenoma
　　　Plurihormonal adenoma
　　Pituitary carcinoma
　　Gangliocytoma
　　Mesenchymal tumor
　　　Chordoma
　　　Meningioma
　　Granular cell tumor（choristoma、pituicytoma）

Secondary tumor

Pituicytoma

鑑別：Hypophysitis

その他

Hypothalamic neuronal hamartoma

Nasal glial heterotopia

Plasma cell granuloma

などがある。

　以上のごとく中枢神経系腫瘍は、その発生部位の性格上から腫瘍分類が複雑であるので十分な注意と知識の整理が重要となる。脳腫瘍の病理診断は腫瘍の発生部位の詳細が大きな決め手であり、詳細な病歴や手術所見、さらには画像所見を参考に診断する必要がある。

　脳腫瘍の組織学的診断は、頭蓋内に発生する腫瘍を熟知していないとその診断は難しい。しかし、頭蓋内に発生する腫瘍はかなり限定されており、臨床症状・神経所見・画像所見などで組織診断を類推することは出来る。重要な診断の手助けとなるのは、発生部位の詳細と画像所見である。病理診断の要点は（i）腫瘍性病変、（ii）脳実質内腫瘍、（iii）組織の悪性度、（iv）増殖能（MIB-1）の値、などを記載する必要がある。

　ここでは脳腫瘍取扱い規約第2版（2002）の分類やWHO分類2007に準拠して髄膜腫・シュワン細胞腫・頭蓋咽頭腫の基本的病理像について解説する。

2. 髄膜腫

基本事項

①発生頻度および好発部位

　髄膜腫は1922年にHarvey Cushingによって命名された。しかし、以前からendothelioma、arachnoidal fibroblastoma、meningotheliomaなどの名前が用いられていた。その発生母地に関しては1705年にPacchionによって記載されたpacchionian granulatoionがmeningenの起源であり、腫瘍の母地と考えられた。近年arachnoid-meningenの超微形態学的構造の解明が進み、髄膜腫は、クモ膜顆粒のクモ膜細胞（arachnoid cap cell またはarachnoid barrier cell）が細胞起源であるといわれている。

　全脳腫瘍の20%以上を占める。中高年女性に好発するが、小児では男女差はみられない。これらは良性の髄膜腫であり、10万人に6人の発生とされるが、いわゆるincidental meningiomaは人口の2～3%と考えられる。ときに多発性髄膜腫がみられるが、これは神経線維腫症タイプ2（neurofibromatosis type2：NF-2）がある。女性に多く発生し、ときに乳がんや子宮筋腫に合併するため、女性ホルモンの関与が示唆される。

　髄膜腫の好発部位は、一般的には円蓋部あるいは円蓋部硬膜部位（大脳鎌、傍矢状洞、小脳テント）、頭蓋底部（嗅窩部、蝶形骨膨隆部、鞍結節部、蝶形

骨縁、(後)錐体骨、斜台、大孔)、などがある。まれな部位としては、脳室内chroid plexus、sylvian fissureがある。もちろん脊髄硬膜にも発生する。(狭義の)硬膜外で知られるのは、海綿静脈洞内と視神経鞘の2ヵ所である。前者はMeckel caveのクモ膜、後者は視神経周囲のクモ膜が発生母地と考えられている。

②病理組織学所見

肉眼的所見：髄膜腫は髄膜由来であるので硬膜との癒着はみられる、しかし、顕微鏡的には浸潤性でも、比較的に容易に剥離できる。脳表との境界は鮮明である。硬さはいろいろあるが弾性硬(elastic hard)が一般的である。しかし、比較的軟らかい腫瘍もみられるようになっている。また、頭蓋骨の変化についてはCushingらが分類している。代表的な頭蓋骨の変化は、(i)骨増殖または骨肥厚(hyperostosis)、(ii)骨破壊(decalcification)、(iii)骨棘形成(specule)、(iv)中硬膜血管の血管溝の拡大、などがみられる。

一般的には腫瘍に接する頭蓋骨には大きな変化がないが、骨の菲薄化や軽度の肥厚がみられる。頭蓋骨に浸潤し、hyperostosisを引き起こすこともある。AtypicalおよびAnaplastic meningioma(図11)は手術時、大型の腫瘍を形成していることが多い。

髄膜腫 病理学的分類：WHO2007に基づく。

Meningiomas with low risk of recurrence and aggressive growth

i) Low grade meningioma 低異型度髄膜腫(WHO grade Ⅰに対応)

　Meningothelial meningioma 髄膜皮性髄膜腫(図2左)

　Fibrous (fibroblastic) meningioma 線維性髄膜腫(図2右)

　Transitional (mixed) meningioma 移行性髄膜腫(図3)

　Psammomatous meningioma 砂粒腫性髄膜腫 (図4左)

　Angiomatous meningioma 血管腫性髄膜腫 (図4右)

　Microcystic meningioma 微小囊胞性髄膜腫 (図5左)

　Secretory meningioma 分泌性髄膜腫 (図5中)

　Lymphoplasmacyte-rich meningioma リンパ球・形質細胞に富む髄膜腫(図6)

　Metaplastic meningioma 化生性髄膜腫(図7)

Meningiomas with greater likelihood of recurrence and/or aggressive behavior

ii) Intermediate grade meningioma 中間異型度髄膜腫(WHO grade Ⅱに対応)

　Clear cell meningioma (intracranial) 明細胞髄膜腫(図5右)

　Chordoid meningioma 脊索腫様髄膜腫(図6上)

　Atypical meningioma 異型性髄膜腫(図8)

iii) High grade meningioma 高悪性度髄膜腫(WHO grade Ⅲに対応)

　Rhabdoid meningioma ラブドイド髄膜腫(図10)

　Papillary meningioma 乳頭状髄膜腫(図9)

　Anaplastic meningioma 退形成性髄膜腫(図11)

第Ⅶ章　髄膜腫・シュワン細胞腫・頭蓋咽頭腫の必須病理所見

3. 髄膜腫の組織学的分類の変遷

　最初にmeningiomaの言葉を用いたのはCushingであった。1922年のBrainにmeningioam (Dural endothelioma)を報告した。

　1931年にBailyとBusyは、mesenchymal、angioblastic、meningotheliomatous、psammomomatous、osteoblastic、fibroblastic、melanoblastic、sarcomatous、lipomatousの9型に分類した。さらにGlobusが、(1) leptomeningioma、(2) pachymeningioma、(3) meningioma omniforme、(4) meningioma indifferentiale、(5) meningioma piale、と分類している。

　その後、髄膜腫の組織学的分類はCushing-Eisenhardによってなされ、meningothelial、fibroblastic、angioblastic sarcomatous、osteoblastic、chondroblasticなどに分けられた。

　CushingとEisenhardは、髄膜腫の詳細な臨床病理像を検討し、報告している。この記載に髄膜腫の全容は、ほぼ完成されたといってよい。

　現在の組織学的分類は、これらをもとにWHOにより詳細に分類された。

4. 病理組織学的所見

　光学顕微鏡および電子顕微鏡に因る組織像の基本構造(図1)

(1) Syncytium-meningothelial

　用語のごとく数個の細胞が密に集合し細胞間がなく合胞体形成がみられる。

(2) Whorl formation

　数個の細胞が玉葱状または過巻状に配列している。
　この構造の中心が石灰化をきたしているように見える構造が、砂粒体(psammoma)といわれている。

(3) Sheet

　紡錘型の細胞が索状構造を呈する

(4) Interdigitation (電顕所見)

　細長い細胞突起が並列して手を挟むように配列する。

(5) 細胞間接着装置（電顕所見）

Desmosomeの発達が著明である。

以上の基本構造がみられるのが髄膜腫であるが、腫瘍細胞がmetaplasiaを示すために多数の亜型がみられる。

全体には良性腫瘍であり、少数のものは悪性で、浸潤性に増生し遠隔転移をきたす。免疫組織化学染色で、EMA、vimentinが陽性である。髄膜皮細胞あるいはクモ膜細胞に由来する腫瘍である。本腫瘍は髄膜皮細胞（クモ膜細胞）の性格を示す細胞から発生する腫瘍とその他の間葉系細胞から発生する腫瘍に分ける。それはMeningeal tumor、non-meningothelial tumorである。

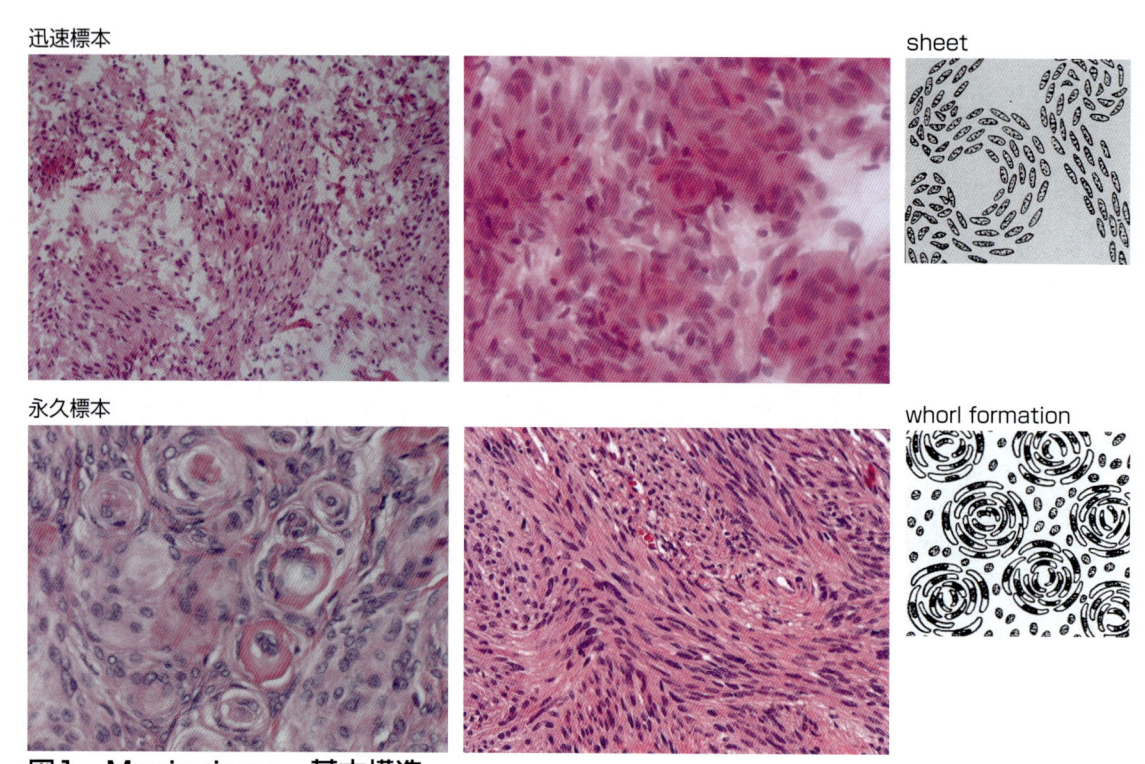

図1　Meningioma　基本構造

5. 低異型度髄膜腫：WHO grade I

(1) Meningothelial meningioma（図2左）：WHO grade I

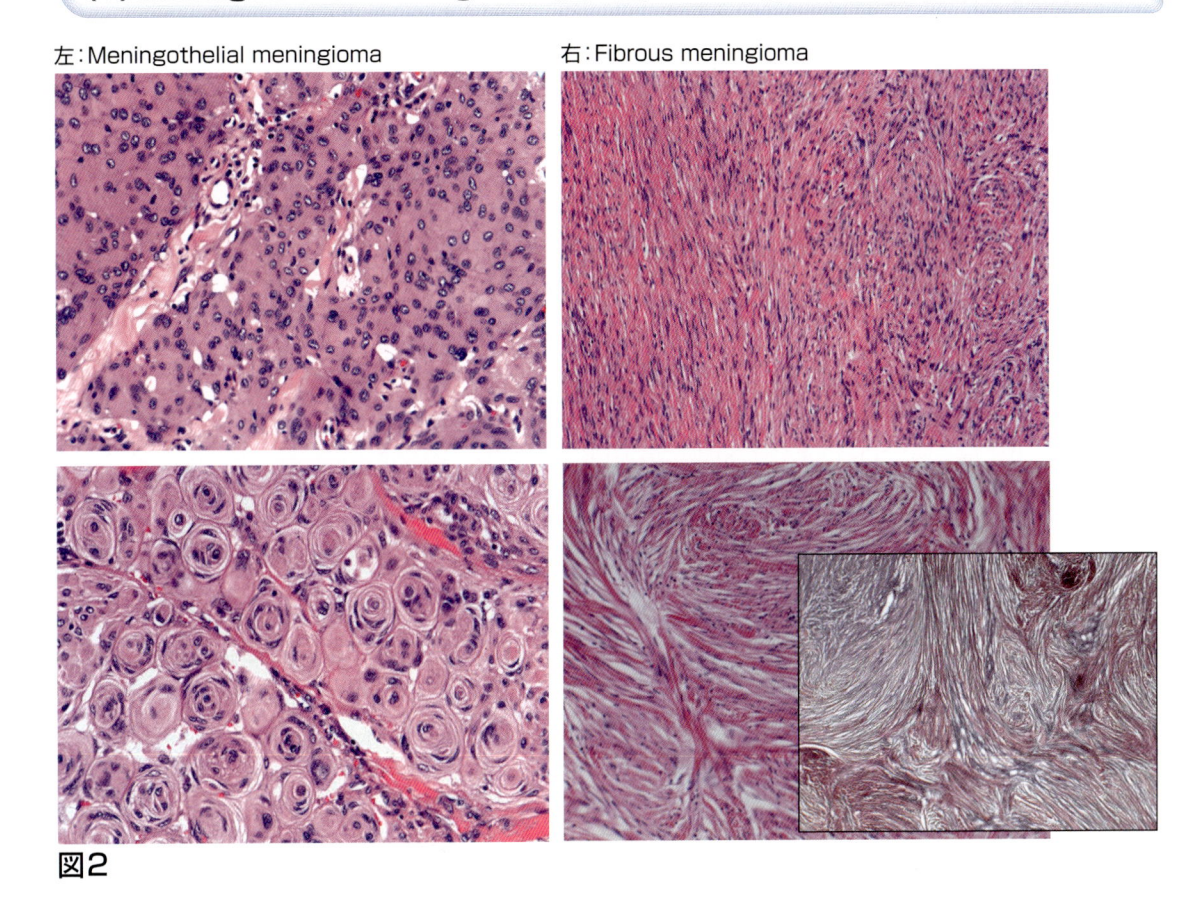

左：Meningothelial meningioma　　右：Fibrous meningioma

図2

　Meningothelial cellが上皮様に配列し、いわゆる合胞体形成がみられる。これは細胞間が不明瞭で細胞が合胞しているようにみえる。この腫瘍細胞はsyncytium様配列と言われる。さらに細胞が同心円状に配列するwhorl形成のほか、胞巣状や小葉状の増殖パターンを示す。このタイプでは、腫瘍細胞はsyncytium様の配列を示す。

(2) Fibrous (fibroblastic) meningioma（図2右）：WHO grade I

　細胞がsheet状に配列し、いかにも線維腫のようにみられる。これはmenigothelial cellの形態変化であり、純粋なfibrous meningiomaは細胞間に線維形成がみられ、線維芽細胞様の形態を示す腫瘍細胞の増殖からなり、細胞間に種々の程度の膠原線維が認められる。この際に小脳橋角部腫瘍では、Antoni A typeのschwannomaやsolitary fibrous tumorとの鑑別が問題となる。診断において信頼がおけるのは、鍍銀染色である。Schwannomaの場合、繊細なレチクリン線維が細部まで入り込んでいる。免疫染色では、S-100染色は髄膜腫では陰性である。

(3) Transitional (mixed) meningioma（図3）：WHO grade I

Meningothelial componentsとfibrous componentsを含む腫瘍でHE染色では比較的紡錘形細胞が多くみられ、細胞間に中等度の線維性成分を含む。

meningothelialとfibrousの両組織像が混在

鍍銀染色

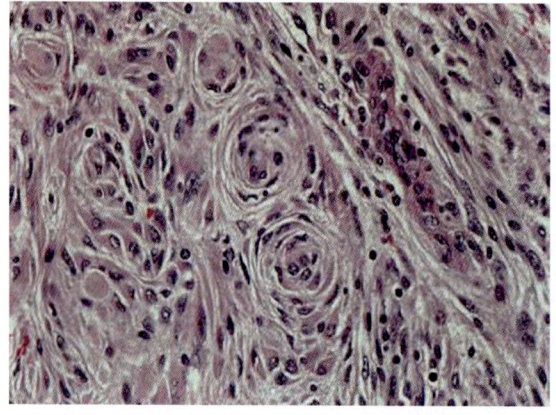

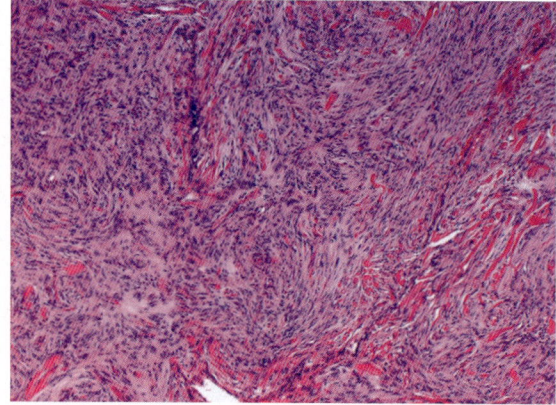

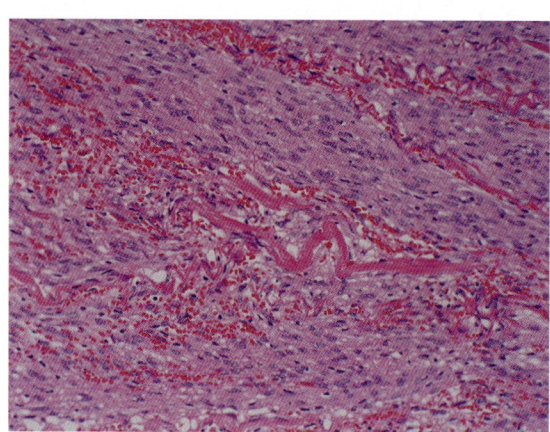

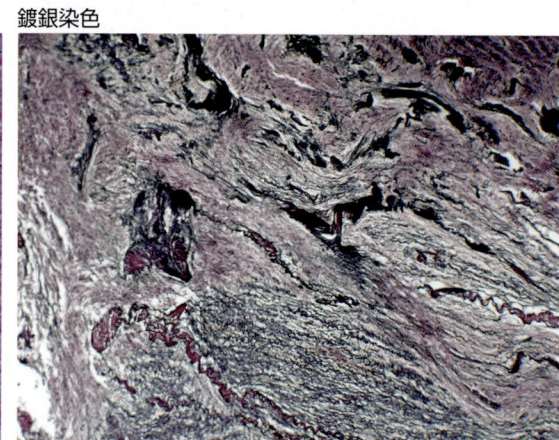

図3　Transitional meningioma

（4）Psammomatous meningioma（図4左）：WHO grade I

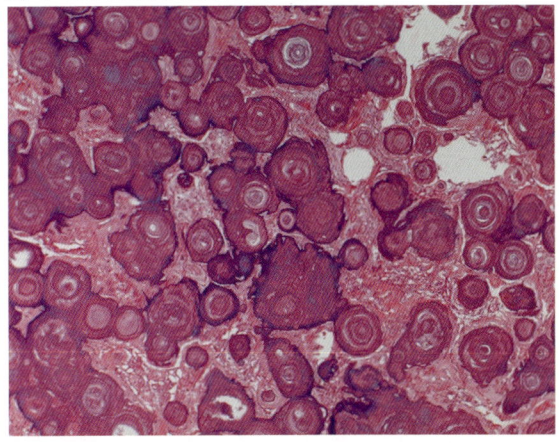

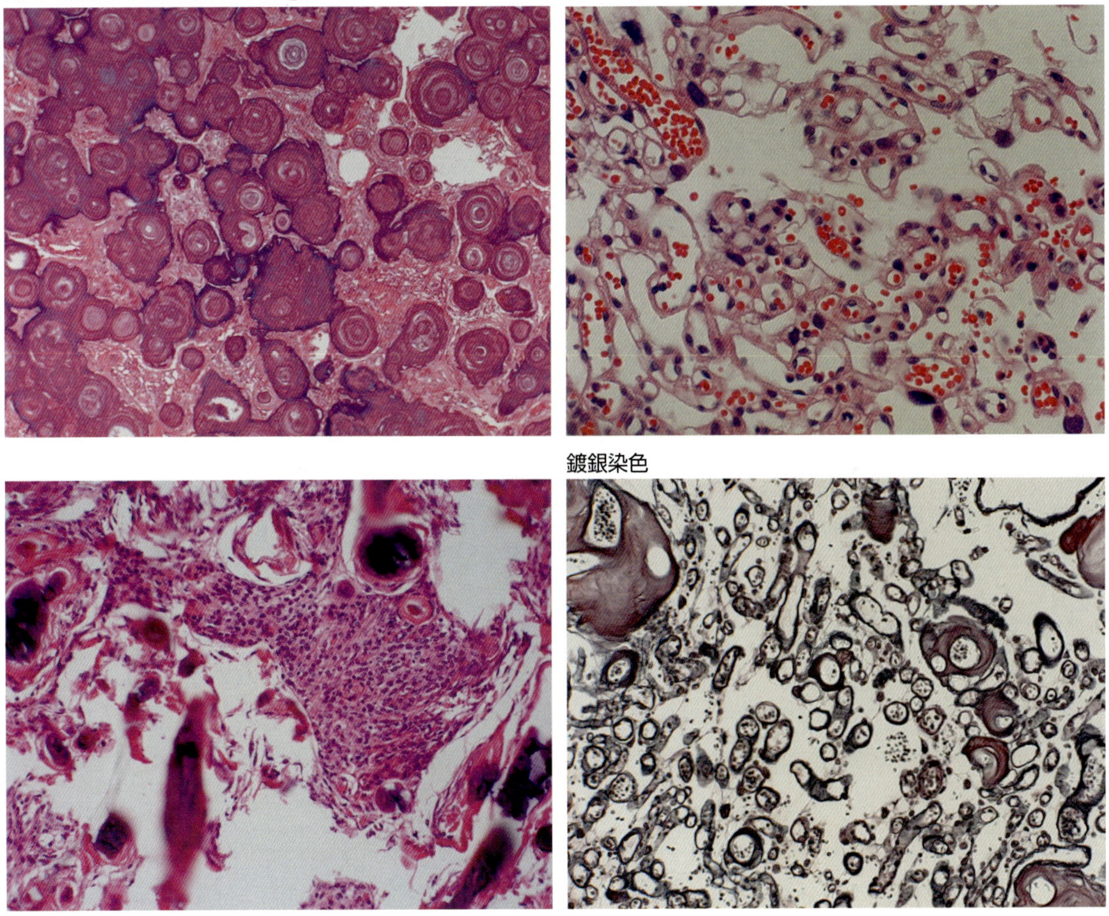

　　　　　Psammoma body（砂粒体）が多数出現する腫瘍で、腫瘍実質はwhorlを伴うtransitional meningiomaであることが多いといわれる。砂粒体形成が高度になると腫瘍細胞が、ほとんど消失してしまう症例もある。

（5）Angiomatous meningioma（図4右）：WHO grade I

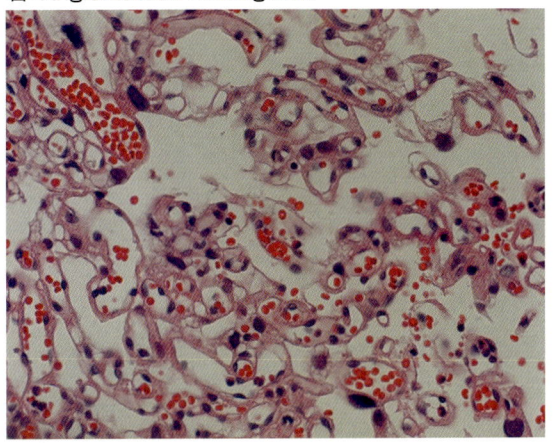

　　　　　大小多数の血管があり、血管の間に髄膜腫細胞が介在する。毛細血管の高度の増生や壁が硝子化した血管がみられる。部分的には毛細血管の増生を認め、hemangioblastomaに類似している。

左：Psammomatous meningioma　　　　　右：Angiomatous meningioma

鍍銀染色

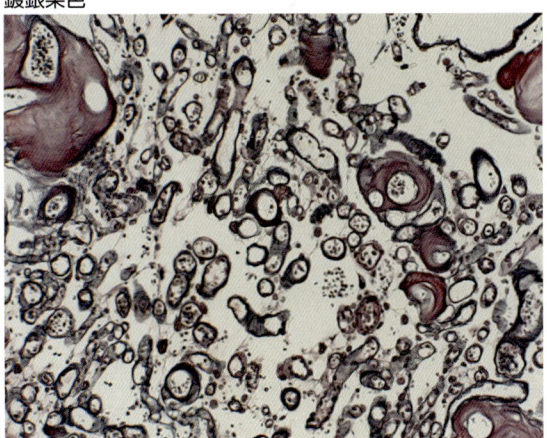

図4

(6) Microcystic meningioma（図5左）: WHO grade I

大小の空胞あるいは嚢胞様腔隙があり、実質が網目状構造を示す腫瘍で好酸性硝子滴やxanthomatous changeを示す腫瘍細胞がみられる。血管も豊富で、壁が硝子化した血管が出現し、前項のangiomatous subtypeと共通する点が多い。

(7) Secretory meningioma（図5中）: WHO grade I

好酸性円形小体を入れた腺腔様構造が多数出現し、この小体はPAS染色陽性でpseudopsammoma bodiesと呼ばれている。

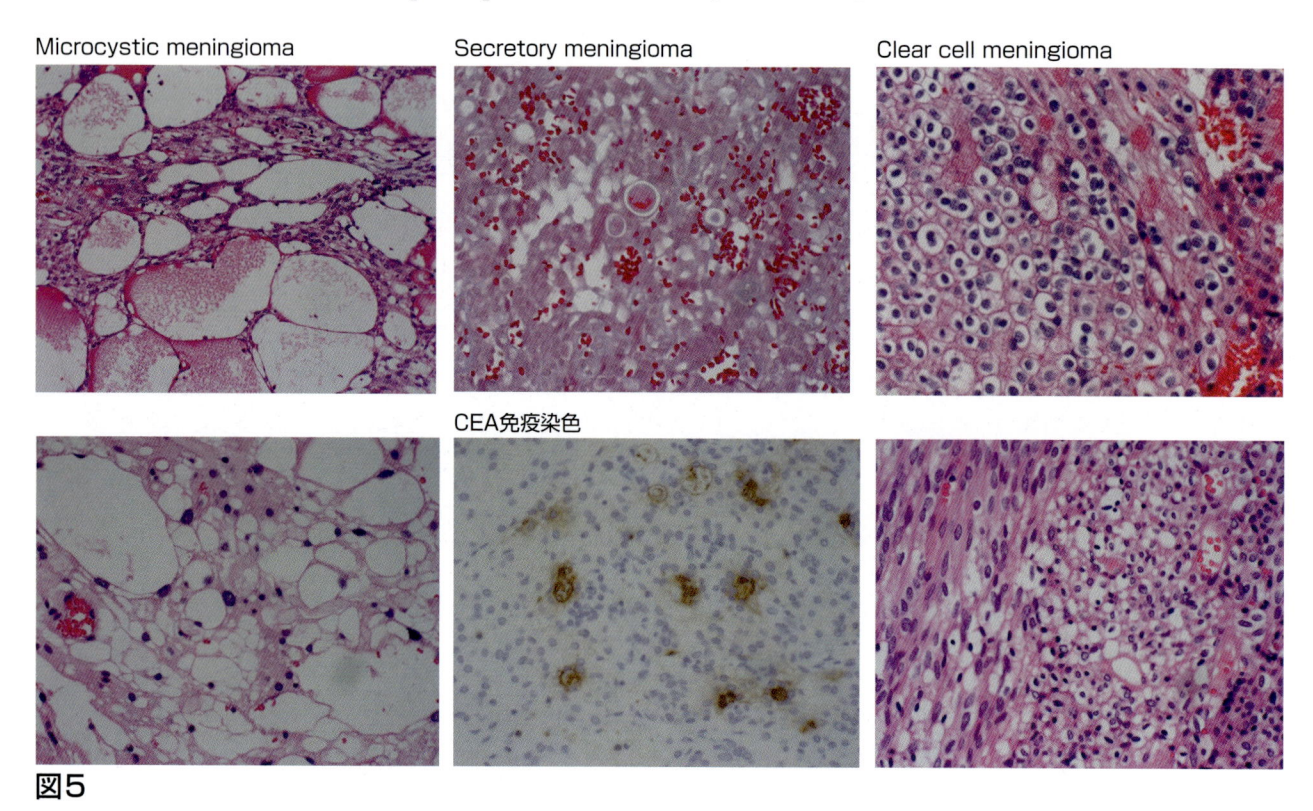

図5

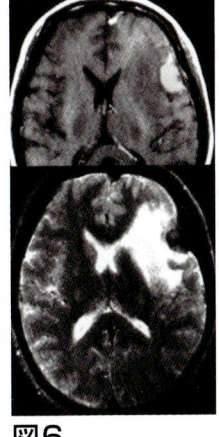

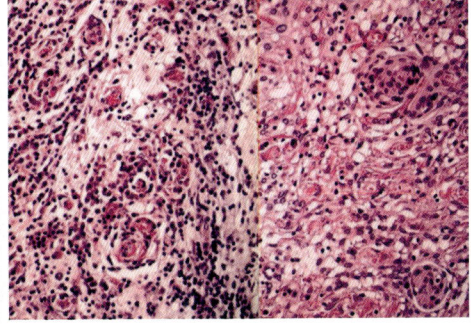

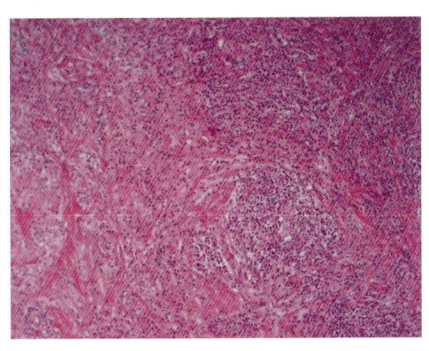

第Ⅶ章　髄膜腫・シュワン細胞腫・頭蓋咽頭腫の必須病理所見

(8) Lymphoplasmacyte-rich meningioma (図6下)：WHO grade I

　形質細胞・リンパ球浸潤と線維増生を伴う髄膜腫で、炎症性病変部と腫瘍実質の混在するもので、髄膜腫様成分が少ない場合、過形成なのか、真の腫瘍であるのかが問題となる。Hypertrophic cranial pachymeningitisなどとの鑑別も要する。

Chordoid meningioma

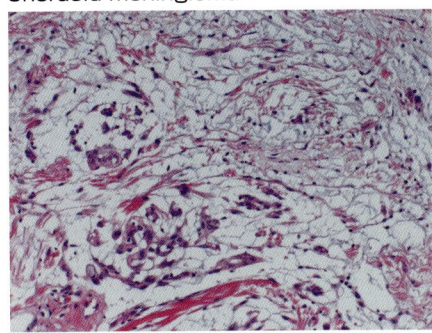

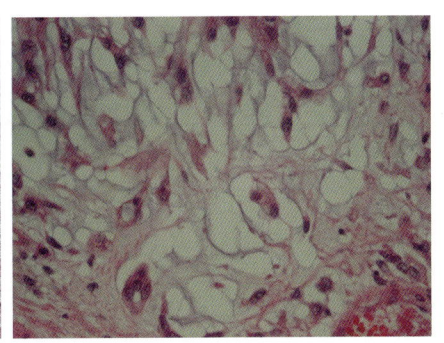

Lymphoplasmacyte-rich meningioma

図6

(9) Metaplastic meningioma (図7) : WHO grade I

　明らかな間葉系分化を示す髄膜腫で、骨、軟骨の形成を伴うものや脂肪腫様変化、黄色腫様変化、粘液腫様変化を示すものが含まれる。化生とは、ある種の成熟した細胞が他の種類の成熟した細胞に分化することを意味している。

　全国統計の髄膜腫の中で悪性髄膜腫は約4%である。しかし、組織学的診断が報告者によって異なるために、その頻度は一定しない。
　髄膜腫の悪性像についてZulchは、5つのcriteriaを決めている。
　① high numbere of mitoses、especially atypical mitosis
　② low differention
　③ cellular pleomorphism combined with numerous mitoses
　④ infiltrative growth
　⑤ metastase
これはすべてにあてはまるとはいえないが、診断の上ではかなり参考になる。WHOの新分類でも組織学的には、この分類を応用している。
　Mahmoodらは、JaaskelainenとRohringerらの病理学的指標を参考に髄膜腫の臨床病理像を検討している。すなわち、以下のように分けられる。
　① hypercellularity
　② nuclear pleomorhpism
　③ mitosis and necropsis
　④ loss of architecture
　⑤ brain invasion
これらを用いてgrade I、II、III、IVに分けている。悪性髄膜腫は、これらを参考に一定の診断基準が必要である。

　2007年のWHO脳腫瘍分類での悪性度の高い髄膜腫は、以下の内容である。

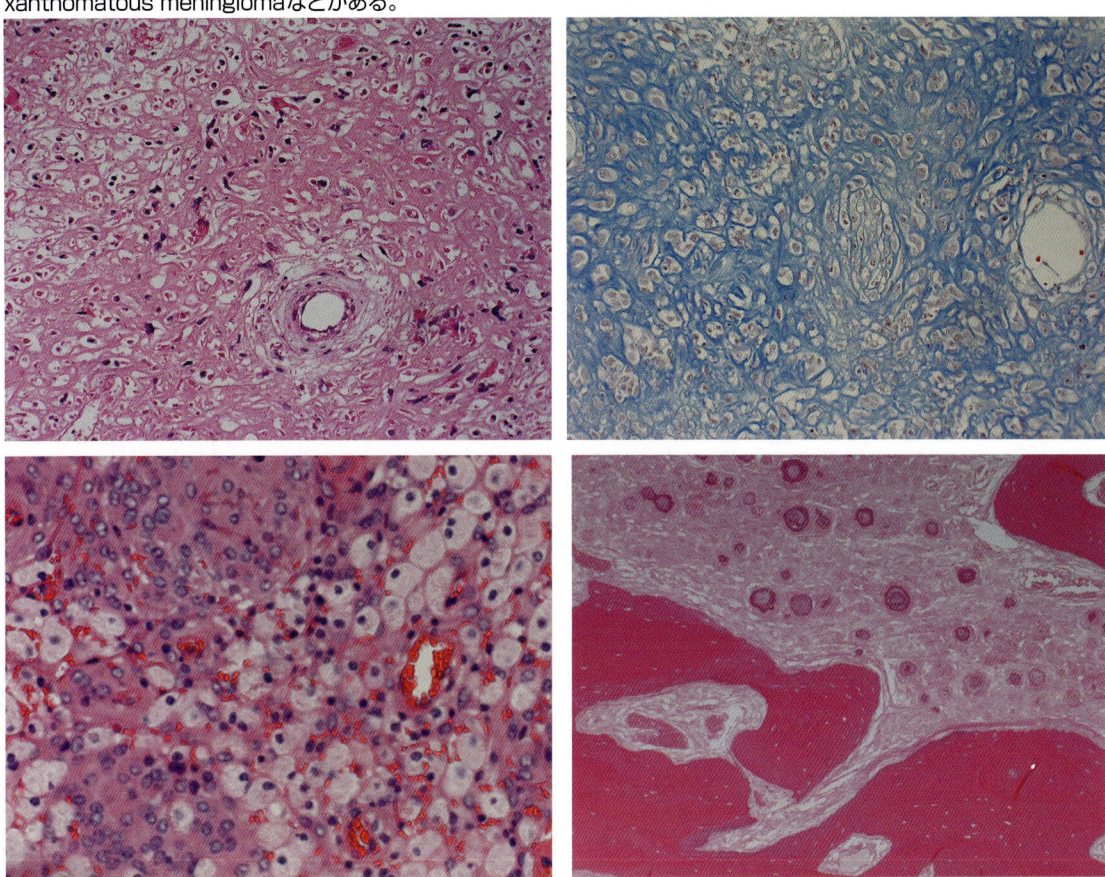

metaplastic meningioma -osseous meningioma、cartilaginous meningioma、myxoid meningioma、xanthomatous meningiomaなどがある。

図7

6. 中間異型度髄膜腫：WHO grade II

(1) Atypical meningioma（図8）：WHO grade II

　　　　　腫瘍細胞の核分裂像、細胞密度の上昇、核/細胞質（N/C）比の高い小型細胞、著明な核小体、地図状の壊死巣を認める髄膜腫である。強拡大10視野あたり4個以上の核分裂像の出現を基準としている。良性髄膜腫と悪性の境界領域に位置するもので髄膜腫細胞の特徴を残しているが、分裂像が目立ち胞巣状や小葉状などの構造を欠きpatternlessの増殖形態をとり、細胞密度の増加や地図状または巣状壊死がみられる。

　　　　　さらに脳実質内への浸潤増殖などの先に述べた悪性を示唆する組織所見が、いくつかみられるものをいう。退形成性髄膜腫と異なり中間に位置する腫瘍で、この腫瘍をatypicalとして別個に扱う。この群は局所再発が比較的早い。

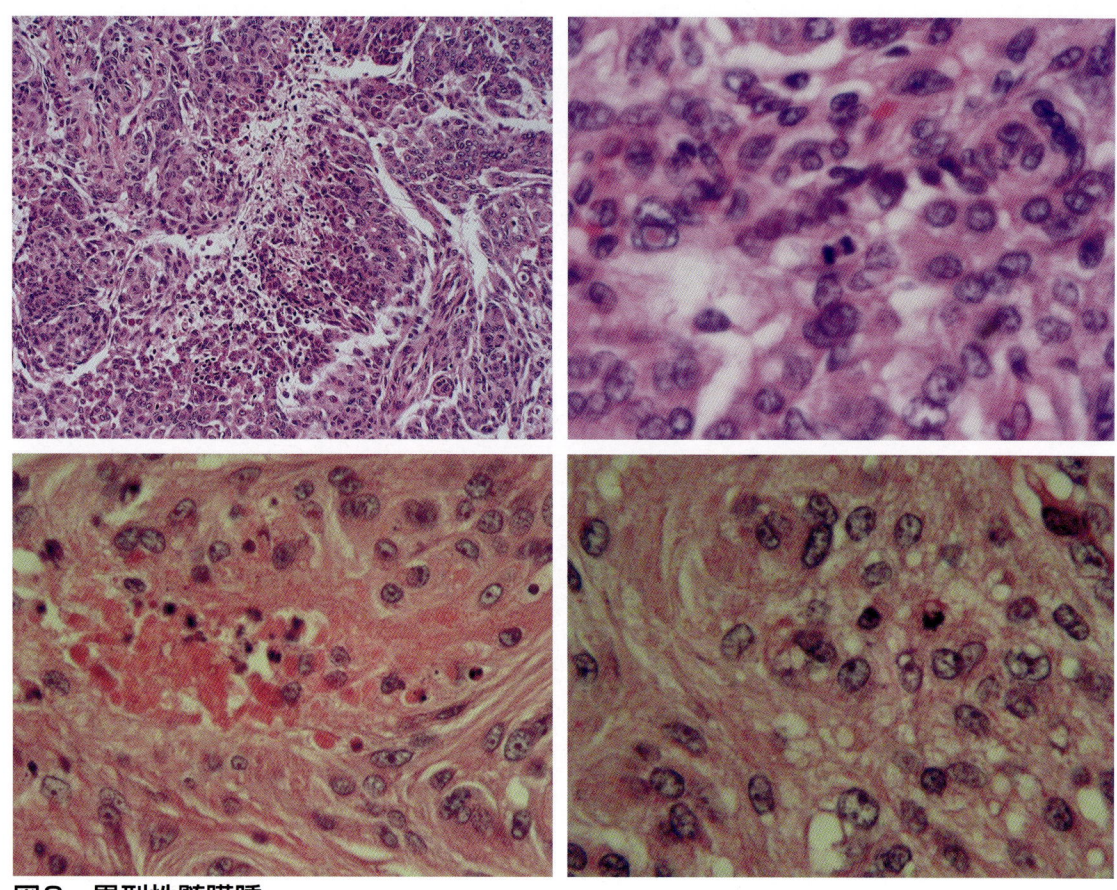

図8　異型性髄膜腫

(2) Clear cell meningioma（図5右）：WHO grade Ⅱ

　明るく抜けた細胞質を有する腫瘍細胞の増殖から成る髄膜腫。胞巣状増殖やwhorl形成が不明瞭で、小塊状の硝子化した間質線維が特徴的である。

(3) Chordoid meningioma（図6上）：WHO grade Ⅱ

　粘液様基質内に腫瘍細胞が索状に増殖する髄膜腫。空胞状の胞体を有する細胞がみられることがあり、chordomaに類似する。Chordomaやchondrosarcomaは S-100 蛋白陽性であるが、chordoid meningiomaは陰性である。
　さらに高異型度髄膜腫では、以下のように分かれる。

7. 高異型度髄膜腫：WHO gradeⅢ

（1）Papillary meningioma（図9）：WHO gradeⅢ

　　腫瘍細胞が血管周囲にpapillary patternを呈する腫瘍で、血管結合織の周辺に腫瘍細胞が放射状・偽ロゼット様に配列して乳頭状増殖を示す。核、細胞質の性状は髄膜皮様である。まれな腫瘍型である。鑑別診断が必要な腫瘍として、転移性脳腫瘍、脈絡叢癌、上衣腫があげられる。免疫染色ではkeratin、EMA、S-100蛋白、GFAPの染色性で鑑別可能である。Papillary meningiomaではEMA陽性である。

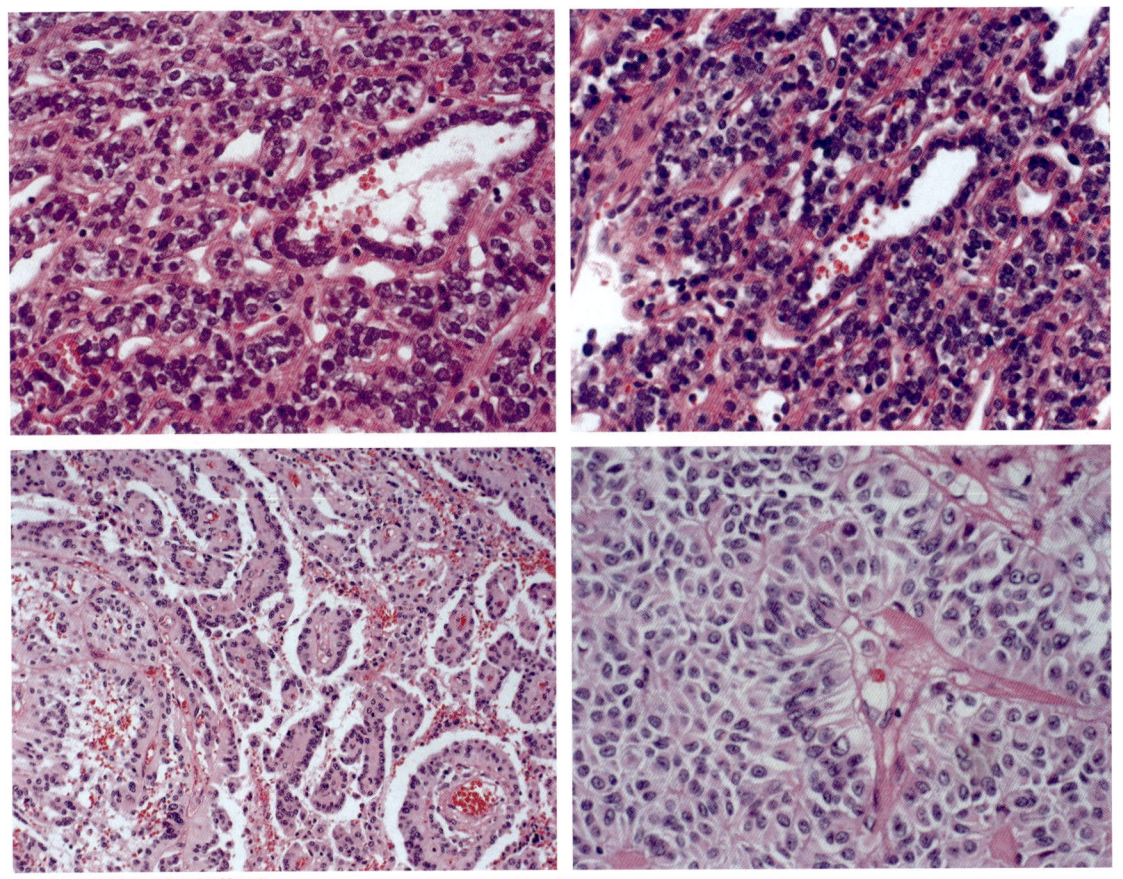

図9　乳頭状髄膜腫

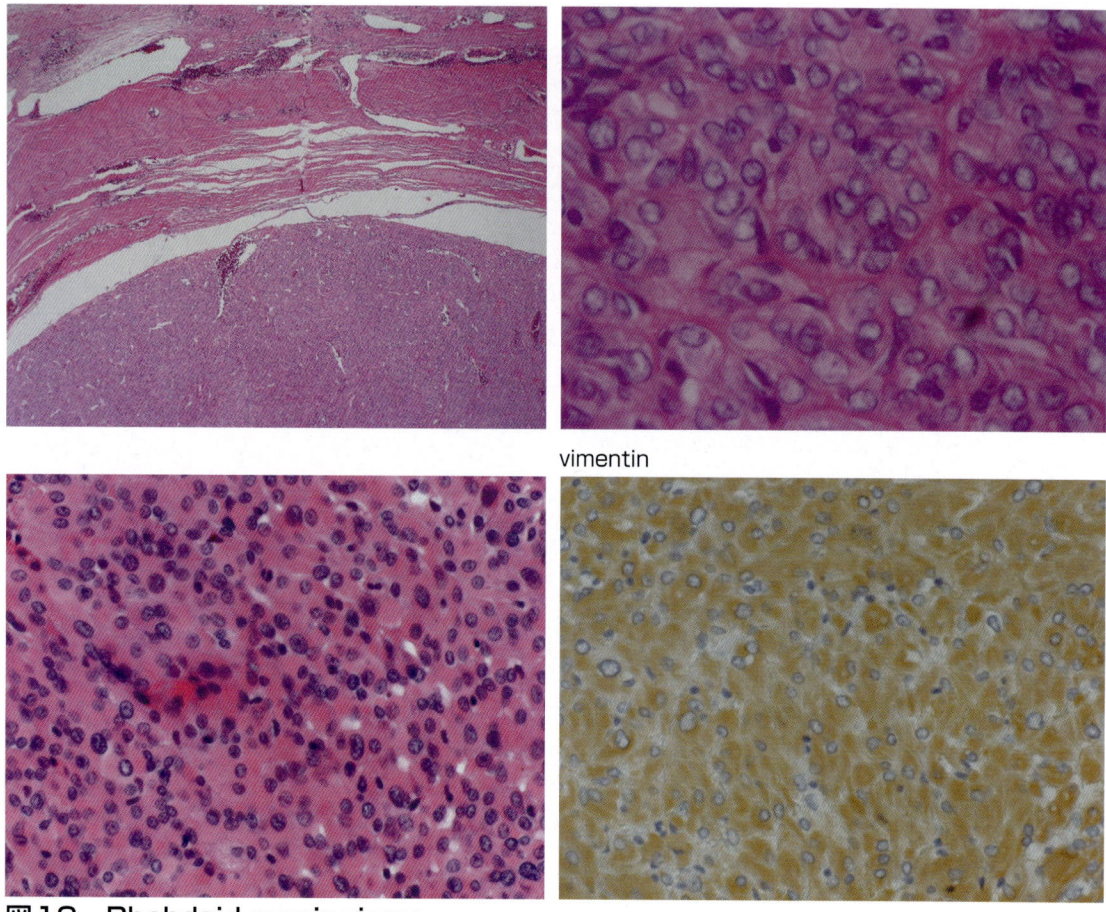

(2) Rhabdoid meningioma（図10）：WHO gradeⅢ

　Rhabdoid cellはmalignant rhabdoid tumor（MRT）で定義された細胞で、明瞭な核小体を有して偏在する核と好酸性硝子様あるいは線維性の類円形封入体を持つことが特徴とされる。髄膜腫においては通常の髄膜腫要素とともに核が偏在し、核小体が明瞭で、胞体に好酸性物質を認めるrhabdoid cellが出現する場合とrhabdoid cellsのみからなる腫瘍がある。免疫染色ではビメンチンが陽性であり、増殖能も高い。

vimentin

図10　Rhabdoid meningioma

（3）Anaplastic（malignant）meningioma（図11）：WHO grade Ⅲ

　　　　　　胞巣状や小葉状などの構造を欠きpatternlessの増殖形態をとり、細胞密度の増加や地図状または巣状壊死がみられる。さらに脳実質内への浸潤増殖などの先に述べた悪性を示唆する組織所見を多数認める腫瘍で、このような異常所見があり、明らかに悪性の組織学的特徴を示している髄膜腫を指す。増殖能が異常に高く、10視野に20個以上の核分裂像がみられ、mitotic indexが20個以上に達する。このように多数の核分裂像や壊死がみられ、N/C比の高い細胞が密に増生する部分があり、肉腫様の組織像を示すものをいう。脳組織に浸潤性に増殖し遠隔転移を示す。また、壊死巣が広範にあり、腫瘍細胞が偽乳頭状に残存する像がみられることが多い。

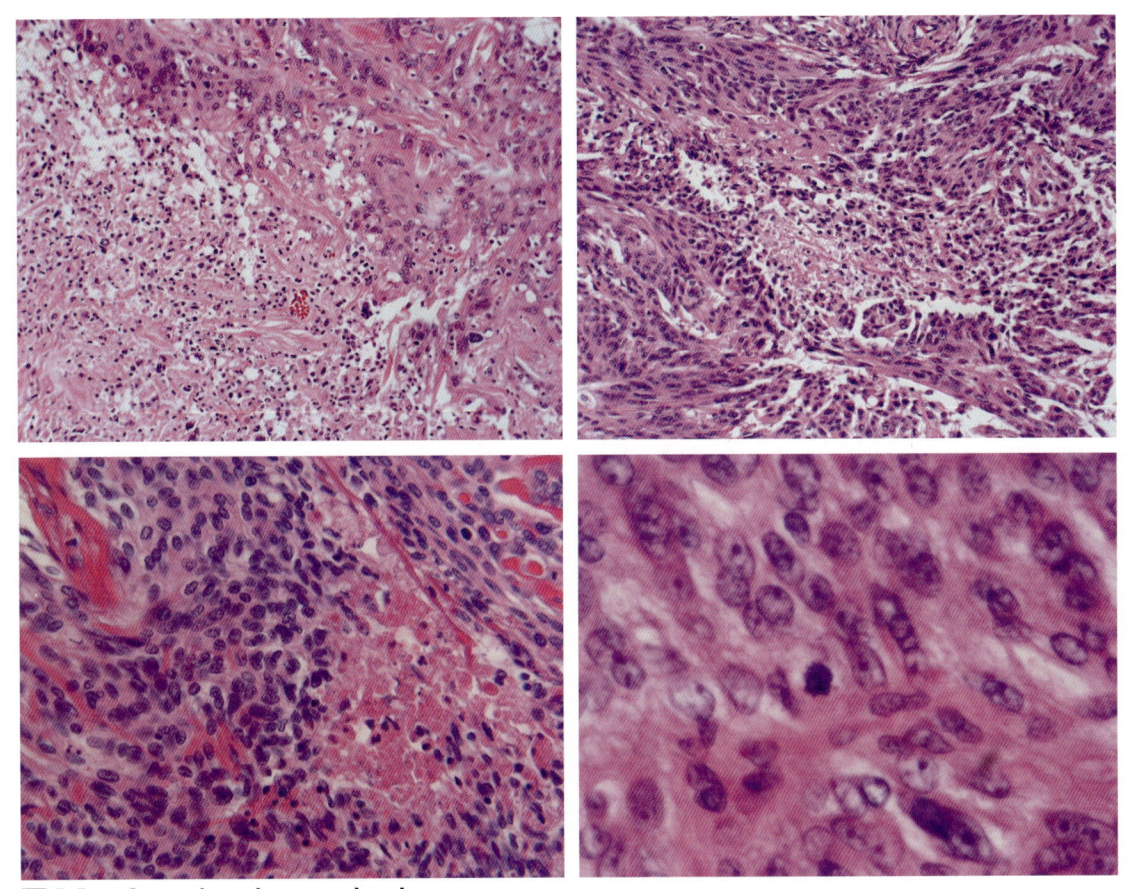

図11　Anaplastic meningioma

8. その他

Non-meningothelial tumorとしては、髄膜腫以外の間葉系腫瘍mesenchymal、non-meningothelial tumors、さらに線維組織球性の腫瘍などがある。

(1) benign fibrous histiocytoma

この病変は線維芽細胞様細胞、組織球様細胞からなる腫瘍で細胞がstoriform patternを呈していてfibrous xanthomaなどの名前が付けられている。さらに炎症細胞、泡沫細胞がみられる。頭蓋内腫瘍では、一部のGFAP陽性のxanthomatous tumorはpleomorphic xanthoastrocytomaなどの腫瘍に分類された。

(2) malignant fibrous histiocytoma (MFH)

悪性線維性組織球腫(MFH)は、多くが未知の腫瘍である。

線維芽細胞様細胞と組織球様細胞が種々の割合で存在し、低分化で多形性の肉腫と考えられている。通常は四肢、後腹膜などに発生し中年から高齢者に多く、軟部悪性腫瘍の約10～20%といわれている。頭蓋内に発生するMFHは、大部分が硬膜に付着する腫瘍で脳内に発生する本腫瘍は少ない。本腫瘍は組織球腫に分類されるが未分化な間葉系腫瘍で、その起源はperivascular pial sheath、perivascular mesenchymal cells、deep blood vessel walls、primitive mesenchymal cellsなどがあげられている。その組織所見は多形性の組織球様細胞や線維芽細胞様細胞の増殖で、storiform pattern、histiocytes、macrophagesなどがみられる。臨床診断では髄膜腫、悪性リンパ腫、悪性神経膠腫などとの鑑別が困難である。組織像は多形性を示す組織球様細胞や線維芽細胞様細胞が主体であり、storiform patternが特徴である。免疫組織化学的検索にてvimentin、マクロファージのマーカーであるMAC387、α-antichymotrypsin、lysozymeなどが陽性であるが、GFAPは陰性である。組織亜型としてordinary type (storiform-pleomorhpic type)、myxoid type、giant cell type、inflammatory typeの4型に分けられる。増殖能の指標であるMIB-1は20%前後であり、benign fibrous histiocytomaではMIB-1は2%前後である。

ときに海綿状血管腫 (capillary hemangioma、cavernous hemangioma) がある。

(3) 血管外皮腫 (図12)

軟部組織に発生する血管外皮腫と同じものと考えられている。性差はなく、小脳テントに比較的多くみられる。術後再発をきたしやすく、頭蓋腔外への転移もしばしば起こる。組織学的には、比較的均一な楕円形核を有する短紡錘形ないし多角形の小型腫瘍細胞が密な充実性増殖を示し、その間に1層の薄い内皮細胞で覆われた裂隙状あるいは鹿角状"staghorn"の小血管を豊富に認める。鍍銀染色でみると定型例では微細な細網線維が腫瘍細胞を1個ずつ取り囲むが、細網線維の発育の乏しい症例もある。CD34が局所的ないし、びまん性に陽性と

なるが、EMAは陰性である。
　鑑別として斜台から傍鞍部にかけては、軟骨・骨の腫瘍も発生する。

(4) Chondroma

　通常頭蓋骨では膜性骨化であり、骨そのものから発生する軟骨腫はまれである。成熟した軟骨組織より形成される良性の腫瘍で蝶形骨周辺のsynchondrosisを形成している部分から発生を知ることが多い。硬膜からも発生する。

(5) Osteoma

　通常頭蓋骨外板、副鼻腔、特に前頭洞、篩骨洞などにみられる。成熟した層板骨から構成される良性の腫瘍である。

(6) Osteochondroma

　頭蓋内骨軟骨腫は極めてまれであり、後頭、頭頂骨や頭蓋底などから発生する。頭蓋底を形成する後頭骨、蝶形骨、側頭骨岩様部は発生学的に軟骨性頭蓋であり、この部分の骨結合部に遺残した胎生期軟骨からこれらの軟骨腫や骨軟骨腫が発生すると考えられる。組織学的には軟骨と軟骨内骨化による骨組織の腫瘍である。

(7) 鑑別としての下垂体腺腫

　脳下垂体(pituitary gland、hypophysis)は一般にラトケ嚢(Rathke's pouch)と間脳が下方に向かって伸び出した漏斗(infundibulum)から発生する。ラトケ嚢の前壁の細胞は増殖して下垂体前葉(腺性下垂体)となり、後壁は下垂体中間部となる。漏斗は下垂体茎と下垂体後葉(神経下垂体)に分化すると考えられている。下垂体近傍では先に述べた神経膠腫やchoristomaなどと、前葉からは下垂体腺腫が発生し、さらに頭蓋咽頭腫、ラトケ嚢胞などがみられる。下垂体腺腫は免疫組織化学的に成長ホルモン細胞、プロラクチン細胞、副腎皮質刺激ホルモン細胞、甲状腺刺激ホルモン細胞、性腺刺激ホルモン細胞が認められ、この細胞も腫瘍となり、機能性下垂体腺腫と呼ばれる。

　　Pituitary adenoma　（WHO分類2004）
　　　GH producing adenoma
　　　PRL producing adenoma
　　　Thyrotoropin producing adenoma
　　　ACTH producing adenoma
　　Gonadotropin producing adenoma
　　　Null cell adenoma
　　　Plurihormonal adenoma

Pituitary carcinoma

Gangliocytoma

Mesenchymal tumor
　Chordoma、Meningioma

Granular cell tumor（choristoma, pituicytoma）

Secondary tumor

Pituicytoma

鑑別：Hypophysitis

その他：hypothalamic neuronal hamartoma、nasal glial herterotopia、plasma cell granuloma

(8) 頭蓋咽頭腫（図17〜図25）

頭蓋咽頭腫（craniopharyngioma）はトルコ鞍部から第3脳室にかけて発生する良性腫瘍である。エナメル上皮腫型（adamantinomatous type）と扁平上皮乳頭型（squamous papillary type）の2型がある。

①エナメル上皮腫型（adamantinomatous type）（図20左）（図23）

若年者に多く、境界鮮明な石灰化を伴う囊胞性腫瘤が形成される。囊胞内には、きらきらと輝く微細なコレステロール結晶が含まれている。

組織学的にはエナメル組織様で基底細胞を認め、"wet keratin"と呼ばれるケラチン、石灰化を認める。腫瘍に接する脳組織には、しばしば著明なグリオーシスがみられ、Rosenthal線維が観察される。

②扁平上皮乳頭型（squamous papillary type）（図20右）

成人に多くみられ、石灰沈着の乏しい充実性の腫瘤を形成する。組織学的には、よく分化した重層扁平上皮が網目状に増殖している。Wet keratin、石灰化などは少ない。

※xanthogranuloma of the sellar region：トルコ鞍部黄色肉芽腫（図19）

頭蓋咽頭腫の亜型ともいわれているが、特殊な病態と考えるが単独症例もみられる。

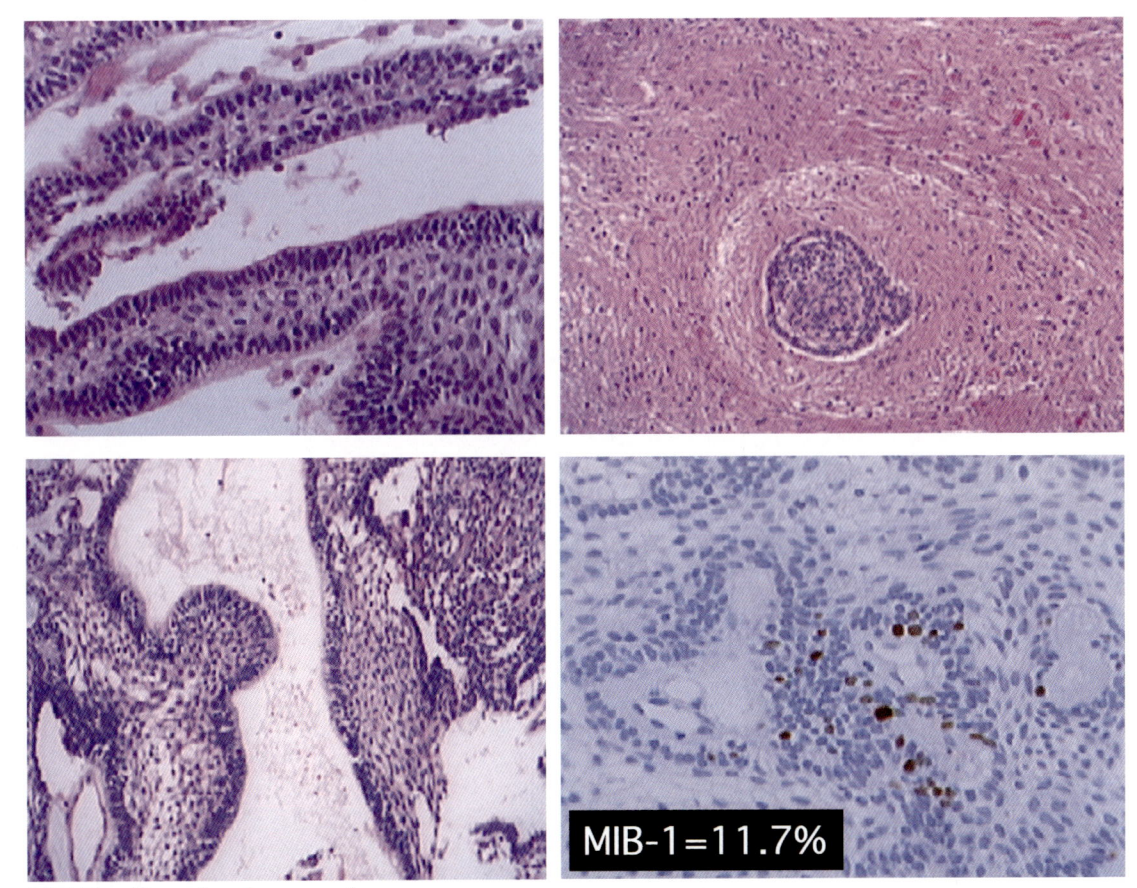

図17　Craniopharyngioma

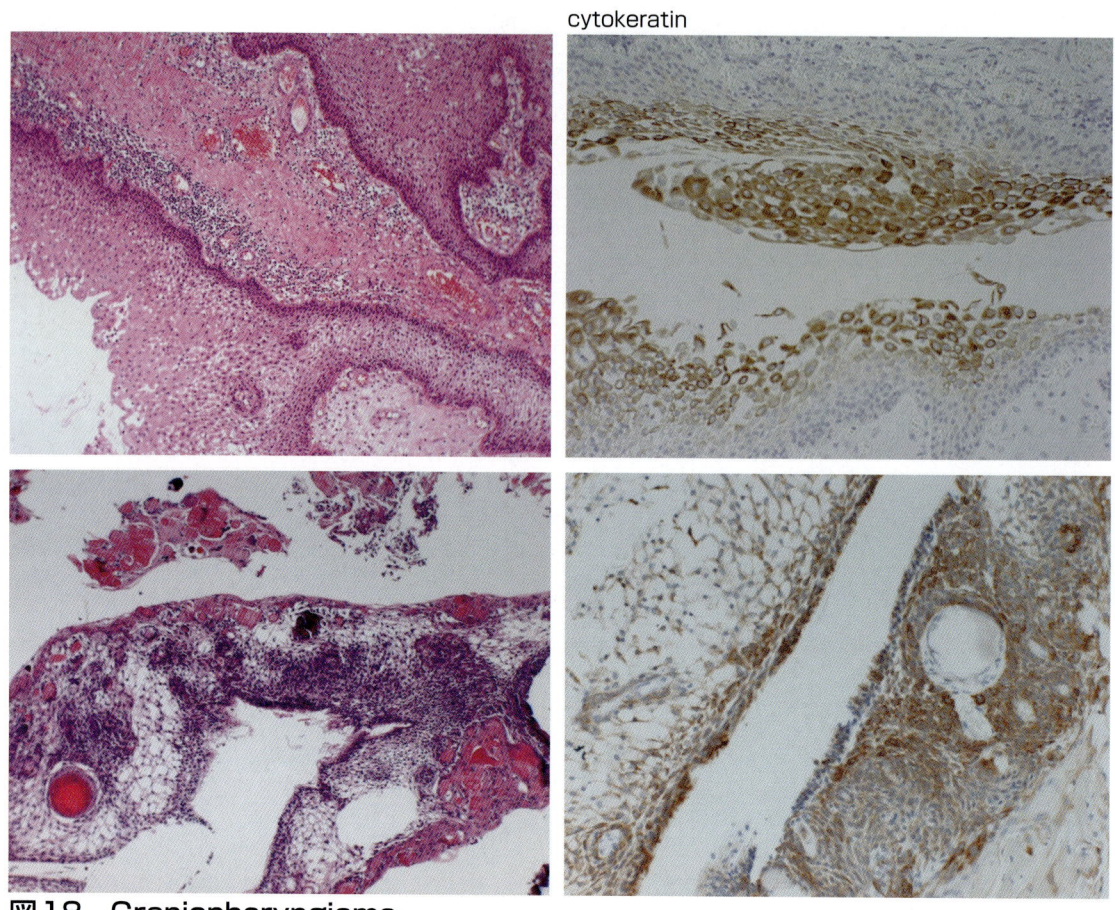

図18 Craniopharyngioma

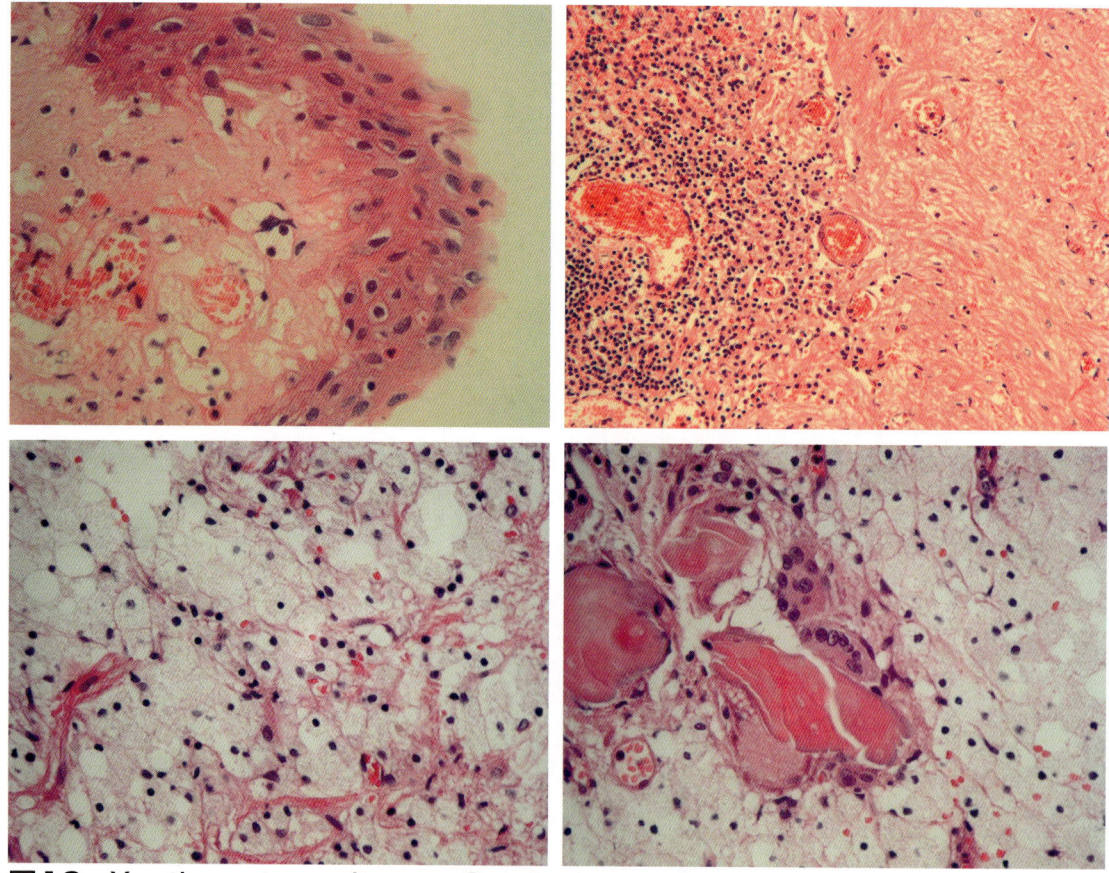

図19 Xanthomatous change：Craniopharyngioma

第Ⅶ章　髄膜腫・シュワン細胞腫・頭蓋咽頭腫の必須病理所見

adamantinomatous　　　　squamous

craniopharyngioma

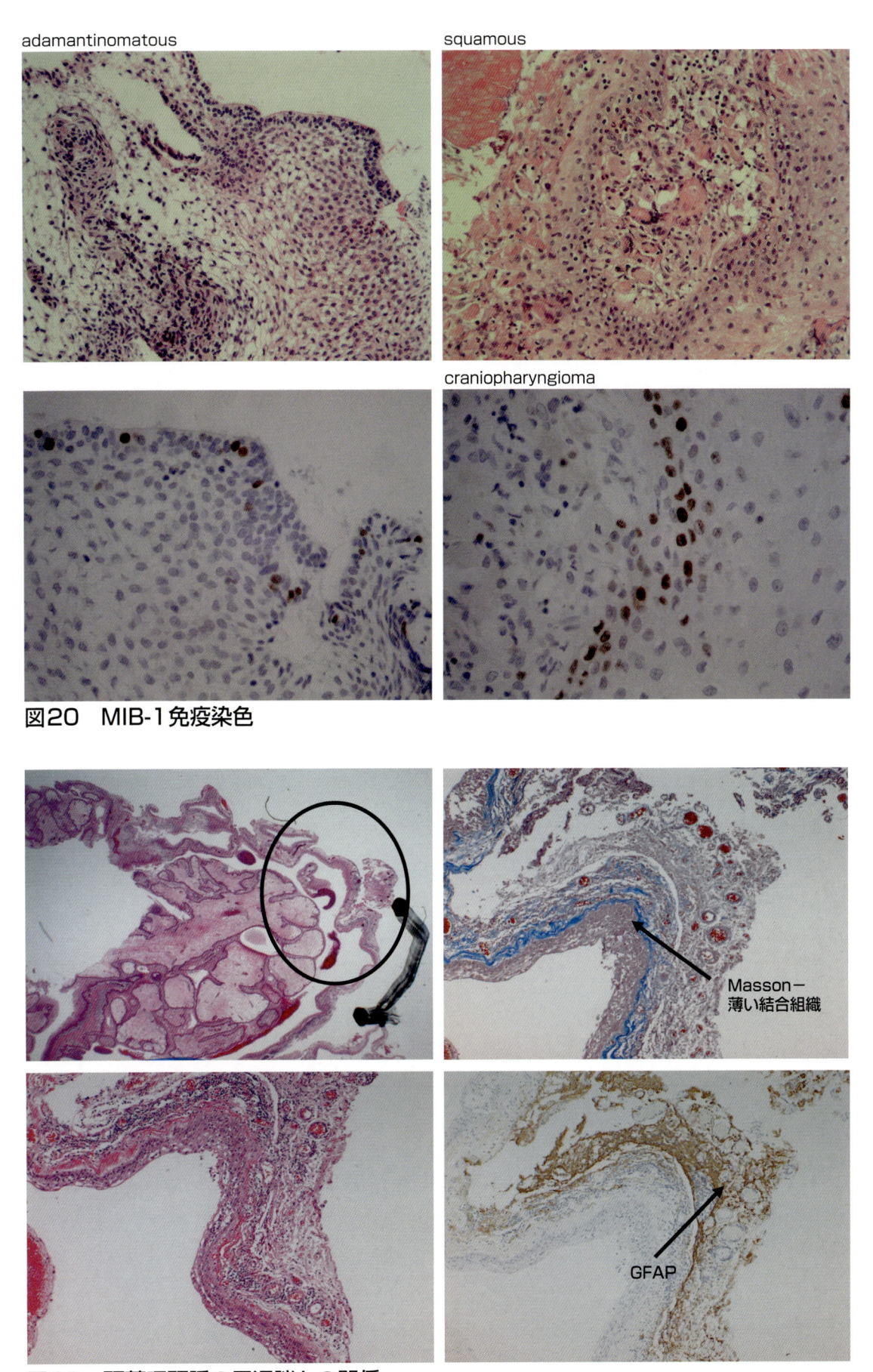

図20　MIB-1免疫染色

Masson－薄い結合組織

GFAP

図21　頭蓋咽頭腫の周辺脳との関係

摘出腫瘍標本から周囲脳について検索できたのは9例あったが、いずれも周辺の脳組織に腫瘍組織の病巣が分離して認められた。

　この脳組織には多数のRosenthal fiberがみられ、GFAP染色にて腫瘍の最下部や腫瘍周辺の脳組織を検索すると、腫瘍細胞が脳組織に島状に存在し、強いgliosisを呈していた。このことが認められた症例は腫瘍摘出が被膜内にとどまらず行われた症例であり、比較的広範囲に腫瘍摘出がなされているとも考えられる。

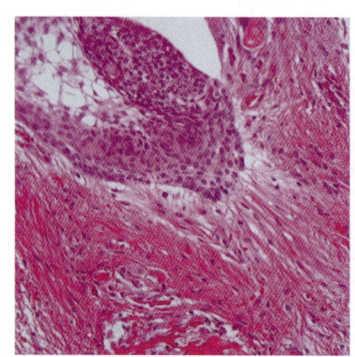

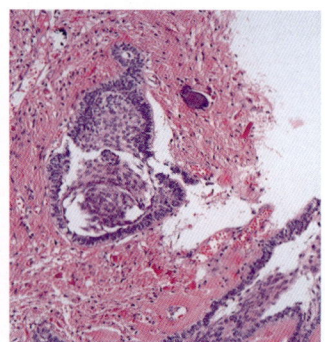

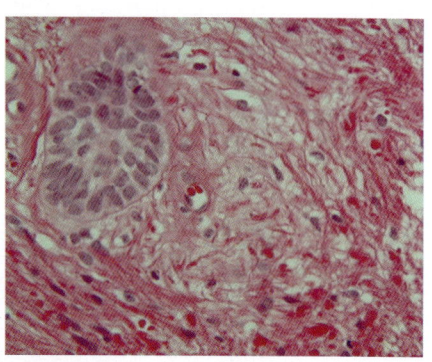

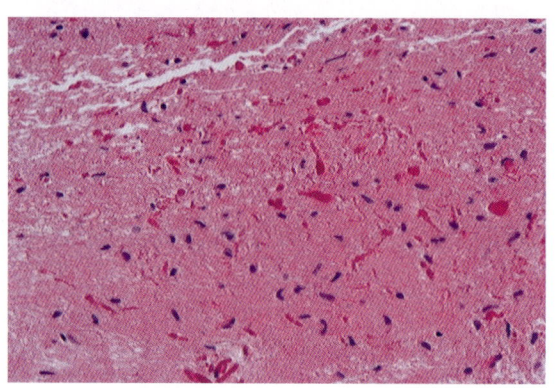

図22　頭蓋咽頭腫とその周辺脳組織

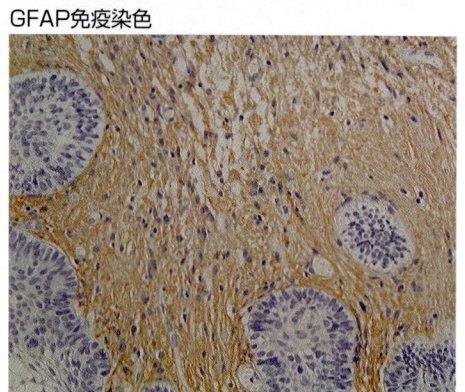

第Ⅶ章　髄膜腫・シュワン細胞腫・頭蓋咽頭腫の必須病理所見

　腫瘍組織は多彩で石灰化、囊胞形成、myxomatous changes、周辺脳組織のgliosisを呈する。腫瘍細胞はgliosisを呈する周辺脳では部分的に浸潤性でtumor cell nestを形成している。

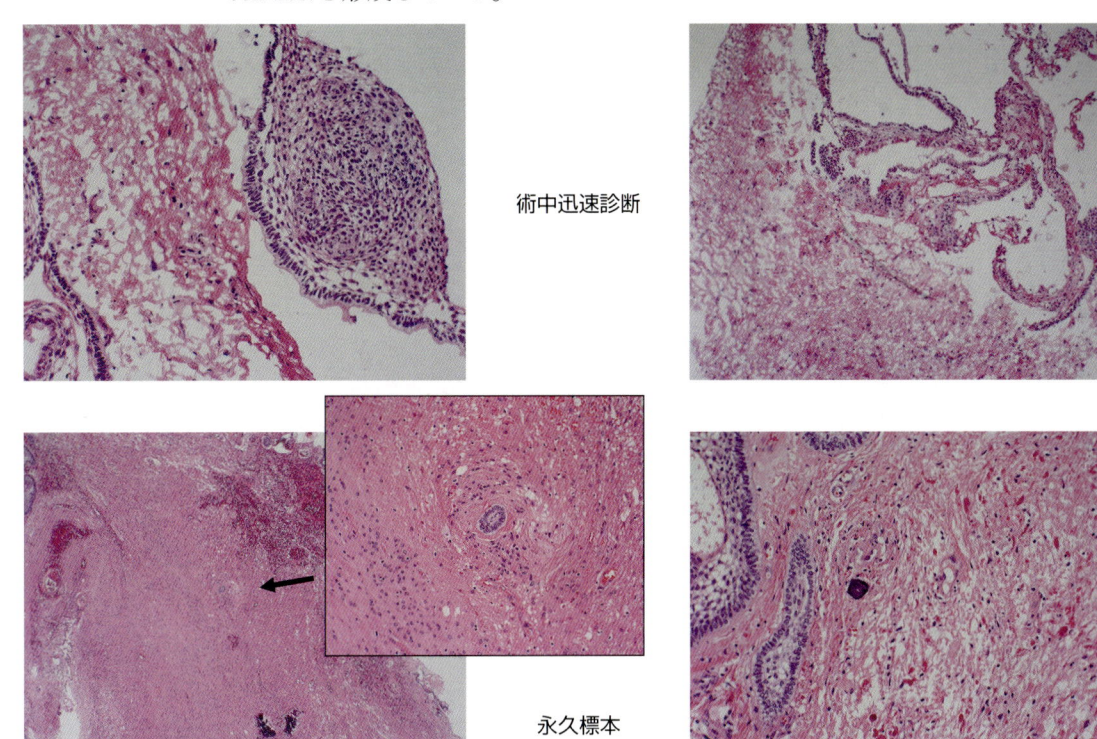

術中迅速診断

永久標本

図23　頭蓋咽頭腫（adamantinomatous type）

視床下部神経膠腫－－頭蓋咽頭腫？

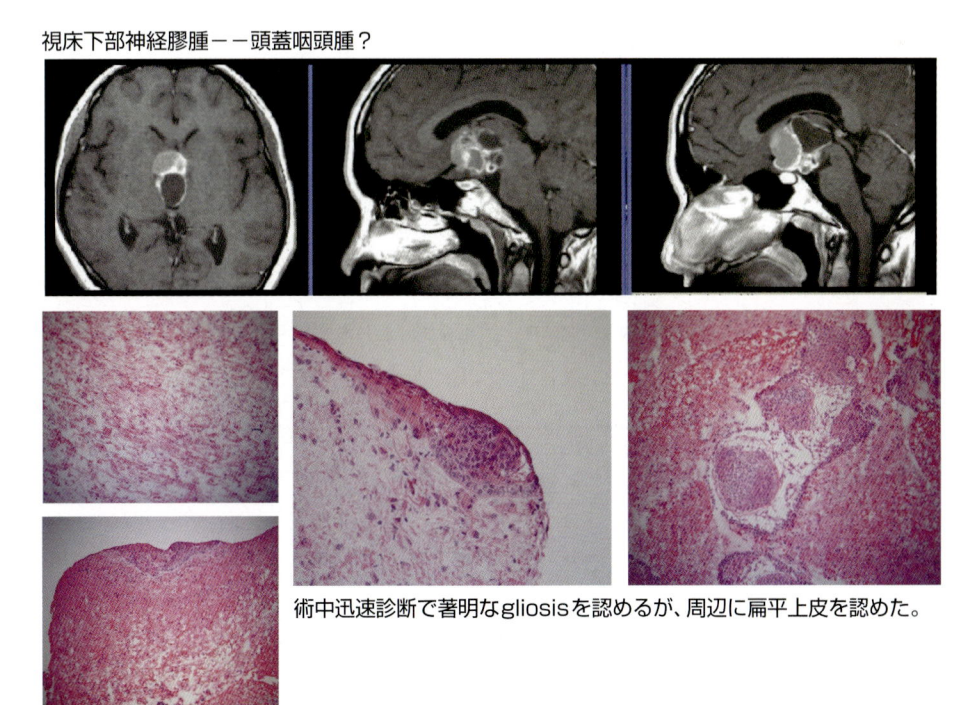

術中迅速診断で著明なgliosisを認めるが、周辺に扁平上皮を認めた。

図24　17Yrs girl disturbance of visual acuity

視床下部神経膠腫――頭蓋咽頭腫？
永久組織標本

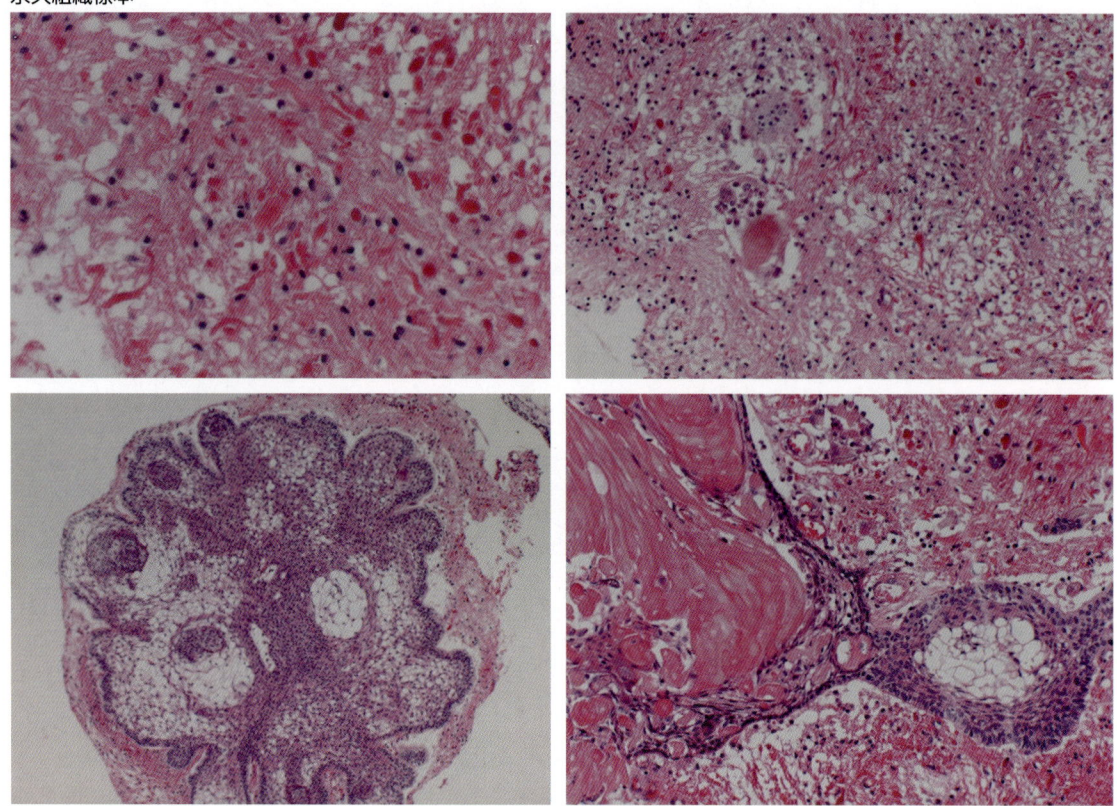

図25　17 Yrs girl disturbance of visual acuity

　　これらの頭蓋咽頭腫の診断で注意を要することは、腫瘍が鞍上部から視床下部に進展しており、手術時に生検で腫瘍本体の被膜様組織が検索されると神経膠腫と迅速病理診断されることがある。この際はRosenthal fibersなどを認め、pilocytic astrocytomaと誤診される可能性があるので、周辺の組織の再確認で迅速標本も数個提出して確認すべきである(図21〜25)

(9) 鑑別としての胚細胞系腫瘍

性腺に発生する胚細胞系腫瘍(germ cell tumor)と同一の腫瘍が頭蓋内では、トルコ鞍上部と松果体部に多く発生する(CNS germ cell tumor)。まれに基底核、視床領域にもみられる。この腫瘍群には数種類の組織型があり、それぞれ単独で発生することもあるが、複数の組織型が同一腫瘍内に混在していることもある。頭蓋内腫瘍の約3％を占める。若年者に多く、男性に多い。

①胚細胞腫 (germinoma)

最も頻度の高い胚細胞系腫瘍である。Seminomaやdysgerminomaに類似した腫瘍である。腫瘍組織は血管に富む結合織性間質により、小葉状に区画される傾向がある。間質にはリンパ球の浸潤がみられ、大型の腫瘍細胞とともにtwo-cell patternを示している。リンパ球を多数認める症例もある。免疫染色では、胎盤性アルカリフォスファターゼ(PLAP)が腫瘍細胞に局在している。

②胎児性癌 (embryonal carcinoma)

胎生外胚葉の細胞配列に類似した上皮様ないし充実性の構造を作る腫瘍である。頭蓋内では他の組織型と混在して出現することが多く、純粋型はまれといわれている。大型の上皮様細胞が、不完全な腺管構造やシート状の細胞集団を作る。腫瘍細胞はcytokeratinが陽性である。

③卵黄嚢癌 (yolk sac tumor)

卵黄嚢の胎生内胚葉に類似の形態を示す腫瘍であり、endodermal sinusとの類似性からendodermal sinus tumorとも呼ばれている。組織像は多彩で、内皮様あるいは上皮様の細胞が網目状、小嚢状、管状、乳頭状あるいは充実性に増殖している。小嚢状構造の中に中心に血管を持ち周囲を上皮様の腫瘍細胞で覆われた構造はSchiller-Duval bodyと言われている。免疫染色では、腫瘍細胞にalpha-fetoprotein (AFP)が陽性である。

④絨毛癌 (choriocarcinoma)

胎盤のtrophoblastに類似の形態を示す悪性腫瘍であり、頭蓋内に純粋型として原発することはまれである。Syncytiotrophoblastとcytotrophoblastが混在して増殖し、出血を伴いやすい。免疫染色では、syncytiotrophoblastにhuman chorionic gonadotropin (HCG)が証明される。

⑤奇形腫 (teratoma)

3胚葉性の構成成分から成る腫瘍であり、未熟な形態を示すものは未熟奇形腫(immature teratoma)、それぞれの成分がすべてよく成熟分化しているものは、成熟奇形腫(mature teratoma)である。腫瘍を構成する成分としては、表皮、毛嚢、皮脂腺、汗腺、平滑筋、脂肪組織、神経組織、軟骨、骨、気管支などがある。成熟奇形腫の一部の成分が悪性化する場合があり、これは悪性転化を伴う奇形腫(teratoma with malignant transformation)と呼ばれる。

（10）脳神経および脊髄神経腫瘍

①神経鞘腫、シュワン細胞腫（Schwannoma）（図13下、図14、図15）：WHO gradeⅠ、Ⅷ

分化した腫瘍性のシュワン細胞からなる腫瘍。薄い被膜で包まれた良性の腫瘍。

脳神経に好発し、内耳道を主体として進展する腫瘍で数cmから10cm程度の球状の腫瘤で通常は被膜で包まれており、やや淡褐色で黄色斑状病変、嚢胞、出血を伴うことがある。小脳橋角部腫瘍として診断され、髄膜腫との鑑別が必要であり、やや女性に多く発生する。

病理組織学像は、紡錘形の腫瘍細胞が線維束を形成して密に増殖し、核の柵状配列（palisade formation）を示すAntoni type Aの領域と水腫性で細胞の密度が低く疎な分布を示すAntoni type Bの領域から成り立つ。Antoni A領域の腫瘍細胞は、淡好酸性線維性胞体と桿状あるいは紡錘形の核からなる。核の大小不同や多形性がみられる場合もあるが、核分裂像は通常ほとんどみられない。細胞質の境界は不鮮明であり、繊細な線維性突起の束のようにみえる。核が横に並列するnuclear palisading核の柵状配列はschwannoma（図16）のhallmarkとされているが、頭蓋内に発生する腫瘍には、典型的な柵状配列はみられない例が多い。また、時に柵状配列が球状構造を形成することがあり、Verocay bodyと呼ばれ、核が縦列する傾向も認められる。Fibrous meningiomaに比して核の分布に偏りがあり、核密度の高い部分と低い部分がみられる傾向にある。

Antoni B領域では、腫瘍細胞は類円形の核と細胞質突起を有する星形の好酸性胞体を有しastrocyteに類似しており、小型円形核を有する細胞が混在する場合が多い。血管は部位によっては集簇する傾向があり、血管壁の硝子様肥厚が認められる。出血、hemosiderinの沈着があり、嚢胞性腫瘍では索状の腫瘍組織がみられることが多い。また、長期存在していた腫瘍では、高度の線維化、石灰沈着が起こる場合がある。

免疫組織化学的検索ではS-100蛋白が核・細胞質ともに、び漫性で陽性となり、vimentinが陽性である。これらの免疫染色よりも鍍銀染色による微細細網線維の出現が、診断上重要である。

電顕像では、連続性に存在するbasal laminaと間質のlong-spacing collagen（Luse body）が特徴的である。

組織亜型としては、以下のように分けられる。

Cellular schwannoma：細胞性シュワン細胞腫（図13下、図14、図15）：細胞密度が高くAntoni A typeがほとんどを占める腫瘍で、核分裂像が比較的容易に見い出され、核異型やクロマチンの増量がみられることもある。

Melanotic schwannoma：メラニン性シュワン細胞腫：黒褐色の顆粒を含むシュワン細胞腫で、マーカー的には、シュワン細胞のマーカーとともにHMB-45などのmelanomaのマーカーも陽性となる。

Plexiform schwannoma：蔓状シュワン細胞腫：蔓状あるいは多結節性に増殖するシュワン細胞腫でneurofibromatosis type 2の症例にみられることが多い、

通常皮膚および皮下組織に発生する。

②神経線維腫（Neurofibroma）WHO grade I

腫瘍性のシュワン細胞、線維芽細胞、神経周皮様細胞で構成され粘液様基質と膠原線維の沈着を伴う腫瘍。S-100蛋白、CD34陽性細胞が出現する。多くは皮膚および遠位の末梢神経に発生し（localized cutaneous neurofibroma）、まれに脊髄神経根にみられるが（localized intraneural neurofibroma）、脳神経にはほとんどみられない。

③神経周皮腫（Perineurioma）WHO grade I、II、III

神経周皮細胞の腫瘍性増殖からなる腫瘍で、intraneural typeとsoft tissue typeがある。Intraneural typeは以前hypertrophic neuropathyの一型といわれていた病変である。このtypeでは、神経線維内鞘において神経周皮細胞が神経線維を取り囲むように増殖するpseudo-onion bulbsが特徴的とされる。脳神経に発生することはまれである。若年者に多い。Soft tissue type は末梢神経との連続性はみられず、紡錘形で波状の長い突起を有する腫瘍細胞が束状あるいは渦状に増殖するもので、腫瘍細胞間には膠原線維が認められ、成人女性に好発する。腫瘍細胞はEMAとvimentinが陽性で、intraneural typeでは残存する神経線維とシュワン細胞が、それぞれneurofilament、S-100蛋白に陽性となる。

④悪性末梢シュワン細胞腫（Malignant peripheral nerve sheath tumour：MPNST）WHO grade II、III or IV

末梢神経を構成する細胞のうち、血管と外膜を除く細胞の悪性増殖からなる腫瘍で、シュワン細胞の悪性増殖が認められる。組織像は多彩であるが、多くは紡錘形細胞がfibrosarcoma様に錯綜する線維束を形成し密に増殖する。ところにより細胞密度は異なっている。腫瘍細胞は核クロマチンが増量し、核異型が明瞭であり核分裂像が豊富に認められる。類上皮様細胞からなる腫瘍や管腔構造あるいは横紋筋、骨、軟骨を含む腫瘍もある。症例の約50％はneurofibromatosis 1に随伴し、男性に好発する。頭蓋内には非常にまれである。Non-neurofibromatosisでは女性に多くみられる。

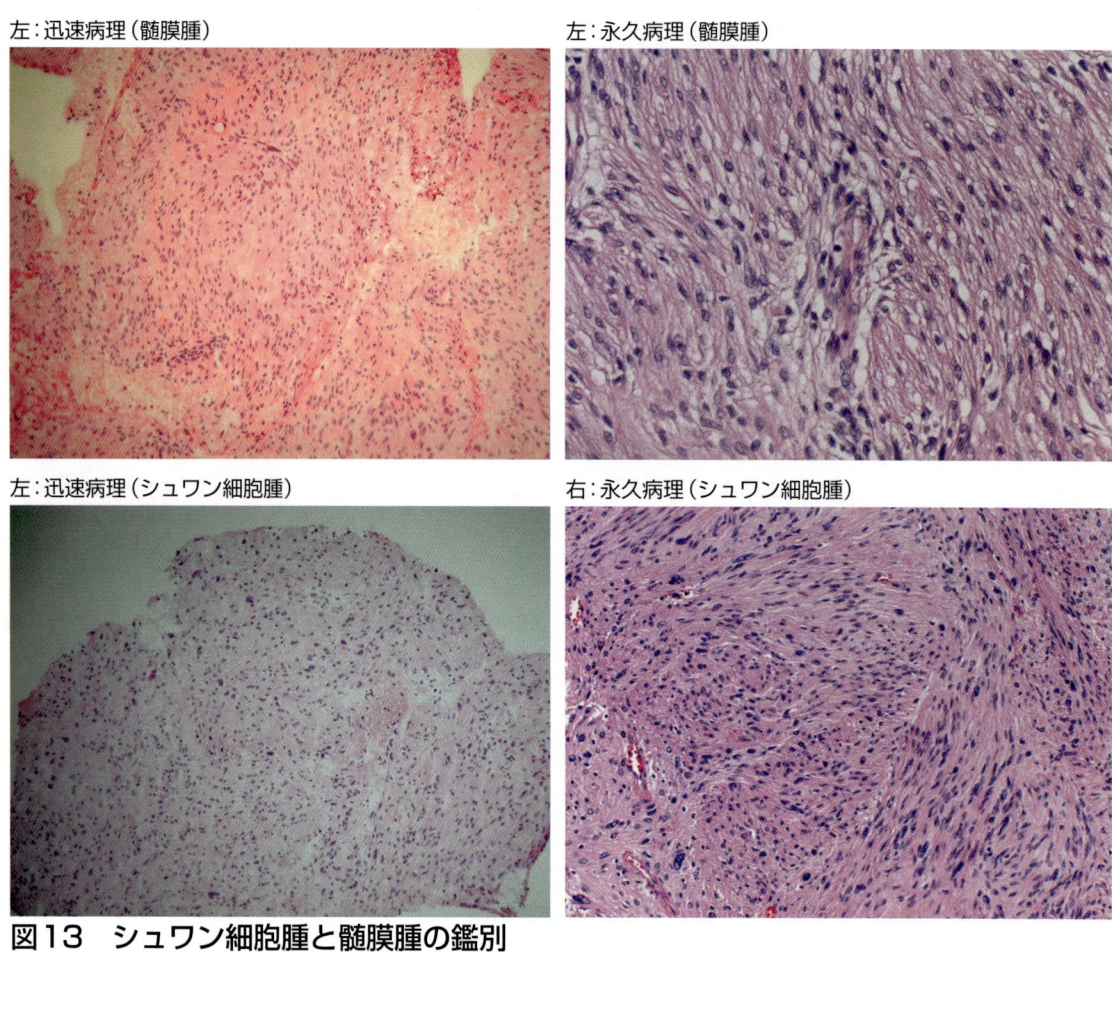

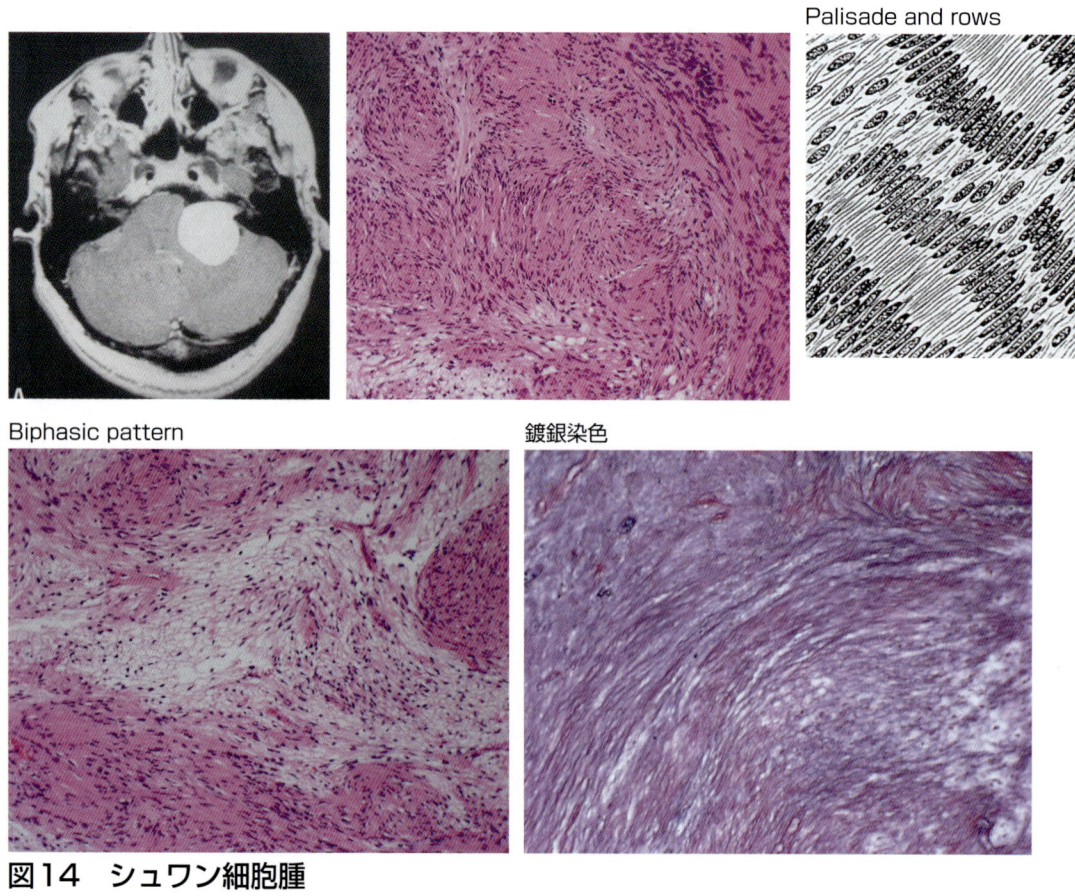

左:迅速病理(髄膜腫)　　　　　　　　左:永久病理(髄膜腫)

左:迅速病理(シュワン細胞腫)　　　　右:永久病理(シュワン細胞腫)

図13　シュワン細胞腫と髄膜腫の鑑別

Palisade and rows

Biphasic pattern　　　　　　　　　鍍銀染色

図14　シュワン細胞腫

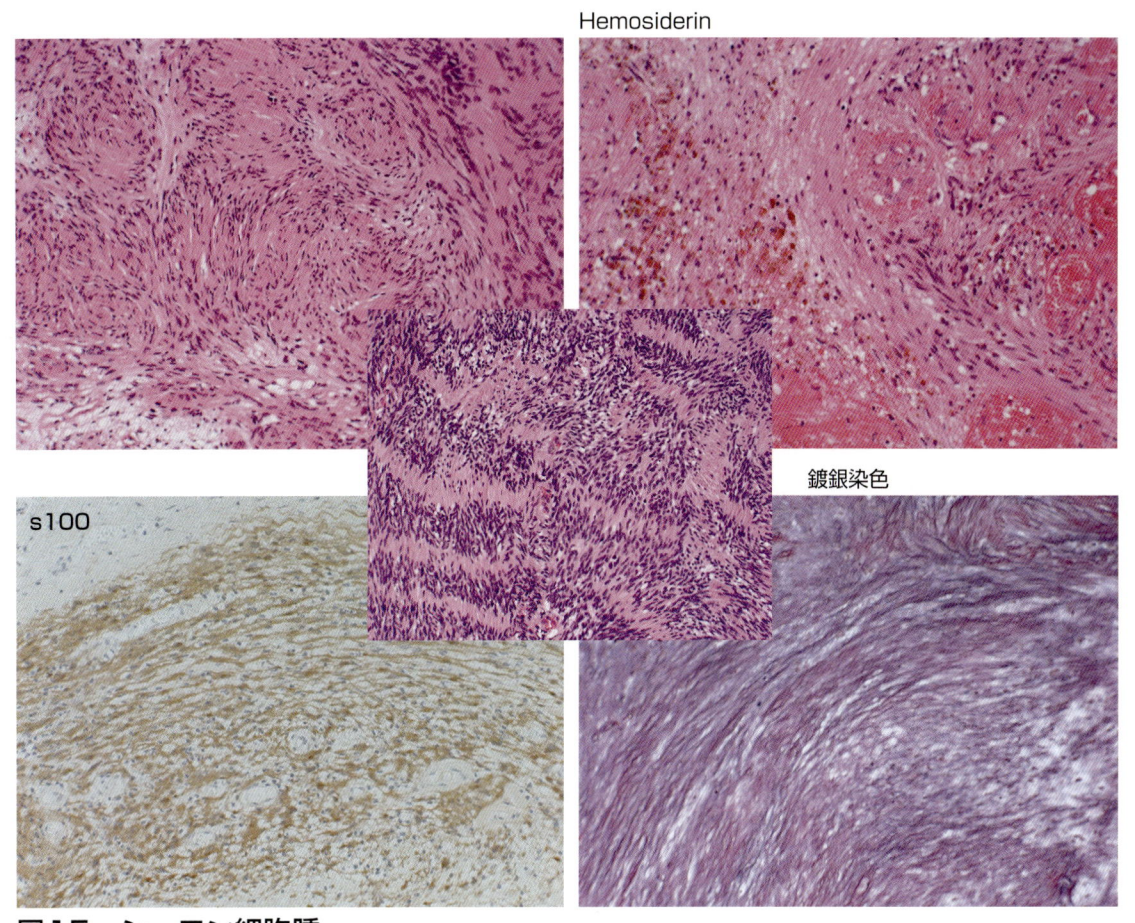

第Ⅶ章　髄膜腫・シュワン細胞腫・頭蓋咽頭腫の必須病理所見

図15　シュワン細胞腫

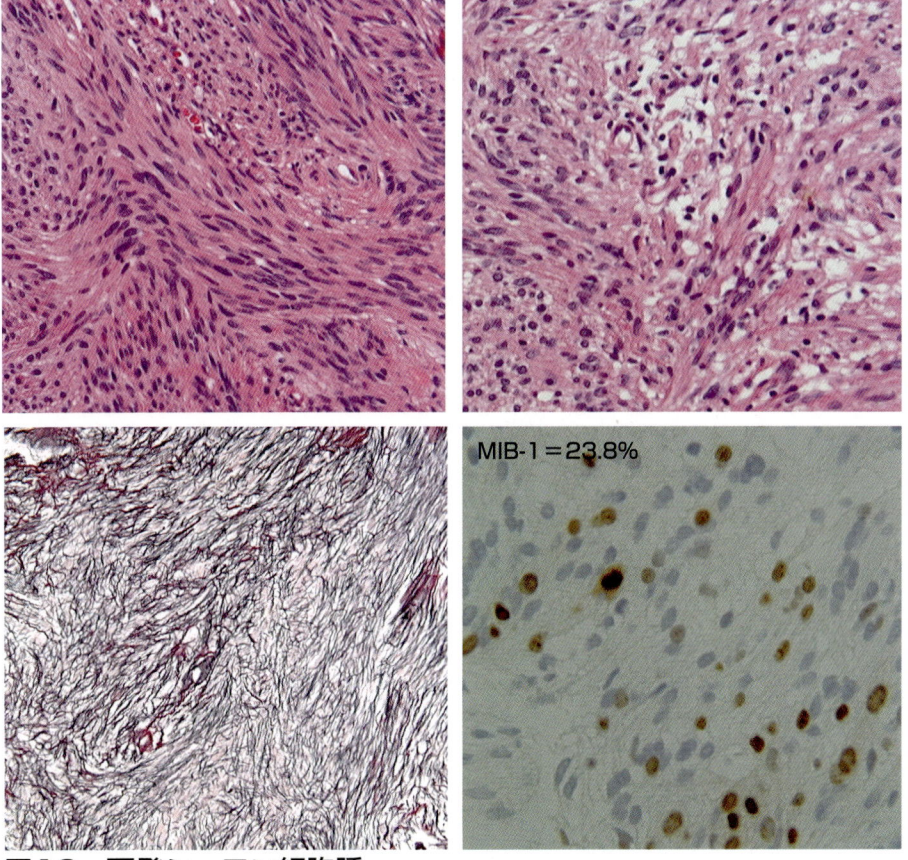

図16　再発シュワン細胞腫

181

【参考文献】

1) Burger PC, Scheithauer BW: Tumors of the Central Nervous System (2007) : AFIP Washinton. D.C.
2) Cushing H.W.: The meningioma (dural endothelioma) : Their source, and favoured seats of origin, Brain 45: 282-316, 1922.
3) Cushing HW, and Eisenhardt L, Meningiomas: their classification, regional behavior, life history, and surgical end results: Hafner Publishihg Company, New York, 1969.
4) Delellis RA, Lioyd RV, Heitz PU, et al.: WHO Classification of tumours Pathology and genetics of tumors of Endocrine Organs. IARC, Lyon , 2004.
5) Dumanski JP, Rouleau, GA, Nordenskjöld M, et al: Molecular genetic analysis of chromosome 22 in 81 cases of meningioma, Cancer Res: 50, 5863-5867, 1990
6) Fletcher CDM, Unni KK, Mertens F.: WHO Classification of tumours of Soft Tissue and Bone. IARC, Lyon, 2001.
7) Giombini S, Solero CL, Lasio G, et al: Immediate and late outcome of operartions for Parasagittal and falx meningiomas. reports of 342 cases. Surg Neurol 21: 427-435, 1984.
8) Haines DE, and Frederickson RG, The meninges in "Meningioma" pp 9-25. Raven Press, New York, 1991.
9) Ide M, Jimbo M, Kubo O, et al: Peritumoral brain edema associated with meningioma-histological study of the tumor margin and surrounding brain: Neurol Med Chir 32 (2) 65-71, 1992.
10) Keihues P, Burger PC, and Scheithauer BW.: Histological Typing of Tumours of the Central Nervous System. Springer-Verlag, Berlin Heiderberg, 1993.
11) Kepes JJ, meningiomas: Biology, pathology, and Differential Diagnosis, Masson Publishing USA, 1982.
12) Louis D. N, Scheithauer B.W. Budka H, et al.: Meningiomas. Pathology and Genetics of Tumours of the Nervous System, IARC Press, Lyon176-189, 2000,
13) Louis DN, Ohgaki H, Wiestler OD, et al.: WHO Classification of tumours of the central nervous system. IARC, Lyon, 2007.
14) Mahmood A, Caccamo DV, Tomecek FJ, et al.: Atypical and malignant meningiomas: A clinicopathological Review. Neurosugery: 33: 955-963, 1993.
15) Nishimura S, Hakuba A, Jang BJ, et al: Clivus and apicopetroclivus meningiomas: reports of 24 cases. Neuro Med Chir (Tokyo), 29: 1004-1011, 1989.
16) Ossama Al-Mefty editor, Meningiomas, Raven Press, New York. 1991.
17) Rohringer M, Sutherland GR, Louw DF, et al: Incidence and clinocopathological features of meningioma: J Neurosurg, 71: 665-672, 1989.
18) Scheithauer BW: Tumors of the meninges: Proposed modifications of the World Health Organization classification, Acta Neuropathol. 80: 343-350, 1990.
19) Simpson D: The recurrence of intracranial meningiomas after surgical treatment: J. Neurol Neurosurg Psychiatry, 20: 22-39, 1957.
20) 河本圭司、吉田純、中里洋一、日本脳腫瘍病理学会編：脳腫瘍臨床病理 カラーアトラス 第2版、医学書院、1999.
21) 久保長生、片平真佐子、井沢正博、ら：術前にすでに肺転移を来していた髄膜腫の一例、脳腫瘍病理、7: 113-119, 1990.
22) 佐々木富男、森本正、高倉公朋：テントメニンジオーマ、中外医学社、Clinical Neuroscience: 9 (3) 302-305, 1991.
23) 脳腫瘍全国統計委員会：脳腫瘍全国集計調査報告 Vol.8, 1969-1987.
24) 脳腫瘍全国統計委員会、日本病理学会編：臨床・病理脳腫瘍腫瘍取扱い規約、金原出版、2002.

良性脳・脊髄腫瘍の基本的手術手技
　―必須病理所見を添えて―

2009年3月27日　第1版第1刷発行

- 監　修　　清木義勝

- 発行所　　株式会社メディカルパブリッシャー
　　　　　　〒102-0073　東京都千代田区九段北1-8-3
　　　　　　電話03-3230-3841
　　　　　　http://www.medicalpub.co.jp/

- 印刷所　　カンナル印刷株式会社

ISBN 978-4-944109-02-9 C3047
©Medical Publisher Inc, 2009.　Printed in Japan

本書の無断複写複製（コピー）やデータベース化は、著作権・出版権の侵害となります。